广西壮瑶医药与医养结合人才小高地资助出版

# 壮瑶族医养结合的方法与应用

主　编　李　彤

副主编　闫国跃　覃　倩

广西科学技术出版社

图书在版编目（ＣＩＰ）数据

壮瑶族医养结合的方法与应用 / 李彤主编 . — 南宁：
广西科学技术出版社，2019.8（2024.1 重印）
ISBN 978-7-5551-1205-1

Ⅰ．①壮…　Ⅱ．①李…　Ⅲ．①壮医—研究　②瑶医—研究
Ⅳ．① R29

中国版本图书馆 CIP 数据核字（2019）第 163458 号

**壮瑶族医养结合的方法与应用**
ZHUANGYAOZU YIYANG JIEHE DE FANGFA YU YINGYONG

主　编　李　彤
副主编　闫国跃　覃　倩

策划组稿：罗煜涛　　　　　　　　　　　责任编辑：李　媛　程　思
装帧设计：韦宇星　　　　　　　　　　　责任印制：韦文印
责任校对：陈剑平

出　版　人：卢培钊
出版发行：广西科学技术出版社
社　　　址：广西南宁市东葛路 66 号　　　邮政编码：530023
网　　　址：http：//www.gxkjs.com
印　　　刷：北京虎彩文化传播有限公司

开　　　本：787 mm×1092 mm　1/16
字　　　数：413 千字　　印　张：20　　　彩　插：12 页
版　　　次：2019 年 8 月第 1 版
印　　　次：2024 年 1 月第 2 次印刷
书　　　号：ISBN 978-7-5551-1205-1
定　　　价：120.00 元

# 《壮瑶族医养结合的方法与应用》编委会

主　编　李　彤

副主编　闫国跃　覃　倩

编　委　（按姓氏笔画排名）

马建泽　玉杰锋　卢传威　刘　莉

许　莉　杨继峰　张国鹏　曹茜茜

符标芳

# 序

随着人类社会的进步和经济的发展，人们的生活水平不断提高，平均寿命普遍延长，老年人占人口总数的比例越来越大，人类社会已经进入老龄化社会。人口老龄化已成为全球面临的重要公共卫生问题和重大社会问题，为全世界所关注。调查显示，中国是当今世界老龄化速度最快、老年人口最多的国家。随着近年来我国全面推行医养结合的理念，如何正确地实践医养结合令人深思。

中国目前有 77 个长寿之乡，其中广西有 26 个，壮族、瑶族人民混居其中不在少数。壮瑶医药是壮族、瑶族人民在长期生产、生活中不断与疾病作斗争的智慧结晶，是民族文化的瑰宝，也是中国传统医学的重要组成部分，不仅为壮瑶族的繁衍生息做出了重要的贡献，而且以其独具民族特色的技法和药物在中华民族医药宝库中熠熠生辉。壮瑶族医养结合的关键是老年医学和壮瑶医药的有机结合，根据广西地区老年人的生理特点和民族医药资源，选择合适的医养结合方案，从而满足老年人的健康需求，提供优质的老年护理，提高老年人的生活质量，维护和促进老年人的身心健康，实现健康老龄化。

由于现代医学中化学药品的广泛应用，其副作用给人们带来了不容小觑的伤害。人们特别是老年人希望能够获得更健康、副作用更小的医疗养护方式，因此传统民族医药再次获得关注，为包括壮瑶医药在内的民族医药提供越来越广大的市场与舞台。过去历代统治阶级的压迫，迫使壮瑶族先民进山唯恐不高，入林唯恐不密，迁徙频繁，过着艰苦的游耕生活。他们以深山老林为居，与毒蛇猛兽为邻。恶劣的地理、生活环境与病痛的侵袭，迫使壮瑶先民在长期与恶劣的自然环境和疾病的斗争中，利用当地盛产的动植物药用资源防病治病，同时创造了自己的诊疗模式，形成了独具一格的壮族、瑶族医药体系。壮瑶医药重视与生活方式的紧密结合，强调以心疗为先、食疗为保、药疗为主、体疗为辅，尤其是壮瑶族先民重视防治、预病为先，在病症显现之初就进行调养治疗，也因此形成了具有养生意义的防治方式，被壮瑶族人民作为日常习俗传承至今。

壮瑶医药不仅是其民族宝贵的文化遗产，也是人类养生保健的重要组成部分。壮瑶医药养生之道具有独特的魅力，它与中医养生具有异曲同工之效，但其疗养法更切合当地老年人体质，医养结合效果更佳。

《壮瑶族医养结合的方法与应用》由广西名中医、主任医师、二级教授、博士后导师、硕士研究生导师、"十百千人才"、新加坡国立大学高级访问学者——李彤教授主编。书中较详细系统地介绍了壮族、瑶族针对老年疾病常用疗法在医养结合中的应用，既填补了我国民族医学医养结合研究的空白，同时也拓展了壮瑶族医药的理论内涵，丰富了医养结合的临床实践，开辟了少数民族医养结合的新途径。希望该书的出版能为我国应对人口老龄化问题提供参考，能在医养结合实践中起到积极的推进作用。

是为序。

广西中医药大学党委副书记、二级教授、博士生导师

全国老中医药专家学术经验继承工作指导老师　　庞宇舟

广西壮瑶医药与医养结合人才小高地首席专家

2019 年 8 月 20 日

# 前　言

中共中央总书记、国家主席、中央军委主席习近平对加强老龄工作作出重要指示强调，有效应对我国人口老龄化，事关国家发展全局，事关亿万百姓福祉。坚持党委领导、政府主导、社会参与、全民行动相结合，坚持应对人口老龄化和促进经济社会发展相结合，坚持满足老年人需求和解决人口老龄化问题相结合，努力挖掘人口老龄化给国家发展带来的活力和机遇，努力满足老年人日益增长的物质文化需求，推动老龄事业全面协调可持续发展。

我国的人口老龄化发展速度很快。数据显示，2017年我国新增老年人口首次超过1000万人。预计到2050年前后，我国老年人口数将达到4.87亿人的峰值，占总人口的34.9%，意味着将近每3个人中就有一个超过60岁的老年人。我国的人口老龄化呈现出一个主要特征，即老年人口规模庞大，给养老保障制度建设和医疗保健事业发展带来压力。我国人口基数庞大，老年人口规模在很长一段时间都将居高不下。21世纪前半叶，我国老年人口规模将持续攀升。这就要求整个社会的养老资金支出、社会保障制度设计、配套基础设施建设以及养老服务体系构建等都要以老年人口的总体规模为重要依据，并不断完善医疗卫生服务，加快老年病防治和老年保健事业的发展。

"医养结合"是指医疗资源与养老资源相结合，实现社会资源利用最大化。其中"医"为预防保健、疾病诊治、医疗护理、医疗康复、安宁疗护等，"养"为生活照料、精神慰藉及综合服务。作为世界上老年人口最多的国家，我国政府积极应对人口老龄化趋势，不断扩大基本养老、基本医疗保障覆盖面，形成了以居家为基础、社区为依托、机构为补充、医养相结合的养老服务体系，老年宜居环境建设持续推进，敬老、养老、助老的社会氛围日益浓厚。越来越多的老年人感受到了暖暖的"夕阳红"。医养结合就是一种利用"医养一体化"的发展模式，集医疗、康复、养生、养老等为一体，把老年人健康医疗服务放在首要位置，将养老机构和医院的功能相结合，把生活照料和康复关怀融为一体的新型养老模式。维持老龄化社会和谐稳定发展，医养结合不可或缺。如何践行医养结合令人深思。

"一方水土养一方人"，壮瑶族先民生活在岭南地区，壮瑶医药是他们长期不断地同疾病作斗争的经验总结和智慧结晶，为本民族养生保健、防病治病与发展繁衍发挥了重要保障作用。壮族、瑶族医药养生文化是祖国医药养生文化的重要组成部分，为了进一步认识和推广"壮瑶族医养结合"理念，本书依据壮医药、瑶医药理论及其养生文化，将壮族、瑶族疗法及养生法融入老年病防治、护理之中，如热敏灸疗法、竹罐拔疗法、药浴疗法等，针对广西老年人的体质，提出因人制宜、有机结合的医养方案，从而为推动广西医养结合的发展提供一份参考。

壮瑶族医养结合的优势有以下三点：第一，壮族、瑶族是广西壮族自治区的土著民族，其医法、养生法较为适合当地人民的体质，医养效果较佳；第二，其特色疗法具有简、便、廉、效的特点，以较少的经济投入，获得较大的社会效益；第三，随着社会人口老龄化，壮瑶族医药文化融入医养结合，有利于传承发展壮瑶族医药文化。

由于本书编写者水平有限，全书难免存在重复或错漏，还望读者给予指正。

希望本书的出版能为我国医养结合的践行提供一份参考，为国解忧，为民造福。

# 目 录

壮瑶族医养结合的方法与应用

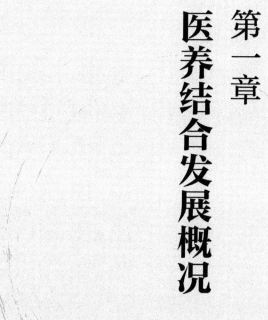

# 第一章
## 医养结合发展概况

据2017年4月国家卫生和计划生育委员会（现国家卫生健康委员会）官网发布的消息，2017年底我国老年人口已超2亿人，其中，患慢性病的老年人达53%。我国老龄化社会呈现人口基数大、发展速度快、未富先老、四化（老龄化、高龄化、空巢化、失能化）并发的特征，加之老年人对生活照料、医疗护理、精神文化等需求日益凸显，当今社会有限的医疗和养老资源以及彼此相对独立的服务体系，远远不能满足老年人的养老需求。

# 第一节　医养结合概述

我国现阶段已经迈入深度老龄化社会，但"未富先老"所导致的一系列问题与矛盾尚未得到根本解决。尤其是一些常见急慢性"老年病"，常加剧患病、失能、半失能老年人的医养问题，解决起来困难重重。因此，目前养老的主要问题已经不再是简单的解决衣食住行，而是从老年人多元化需求出发，形成新的医养结合方案。

医养结合的"医"不等同于医院，也不能简单地理解为医疗，应该至少包含四个方面的意思：一是定期体检，使一些老年病、慢性病及时得到对症治疗；二是及时处理，针对老年人突发急症能够采取急救措施，或通过与合作医院开通的绿色通道，让老年人得到及时的救助与治疗；三是健康管理，如健康咨询、心理辅导、身体功能性检查、养老知识的宣传、良好生活方式的培养、慢性病的传统医药调理等；四是健康护理，针对大病康复期、慢性病易复发病的失能与半失能老年人提供康复护理。"养"是指养生和养护，包括生活照护服务、精神心理服务、文化活动服务等。

从这个角度出发，我们可以把医养结合定义为：从老年人多元化需求出发，通过将"医"和"养"两方面资源有机整合、服务功能有效衔接，在基本生活照料基础上，为老年人提供检查诊断、医疗护理、康复疗养、健康管理、养生保健教育和临终关怀等一系列专业化、持续性健康照护服务的养老供给方式。

## 一、医养结合的服务目标

医养结合就是指医疗资源与养老资源相结合，实现社会资源利用的最大化。其中，"医"包括医疗康复保健服务，具体包括医疗服务、健康咨询服务、健康检查服务、疾病诊治和护理服务、大病康复服务以及临终关怀服务等；"养"包括生活照护服务、精神心理服务、文化活动服务等。医养结合就是一种通过"医养一体化"的发展模式，集医疗、康复、养生、养老等为一体，把老年人健康医疗服务放在首要位置，将养老机构和医院的功能相结合，把生活照料和医疗康复关怀融为一体的新型养老模式。医养结合的服务目标是将具体的服务供给流程进行精简，并丰富具体的服务内容，为老年人提供更多的多样化、持续性的医疗和养老服务，以此满足各个年龄阶段、不同疾病程度老年人对养生、养老服务的需求，最终实现人人享有良好的医养服务。

## 二、医养结合的服务模式

目前，我国医养结合主要依靠依托养老机构、社区托老、居家养老等进行，"养"的环节较深入，而"医"的部分衔接相对薄弱。究其原因主要是我国的医疗机构和养老机构互相独立、自成系统。养老机构能充分调动社会资源养老，但是却不方便就医；在医院里虽然方便就医，但是会使紧张的医疗资源进一步加剧，容易引发社会矛盾。因此，老年人患病后经常疲于往返家庭、医院和养老机构之间，这不利于疾病的治疗，同时也加重了家属的负担。

医养结合就是指医疗资源与养老资源相结合，为老年人提供养老服务。其中，通过"医养一体化"的发展模式，集医疗、康复、养生、养老等为一体，将养老机构和医院的功能相结合，能有效地协调"医"与"养"二者的矛盾，形成适用于老年人的集生活照料和康复关怀融为一体的新型养老模式。迄今为止，已经有不少养老机构开始以发展医养结合为核心的服务模式，比如向老年人提供以医养结合、以养为主为核心的健康养老专业服务；为老年人提供持续的日常保健、健康促进、中医康复、养老护理及其他生活便利服务；秉承尊重、真诚、平等的核心价值观，为老年人提供个性化、高品质的医养结合服务。

医养结合养老模式目前仍处于探索阶段，我国现阶段的养老模式还是以机构养老及社区居家养老等传统模式为主。随着我国社会逐步进入老龄化，传统的养老模式疲态尽显，亟须我们摸索出一种新型的养老模式，吸收传统养老模式的长处并规避其短处，以应对老龄化带来的挑战。

### （一）传统养老模式

#### 1. 专业养老机构模式

随着传统家庭模式的转变，单一的家庭养老已经不能适应形势的发展。目前，对绝大多数老年人来说，老年公寓和养老院已成为主要的养老场所。老年公寓是指主要由社会投资兴办，并按市场化运作模式进行经营管理，专供老年人居住，并且符合老年人身心特征的居住与生活场所，具备日常饮食、清洁卫生、文化娱乐、医疗保健等综合性服务。

民政部发布的《2017年社会服务发展统计公报》显示，截至2017年底，全国60岁及以上老年人口24090万人，占总人口的17.3%，其中65岁及以上老年人口15831万人，占总人口的11.4%。而全国注册登记提供住宿的各类社会服务机构3.2万个，其中注册登记为事业单位的机构1.8万个，注册登记为民办非企业单位的机构1.3万个，床位419.6万张，共收留抚养人员228.8万人。我国各地区对养老机构服务有需求的老年人与各养老机构内床位形成了巨大的缺口。由此可见，目前的养老机构远远无法满足我国老年人口的需求，医养结合机构更是凤毛麟角。

### 2. 社区居家养老模式

社区居家养老是以个人、家庭、社区和国家为基础，居家养老为形式，社区养老网络为基础，国家制度政策、法律管理为保证，将家庭养老和机构养老相结合的一种养老模式。社区居家养老能有效节约社会资源，减轻机构养老服务的压力，而且投资少、成本低、收费少、服务广、效益佳、形式多样，很受老年人欢迎，更能有效地解决空巢老人、失独老人、失能老人的照护问题。

社区居家养老是以家庭为核心，以社区为依托，充分利用社区资源为老年人提供以解决日常生活困难为主要内容的社会化服务。但就目前而言，绝大多数社区的居家养老服务设施简陋、功能单一，资金和护理人员非常匮乏，因而很难向社区老年人提供较为优质的养老服务。

社区居家养老将大龄下岗女职工和缺乏生活照顾、需要居家看护的老年人这两个困难群体的需要相结合，调动社会和企业的力量出资建立家庭养老院，是老年人、养护员、政府和多方受益的良好模式，解决了社会养老机构不足的困难。但如果长期采用大龄下岗女职工作为服务者，不引进年轻的专业人才，社区居家养老将会很难发展到新的高度。现在全国各地高校已经陆续开办与养老相关的专业，相关产业更应该及时引进专业人才，完善我国养老模式。

### 3. 其他养老模式

（1）旅游养老模式。

旅游养老，就是老年人每年随着季节的变化，抽出1～2个月的时间，到不同的地方去旅游，在游玩中健健康康、快快乐乐地享受老年生活。具体来说，旅游养老是把旅游资源和养老服务结合起来，老年人可以根据季节的变化选择到不同的地方养老。例如，冬季老年人可以到较温暖的地方生活，而夏季则可以到凉爽的地方避暑。旅游养老可以丰富老年人的晚年生活，提高生活质量。但这种养生养老模式并非适合所有的老年人，迁居异地，有可能会导致老年人水土不服，一年四季都处于温暖或寒冷的环境也会导致身体自我调节能力的衰退。

（2）农家休闲养老模式。

农家休闲养老是一种候鸟型与旅游休闲型相结合的农家寄养式异地养老模式，其代表有崇明岛农家养老和浙江天目山农家养老项目。该模式下，老年人与农户签订协议，长期寄养在农户家中，是一种特殊的乡村养老形式，也可以成为新农村建设的一种重要模式。该模式能够提高农民收入、促进城乡协调发展，但服务水平和配套设施有待提高。

## （二）新型医养结合模式

### 1. 医疗机构+养老机构

"医疗机构+养老机构"模式是当前比较普遍的模式，即社区中的医疗机构与社区中的养老机构形成医养联盟，互相补充。医疗机构充分发挥其在疾病预防、卫生服务、健康护理等方面的优势，满足社区老年人的医疗需求；养老机构发挥其日常照顾、养老服务等方面的长处，满足社区老年人的基本生活照顾需求。这种模式可以有效整合医疗资源与养老资源，既缓解了医院医疗资源的紧张，又弥补了养老机构无法提供医疗照顾的缺陷，是国家提倡的医养结合模式。

### 2. 医疗机构+养老服务

"医疗机构+养老服务"模式是在医院设置医养结合病房、老年病房，或老年护理床位，采用"住、养、医、护、康"五位一体的养老服务模式，专门为失能老年人提供日常照料、护理、医疗、康复、临终关怀等专业的医疗服务和保障。医养结合病房按养老院的模式为失能老年人提供养老服务，由医院医护人员每天早晚两次免费查房，并给予指导护理服务。如发现老年人出现病情需要住院治疗，经与家属沟通并取得同意后，就地转到医院相关科室住院病房，办理住院手续进行治疗，病情好转后办理出院手续，转为养老护理。开设医养结合病房，既能对失能老年人进行日常照料、护理、医疗、康复，使其享受关爱与尊重，还能有针对性地对临终期老年人进行临终关怀，最大限度地减轻老年人在精神和生理上的痛苦。

### 3. 养老机构+医疗服务

"养老机构+医疗服务"模式即鼓励有条件的养老机构增设护理院、康复院、医务室、老年病医院等医疗机构，可以为养老院里的老年人提供最及时、最便捷的医疗服务，免去老年人在医院与养老院之间的奔波，并且可以缓解医院医疗资源的紧张。养老机构提供相应医疗服务的同时还能创造大量的就业机会，如相关医学、养老服务专业的毕业生实习和就业，退休返聘医生到机构再服务，等等，还可以减轻老年人亲属及子女的精神压力和经济负担，让他们将更多的精力投入学习和工作之中。医养病区建立在有资质的二级专科医院内，并有经验丰富的医疗团队，医师和护士全部负责老年患者的生活、康复、治疗，24小时都有医师值班，每天不定时到老年人房间了解其身心状态及饮食等情况，满足老年人需求，提供全方位医疗、康复服务。该模式可以发挥优化人力资源配置的作用，拓宽机构业务服务范围，提升其社会形象与影响力。

# 第二节　国内医养结合的发展现状

## 一、国内医养结合的发展背景

随着老年人口的逐步增加，我国已经迈入深度老龄化社会，同时，失能和半失能老年人年增长率在4%以上，其中超过一半的老年人患有慢性病。一方面，大多数社区养老机构并不具备完善的医疗设施和专业的医护人员，慢性病管理不到位，往往会延误或加重老年患者病情，提升并发症的发生率。另一方面，专业康复治疗医生的缺乏会导致一些机体功能康复概率高的老年患者不能得到及时合理的康复治疗，从而失去最佳的康复机会。因此，随着高龄老人和失能老人的不断增加，老年人的生活照料、康复护理、医疗保健等需求日益凸显，养老问题日趋严峻。与此同时，我国目前的养老体系脆弱，存在养老资源不足、服务模式落后、养护人员缺乏等问题，致使老年人对医疗的需求与政府目前养老医疗供给能力间存在差异。积极推进医疗卫生与养老服务相结合，支持养老机构内设医疗机构，推动社区内卫生服务机构与养老机构、日托机构建立合作机制，这对于进一步优化资源配置，满足老年人的医疗需求具有重要意义。

## 二、国内医养结合发展的相关政策和措施

目前，我国是世界上唯一一个老年人口超过1亿人的国家，也是发展中国家中人口老龄化最严峻的国家。关爱老年人是各级政府和全社会的共同责任和义务，是保障和改善民生的重大工程，是全面建成小康社会的客观要求。

2011年9月17日，国务院颁布了我国第一个专门针对老龄事业发展问题的指导性文件——《中国老龄事业发展"十二五"规划》，明确指出未来医养结合型养老机构的发展方向，强调政府要投资和鼓励社会资本兴办具有长期医疗护理、康复促进、临终关怀等功能的养老机构，以加强老年护理院和康复医疗机构建设，要求"加大财政投入和社会筹资力度，推进供养型、养护型、医护型养老机构建设"。同年12月16日，国务院办公厅发布《社会养老服务体系建设规划（2011—2015年）》（国办发〔2011〕60号），明确指出现阶段我国社会养老服务体系的基本内涵，即面向所有老年人，提供生活照料、康复护理、精神慰藉、紧急救援和社会参与等设施、组织、人才和技术要素形成的网络，以及配套的服务标准、运行机制和监管制度。

2013年8月16日，国务院总理李克强主持召开国务院常务会议，研究确定深化改革加快发展养老服务业的任务措施。根据国务院常务会议精神，2013年9月6日，国务院印发了《国务院关于加快发展养老服务业的若干意见》（国发〔2013〕35号）（以下简称《意见》），提出了加快发展养老服务业的总体要求、主要任务和政策措施，对加快发展养老服务业做出了系统安排。《意见》将"积极推进医疗卫生与养老服

务相结合"列为加快发展我国养老服务业的六大任务之一，强调"推动医养融合发展"，探索医疗机构与养老机构合作新模式，要求"各地要促进医疗卫生资源进入养老机构、社区和居民家庭。卫生管理部门要支持有条件的养老机构设置医疗机构。医疗机构要积极支持和发展养老服务，有条件的二级以上综合医院应当开设老年病科，增加老年病床数量，做好老年慢病防治和康复护理"。《意见》还规定："对于养老机构内设的医疗机构，符合城镇职工（居民）基本医疗保险和新型农村合作医疗定点条件的，可申请纳入定点范围，入住的参保老年人按规定享受相应待遇。"

《意见》的出台，是我国养老服务业发展史上的一个重要里程碑；是指导今后一段时期我国养老服务业发展的纲领性文件；是政府统筹稳增长、调结构、促改革，采取的应对人口老龄化、满足老年人多样化多层次养老服务需求，同时填补养老服务业发展"短板"、拉动消费、扩大就业的一举多得之策。

为深入贯彻落实《意见》精神，加快推进养老服务业发展，2013年9月13日，国家发展和改革委员会、民政部联合召开新闻通气会，介绍加快养老服务业发展的有关政策和情况。

2013年9月17日，民政部召开视频会议贯彻落实《意见》，部署加快发展养老服务业的各项举措。

2013年9月28日，国务院发布《国务院关于促进健康服务业发展的若干意见》（国发〔2013〕40号），再次强调"推进医疗机构与养老机构等加强合作""在养老服务中充分融入健康理念，加强医疗卫生服务支撑"，并对建立健全医疗机构与养老机构之间的业务协作机制做出具体规定。

2014年6月16日，国家发展和改革委员会、民政部、国家卫生和计划生育委员会联合发布《关于组织开展面向养老机构的远程医疗政策试点工作的通知》（发改高技〔2014〕1358号），批准北京市、湖北省、云南省开展"建立面向养老机构远程医疗发展的长效机制，提高养老机构健康管理服务水平，探索养老机构与医疗机构的合作机制，推动医养融合发展"的试点，要求各地区各部门建立试点工作协调机制，并对各部门的相关具体职责做出明确指示。

2015年3月6日，国务院办公厅印发《全国医疗卫生服务体系规划纲要（2015—2020年）的通知》（国办发〔2015〕14号），其中专门单列章节强调发展"医养结合"，提出要推动中医药与养老结合，充分发挥中医药"治未病"和"养生保健优势"，发展社区健康养老服务，提高社区卫生服务机构为老年人提供日常护理、慢性病管理、康复、健康教育和咨询、中医养生保健等服务的能力，鼓励医疗机构将护理服务延伸至居民家庭的指导意见。

2016年3月17日，《中华人民共和国国民经济和社会发展第十三个五年规划纲要》再次明确提出，"十三五"期间要建立以居家为基础、社区为依托、机构为补充的多层次养老服务体系，推动医疗卫生和养老服务相结合。

为了鼓励地方加强人才队伍建设，2017年2月28日，国家在发布的《"十三五"国家老龄事业发展和养老体系建设规划》中也提出了一些具体要求并给予了一些扶持政策，如在养老服务、医养结合、科技助老等重点领域，每年培养一批高层次人才，符合条件的可享受人才引进政策，示范带动养老服务业发展；在全国各类养老服务机构中，培养选拔优秀护理员，提供居住落户、住房保障、子女就学等方面的政策扶持；实施养老护理人员培养培训计划，在"十三五"时期力争使全国养老机构护理人员都得到至少一次专业培训；同时，对各级老龄工作机构的人员定期开展老龄政策和相关知识培训。

综上所述，中央有关部门颁布的系列政策文件已明确指出"医养结合"养老模式在我国的发展方向和具体的发展思路，为我国"医养结合"养老模式的快速发展创造了良好的制度环境。在宏观政策带动下，北京、上海、辽宁、山东等地均出台了大量地方性政策，鼓励民办养老机构发展。宏观政策的鼓励极大地提升了民营资本投资老年护理服务市场的积极性，截至2016年3月，全国养老床位数达到669.8万张，每千名老年人拥有养老床位数达到30.3张。从养老服务产业政策的进一步放开，国家对养老服务业的关注仍未减弱的总体形势上看，民办养老机构获得了政府政策的较大支持。

## 三、国内医养结合的发展优势

为应对人口老龄化带来的严峻挑战，我国坚持放活市场，加强政策引导，鼓励各方参与发展医养结合新型养老模式，以普惠性养老服务更好地满足老年人不断增长的多样化的养老服务需求。政府鼓励社会机构拓宽其业务服务范围，进行资源的优化配置，提升社会形象与影响力。同时，医养结合的发展还能创造大量的就业机会，如相关医学、养老服务专业的毕业生实习和就业，退休返聘医生到机构再服务等。

医养结合养老院可以整合医院的医疗资源，提高为老年人服务的能力；医院可以树立社会公益形象，扩大自身的影响力及医疗服务的覆盖面。老有所医和老有所养，可以减轻老年人亲属及子女的精神压力和经济负担，让他们将更多的精力投入学习和工作之中。社会机构发展医养结合具体有以下几点优势：

### 1. 缓解紧张的医疗资源

随着老龄化的日益加速，越来越多的患病老年人需要得到专业的医疗护理服务，这无疑给医疗卫生服务体系带来一定压力。而"医养结合"的民营医院能够为居家和社区养老的老年人提供健康管理、慢性病管理以及其他公共健康服务，使老年人能够就近就便获得公共卫生服务，从而有效缓解医疗资源紧张的局面。

民营医院发展医养结合，将医疗和养老有机衔接与融合发展，将集中在大医院或者公立医院治病的老年人逐步引导到民营康复医院、护理院等，从一定程度上缓解大型综合性公立医疗机构的压力。

### 2. 充分照护老年人的身心健康

医养病区建立在有资质的二级专科医院内，并有经验丰富的医疗团队，医师和护士全部负责老年患者的生活、康复、治疗，24小时有医师值班，每天不定时到老年人房间了解其身心状态及饮食等情况，满足老年人需求，提供全方位医疗、康复服务。通过与上级医院联合，为老年人开设绿色通道，安排专家会诊、远程会诊，对重病患者根据家属的意见转诊或请上级专家会诊治疗。医院还为医养病区配置了专用救护车，随时接送老年人。民营医院为老年人治病护理开启绿色通道，相比起公立医院资源紧张，一床难求，看病贵，看病难的状况，老年人更放心为他提供特殊服务的民营医院。民营医院很快就受到一大批老年人的欢迎，快速打出医院的知名度。

通过引入政府、养老机构、社区、医疗机构等主体为老年人提供生活照料、日常护理、疾病治疗、康复护理等服务，提高了资源利用效益，有利于重构老年群体社会支持网络，提高老年人社会支持的程度，提升老年人的生活满意度，增加社会养老的支持可及性，满足老年人的社交需求，提升老年人的心理健康水平。

### 3. 构建多赢局面

医疗机构牵手养老机构建立医养联盟，改变了养老机构与医院之间资源割裂的状况，可以形成双赢甚至多赢的局面。养老机构可以整合医院的医疗资源，提高为老年人服务的能力；医院可以树立社会公益形象，扩大自身的影响力及医疗服务的覆盖面。老有所医和老有所养，可以减轻老年人亲属及子女的精神压力和经济负担，让他们将更多的精力投入到学习和工作之中。由此，构建老年人、医院、子女之间的多赢局面。

## 四、医养结合发展存在的问题

我国各地对医养结合的实践探索开展较早。早在2010年前后，老龄化问题较为突出的北京、上海等地已经开始了积极尝试。据各地区官方公布信息统计，目前全国已有北京、上海、天津、重庆、山东、湖北、湖南、河南、福建、海南、浙江、云南、江苏、宁夏等地区开展了医养结合试点工作的探索。梳理目前各地区开展的医养结合实践，整体上呈现出医养结合养老服务潜在需求较高，但实际推广困难重重的特点，主要问题表现在以下几个方面。

### 1. 业务主管部门交叉重叠，责任边界不明晰

从各地实践情况来看，当前医养结合实践面临的最大困难是其所涉及的业务主管部门交叉重叠，责任边界不够明晰。从医养结合的业务范围来看，按照我国现行部门行政管理体制，养老保障业务涉及的主管部门是民政及人力资源和社会保障部门，而医疗保障业务涉及的主管部门除了民政、人力资源和社会保障部门，还有各级卫生和计划生育委员会等部门；从管理机构来看，各类型的养老机构多隶属于民政部门管辖，而医疗机构又隶属于卫生部门管辖，涉及医疗保险费用报销事宜又由各地人力资源和社会保障部门主管，甚至在个别地区的试点推行中还有发展和改革委员会等部门

的参与。交叉重叠的部门管理直接导致医养结合处于"多龙治水"的局面，部门之间职责界定模糊，极易出现利益纷争、责任推诿等情况，阻碍医养结合的健康发展。

## 2. 机构定位模糊阻碍发展

作为养老模式的一种创新探索，准确定位是医养结合健康快速发展的重要保障。就目前各地实践所表现出的突出问题来看，具备公立性质、民营大型、专业化较高等特点的养老或医疗机构基于自身已有基础，能够顺利增设"医+养"业务，并且拥有良好的市场发展前景；而民营、小型、基层的养老或医疗机构受自身基础条件制约，难以拓展"医+养"业务。若任由这一现象发展，必然会加速不同级别医疗、养老机构之间的分化，使有限的"医+养"资源过于集中，不利于医疗、养老公共服务均等化的实现。同时，不少已经开展医养结合服务的机构定位偏误，盲目定位高端市场、瞄准高端消费人群，没有很好地契合本地区的经济发展水平、消费水平、人口结构等实际养老需求，影响入住率。

## 3. 医养结合支付体系尚未完成

目前医养结合支付体系缺失，医保支付方式与各梯度医养服务未实现有效衔接是不容忽视的问题。医养结合支付体系是影响医养结合可持续运行的重要因素，医疗保险和长期护理保险制度虽能为医养结合服务提供方和受益方提供必要的资金支持，但目前我国仅有少数几个城市在试点长期护理保险制度，多数医养结合机构尚未被纳入医保定点机构范围，医养结合机构建设与发展资金不足，不能为入住老年人通过医保结算的方式分担医疗、养老、康复、护理的成本。以上海市为例，截至2012年，上海共有120家养老机构内设了医疗机构，但其中仅有13%的养老机构被纳入定点医保范围，能够实行医保结算。养老与医疗分割运行，绝大多数地区的医保资金与内设养老机构无法进行结算，即使少数试点地区将养老机构提供的医疗服务纳入医保结算的覆盖范围，但由于这些地区没有实施护理保险制度，医养结合机构提供的医疗养护服务大都不在医保支付范围内，可报销比例也远低于住院医疗报销比例。医养结合支付体系缺失，使入住医养结合机构的老年人无法通过长期护理制度和医保结算来减轻医护成本，导致医养结合服务有效需求降低，进而使医养结合机构床位闲置、错配，医养功能日渐弱化，甚至退回为复合型或混合性养老机构。

在各地医养结合的推广实践中，还出现了一些其他不良现象，其中最为突出的就是"套保"风险隐患严重。有调查发现，在某些已经纳入基本医疗保险试点，并开设养老、托老服务的民办医疗机构中，存在把"养老床位"变相为"医疗床位"，套用医保资金支付养老床位费的现象；把入住老年人一般的康复护理服务变相为"医疗诊治"服务，用医保资金报销一般康复护理服务产生的费用；变相套取医保资金，用医保名义给老年人开"营养液""中医调理方"等保健处方；等等。这些违规行为严重影响了医保资金的正常使用，对医保资金造成了损失，损害了其他参保人员的权益，并且人为地增加了养老机构和医疗机构的合作难度。

### 4. 资金投入问题

（1）各地财政投入医养结合资金不够。

据悉，我国各省在养老服务体系建设方面的省级财政投入从数万元至数亿元不等。但总体而言，投入医养结合资金尚属偏少。显然，推行医养结合，财政投入很关键。比如，调动医疗机构与养老机构合作的积极性，需要财政资金激励；社区养老机构、公立养老院增加医疗服务内容也离不开财政补贴；对医养结合进行评估与管理同样离不开财政支持。因此，只有财政发挥助推器的作用，医养结合才会加快发展。

《国务院办公厅转发卫生计生委等部门关于推进医疗卫生与养老服务相结合指导意见的通知》（国发办〔2015〕84号）中提到，财政部门要落实相关投入政策，积极支持医养结合发展。确保财政投入，首先要明确投入标准，至少要向其他省份看齐；其次要明确资金来源，除争取中央财政转移支付外，省、市、县、乡各级财政投入责任也须明确。

（2）硬件设施及医疗服务水平发展不均衡。

农村地区往往受限于硬件设施和医疗水平，社区日间照料中心开展护理项目，将村卫生室搬进农村幸福院，只能算"低配版"的医养结合养老模式。很多失能或半失能老年人需要更为专业的医疗康复，这是社区日间照料中心、农村幸福院不能满足的。

在政府的指导和推动下，各省市采取扩展和新建现代化的公办养老机构、规划建设健康养老产业园区、鼓励和扶持社会力量参与兴办养老院等方式，建成了不同类别的养老服务机构。有的养老机构规模较大，占地面积和建筑面积均位居当地前列。老年人入住的房间宽敞明亮，设施齐全，都安装了给养装置、报警装置和呼叫系统，而且公寓楼内走廊、大厅以及外围活动场地都安装了监视系统，能随时观察老龄群体的安全；并且为使老年人的生活丰富多彩，还设立了健身活动室、图书馆、棋牌室、书画室等供他们使用。这些机构都设有专门的医疗机构，医疗设备先进，拥有多种科室，在养老院内设置糖尿病医院和康复护理院，设有输液室、专家门诊、中医、内科、康复科、护士站等。养老院定期派管理人员去国外学习先进的养老经验，他们仿照国外养老院的建筑风格，在每层设置介护站，以便随时可以观察到每层走廊内的情况，并且在每个楼层设有健康管理中心、健康自评自测站。但是相较于这些资金充足及设备先进的养老机构，大部分养老院在建筑规模、硬件设施以及医疗服务等方面都相对较弱。其中，多数机构是平房建筑，养老机构设施也比较简单，养老床位较少，设有简易输液室，主要负责老年人的日常生活照料。可见不同机构的硬件设施及医疗服务水平发展差别较大，两极分化严重。

# 第三节　部分少数民族地区的医养结合概况

2016年有调研发现，"供需错位"已成为少数民族地区农村养老服务提质增效的短板和瓶颈。在少数民族的养老服务体系建设中，除需求巨大、总量严重不足的供需矛盾外，还存在严重的"供需错位"的突出问题，并逐步上升为少数民族地区农村养老服务的主要问题之一。具体表现为政府的投入绝大部分在县、乡（镇）级，村组（社区）的投入少之又少，使巨大的农村居家养老需求得不到相对应和相适应的供给回应。另外，"重机构，轻居家"，养老机构建设迅速但利用率低，公共资源闲置现象严重。其中，傣、侗、藏3个少数民族的发展较为典型。

傣、侗、藏这3个少数民族的农村老年人绝大多数以家庭养老为第一选择。数据显示，这3个民族目前的家庭养老率分别为98.23%、95.43%和97.26%。由于这些少数民族农村地区延续家庭养老传统，相对完整的家庭和社区养老支持网络，使完全符合免费入住养老机构条件的农村五保户也会有旁系亲属主动照顾，甚至是毫无血缘关系的邻里和集体自愿供养。然而老年人居家养老缺乏安全性，同时增加了家庭护理上的负担。现在社会生活节奏较快，子女们常因为工作、人情等忙得不可开交，再加上护理老年人，负担确实较重。虽然说照顾自己的父母是子女的义务，是天经地义的事情，但是其实父母也不希望子女透支自己的身体。医养结合模式就大大减轻了子女的护理压力，同时养老机构等具有一定的医疗设备可以应对老年人的突发病情，在这方面医养结合具有很大的优势。调研还显示，选择未来5～10年内居家养老的少数民族老年人比例均超过98%。可见，这3个民族在居家养老和社区养老服务方面存在着巨大需求。但调研地居家养老和社区养老服务供给能力明显不足，如针对老年人的健康教育、健康指导、医疗服务，尤其是慢性病和失能的预防知识与技能仍极其缺乏。

"十二五"期间，在国家政策的导向和支持下，大量资金投入养老机构的建设中，调研地县、乡（镇）级养老机构数和床位数有了快速增长。例如，云南瑞丽市（傣族）"十二五"前的养老床位数为15张，而"十二五"后达到145张；贵州黎平县（侗族）和云南德钦县（藏族）"十二五"前的养老床位数分别是50张和8张，"十二五"后两地都有显著增加，分别达1078张和110张。但是新建的养老机构却很少有少数民族老年人入住。3个调研点中，入住率相对较高的黎平侗族地区也仅为22.61%；其次是瑞丽傣族地区，为11.03%；德钦藏族地区的养老机构入住率最低，为7.27%。养老机构在少数民族农村地区遭到冷遇，面临着"十室九空"和"老难求"的尴尬局面。尽管三地民政基层工作人员千方百计地上门动员五保户老年人入住，但收效甚微。如德钦县156位藏族五保户老年人经各方动员后仍仅入住8位，其中实际常住的仅3位。

少数民族地区的老年人更青睐居家养老，同时居家养老的支持性服务又相当有限，加上缺医少药的情况，特别是晚期的慢性病造成失能，实际上需要更多的公共资源投入。调研结果表明，傣、侗、藏3个民族的养老、尊老、敬老的文化依然代代传承。家庭养老功能和社区支持网络都相对完整，非常有利于居家养老。然而迄今为止，国内关于医养结合的主要模式都集中在机构层面，如养老机构办医，医疗机构尽可能地提供养老床位，或者通过委托提供养老中的医疗照护服务等。但是，医养结合在居家养老层面、社区养老层面同样重要，甚至更加重要。由于少数民族农村地区养老的基本服务是健康教育、基本生活照料、基本医疗照护等，因此在这个层面医养结合会更加自然，更加贴近群众的需求。

然而在少数民族农村地区，医养结合的推进存在一定的制约条件。少数民族地区往往地处边远农村，交通不便，经济发展滞后，人才匮乏，养老及医疗条件比其他地区更显困难。而且在少数民族地区，有的群众还受宗教的影响（如南传佛教、藏传佛教），对养老养生、生老病死有自己的一套成熟的看法，对养老和医疗照护的期望值不高，幸福感、获得感更强，医患关系复杂程度不高，干群关系更加融洽。特别是很多少数民族的传统医药，能更好地处理姑息治疗和临终治疗等现代医学特别棘手的问题，也能够更加妥善地处理老年病不可回避的问题。

国家"十三五"养老事业发展规划指出，要在农村社区大力推行不离开乡土的农村幸福院和互助养老服务模式。其中，贵州省黎平县侗族的幸福院建设已初见成效，不同于机构养老的遇冷现状，幸福院深受当地群众的欢迎。幸福院主要由村民委员会主办和管理，是立足于日间休息、休闲娱乐等综合性日间照料服务的公益性活动场所。幸福院就设在村里，更贴近村民的日常生活。院内配有专门的厨房、餐厅、休息室、活动室等比较完备的生活设施和场地，能最大限度满足老年人就餐、休息、娱乐等需求。侗族老年人不用出寨子，就能在幸福院里接受互助式的日间照料、餐饮提供、健康保健等服务。据工作人员介绍，一些老年人会自愿从家里拿米、蔬菜等到幸福院，与其他老年人搭伙做饭吃；一些老年人会抱着儿孙到幸福院看电影，非常热闹。通过这些活动，老年人能够更多地融入社会，满足老年人的心理和精神需求。

《"十三五"国家老龄事业发展和养老体系建设规划》明确要求，要发挥中医药的重要作用，强调将传统医学中的中医药纳入重要发展战略中，大力开发中医药与养老服务相结合的系列服务产品，鼓励社会力量创办以中医药健康养老为主的护理院、疗养院，建设一批中医药特色医养结合示范基地。事实上，中医药是传统医药中的重要组成部分，但民族医药如傣医药、藏医药、蒙医药等，在少数民族群众中亦有非常高的认同度和接受性。在课题组所调研的傣族、侗族和藏族地区都可以看到民族医院内有各级培训的民族医药人才。

2017年10月，西双版纳傣族自治州医养结合协作协议签约仪式的举行，进一步增强了西双版纳医疗卫生机构与养老服务机构"四种"意识和协作意识，积极发挥大型医院、大型养老服务机构协作引领示范作用，有效地推进了西双版纳医养结合国家试点的示范创建工作。在签订医养结合协议后，西双版纳傣族自治州人民医院、西双版纳傣族自治州傣医医院、景洪市人民医院、西双版纳农垦医院、嘎栋社区卫生服务中心和西双版纳心脑血管病康复医院将作为西双版纳州社会福利院的医疗技术支持单位，除了定期到州社会福利院为老年人进行健康宣教、康复义诊等医疗服务，还为需要就医的老年人开通免费诊疗绿色通道，优先提供检查、治疗、手术等一系列服务。

2018年7月，西藏自治区卫生和计划生育委员会、民政厅等部门印发了《关于推进医疗卫生与养老服务相结合的实施意见》，鼓励社会力量兴办医养结合机构，把医养结合起来。同年11月13日，随着西藏阜康医院医养结合中心在拉萨启动，标志着西藏在医养结合新模式的探索方面迈出了坚实步伐，将医疗资源与养老资源融合发展，实现了资源共享、优势互补、多方共赢。

虽然经过各项政策不断推进，并加大了边疆养老医疗设施建设，但是经济条件、民族风俗、生活习惯等各种因素仍影响各民族医疗养老需求。医养结合养老服务在不同模式的发展中仍然存在一些限制。以老年人为本，实现基本养老公共服务，在社会养老服务体系中让老年人得到连续、适宜、规范、便捷的基本医疗服务仍是目前的主要任务。

## 参考文献

[1] 李彤，唐农，秦胜军，等. 实用瑶医学［M］. 北京：中国医药科技出版社，2005.

[2] 戴斌. 中国现代瑶药［M］. 南宁：广西科学技术出版社，2009.

[3] 黄汉儒，黄景贤，殷昭红. 壮族医学史［M］. 南宁：广西科学技术出版社，1998.

[4] 庞宇舟. 壮医药文化概论［M］. 南宁：广西科学技术出版社，2017.

[5] 庞军，李彤. 瑶医常用诊疗技术操作规范［M］. 北京：北京大学出版社，2016.

[6] 李彤，李如海. 瑶医诊疗技术临床应用规范［M］. 南宁：广西科学技术出版社，2017.

[7] 张曼，戴建业，李彤，等. 瑶医药养生理论与方法钩沉［J］. 中医临床研究，2018，10（23）：30-31.

[8] 苗建萍. 老年残疾人"医养结合"养老服务模式的实践困境与发展出路［J］. 经营与管理，2019（4）：100-102.

[9] 姚冬琴. 中央今年拿出14亿元给予支持 城企联动普惠养老来了［J］. 中国经济周刊，2019（7）：47-49.

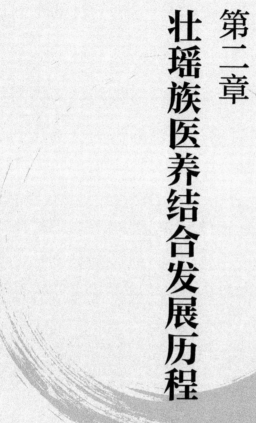

第二章
壮瑶族医养结合发展历程

壮瑶族医养结合是把壮瑶族的医疗与康复训练、日常学习、日常饮食、生活养老等相融合，以医疗为保障，以康复为支撑，边医边养，综合治疗。有了人类就有医疗活动，最初医疗活动的起源就是人类繁衍生息需不断地同自然环境、各种创伤疾病乃至与饥饿作斗争的必然产物。壮瑶族虽然祖先分支不同，但是历史变迁过程具有相似性。壮瑶族先民历来就生活在野兽毒虫横行、瘴气弥漫、山重水复的艰苦环境中，毒虫咬伤、创伤、疾病必不可免。因此，壮瑶族先民为了生存繁衍，在向大自然索取物需的同时，也在不断地同恶劣的自然环境及各种疾病作斗争，千方百计地寻找治病防病的有效手段及方药，壮瑶族医药卫生也随着劳动生产及生活需要而萌生和发展。随着社会的不断进步，壮瑶族的生产力得到不断发展，医药卫生水平也随之提高，医疗活动在满足壮瑶族先民治已病之后，慢慢积累的医药文化也逐渐萌生至治未病的防病保健、养生养护的医药文化。医养结合则是这一医药文化较为集中的体现，其发展也随着壮瑶族医药文化的变迁而历经萌芽阶段、发展初中期阶段再到新中国成立以来养生文化的丰富发展进而较全面丰富发展的阶段。因此，壮瑶族医药的发展历程也是其医养结合的发展历程。

# 第一节　萌芽时期

　　壮瑶族医养结合观念是伴随着壮瑶族医药的萌芽而逐渐发展起来的。根据考古发现及相关史料记载，自远古至先秦时期，壮族瓯骆地区医药卫生的发展与中原汉族地区的医药卫生发展几乎是同步的，这一时期就是壮族医药的萌芽阶段。壮瑶族主要聚居在广西的百色、河池、南宁、柳州等地。早在远古时代，壮瑶族地区就已经有人类居住、繁衍生息。迄今发现的柳江人、麒麟山人、西畴人等近20处人类化石地点、新旧石器时代遗址以及春秋战国时期墓葬和原始崖画等，都足以说明壮族历史源远流长。在远古社会氏族部落时期，当时社会生产力极其低下，壮族瓯骆先民的谋生手段以打猎捕鱼为主。先民在采集野果、捕捉猎物的各项活动中，难免会被尖锐的植物刺伤、被坚硬的岩石擦伤或戳伤、被各种动物撞伤或咬伤等，在处理这些伤痛的过程中，有时会因为所用的手段或方法而偶然使得原有的一些病痛得到缓解，甚至痊愈，因此经过反复的实践、总结，先民开始有意识地选择某些工具如尖刺、骨头、石块等在身体的某些部位刺、戳以达到缓解某些病痛的目的，从而认识到可以用石骨刺针治疗病痛，进而逐渐衍生出了原始的壮医外治方法——针刺法。在壮族聚居地广西武鸣马头乡西周至春秋战国墓出土的两枚青铜浅刺针，被考证认为是浅刺所用的医疗用针。

同时，在当时落后的原始社会里，由于生产力低下，粮食短缺，先民往往饥不择食，常会误食某些野草、野菜或者野果而发生呕吐、中毒，而有时吃某些野果或野草之后反而能使病痛减轻。经过不断反复验证，先民逐渐意识到，他们食用的有些植物对人体有毒有害，有些则能治疗病痛，从而促成了原始壮瑶医药的萌芽。这也说明了壮族古代医药的起源同中药起源的传说"神农尝百草，一日而遇七十毒"相似，都是从实践中发展起来的。到了先秦时期，壮医除外治法的针刺疗疾、舞蹈引导、按矫治病的方法外，对某些药物也有了一定的认识，并积累了一定的临床治病经验。比如在煮食螺蚌的时候放入生姜、紫苏以去腥解毒，佩戴某些具有特殊气味的草木母根以防病治病，内服某些草药可以减轻疲劳，某些植物有大毒不可服用等，这也是医养结合观念萌芽的具体体现。虽然由于当时壮族缺少规范化的文字，其医药知识及医药经验等未能以经典古籍的方式留存下来，但是仍然能通过口耳相传以及部分以汉字资料记载的形式流传下来，体现了远古至先秦这一时期瓯骆先民的医疗活动是极其活跃的。壮医药物疗法的萌芽阶段也正属于这一时期。

医养结合的产生不仅紧随壮瑶族医药知识的衍生而萌芽，还体现在先民的日常生活行为活动当中。如远古时期先民对火的使用及后来发明的人工取火，不仅能帮助人们御寒防兽，更重要的是它促使壮族先民知道熟食更有利于消化，并可减少疾病的发生，正如《礼记》所记载："炮生为熟，令人无腹疾。"火的使用为壮医灸法的产生奠定了基础，促成了壮医灸法的萌芽。人们用火取暖时，有时会发现某些疾病减轻甚至消失，经过无数次的经验积累，壮瑶族先民便逐渐认识到火的治疗作用，故壮医灸法应是伴随着先民对火的使用而产生和发展起来的。由于久居潮湿、瘴雾弥漫、毒蛇猛兽出没的恶劣环境，聪明且富于创造力的壮族先民在原始社会晚期创建了适应南方多雨潮湿气候的干栏式建筑，不仅通风、采光照明良好，而且对预防风湿病和瘴毒等病证以及减少虫兽伤害起到了很大的作用，比起远古时期为保护自身免遭风雨和野兽的侵袭而穴居岩洞、土窖、地窖，构木为巢或栖身树上，乃至后来的土屋、木屋、石屋等，均有了较大的进步，充分体现了壮族先民特有的卫生保健意识。正如《周易·系辞》所载："上古穴居而野处，后世圣人易之以宫室，上栋下宇，以待风雨。"《墨子·辞过》曰："……为宫室之法，曰：高足以辟油湿，边足以圉风寒，上足以待雪霜雨露。"壮族先民在经历了相当长时期的裸身生活以后，从以兽皮、树皮覆盖身体以御寒，逐渐发展到用羽毛、树叶、茅草等编制成"衣物"以遮身，最终学会了织布缝衣，这从壮族地区出土的原始纺织工具（如骨针、木棒、石车、木纺车等）中得到了佐证。这是人类卫生保健的又一大进步，它改善了人们的生活，大大增强了人们适应自然界变化的能力。另外，壮族先民服饰以青蓝色为主，是为靛蓝所染，有"避邪"、解毒的作用。左江花山岩画及铜鼓上的舞蹈造型，从一个侧面反映了壮族先民很早就知道通过体育锻炼来增强体质、预防疾病，为人类的卫生保健增添了新的更为积极的内容。诸如这些卫生保健意识的萌芽，在人类卫生保健史上有着极其重要的意义。

壮瑶族聚居的地区自古至今气候温暖，雨水充沛，山林繁茂，植物茂盛，动物繁多，给壮瑶族先民在采集野果、植物块根以及捕食某些动物（所谓茹毛饮血）的原始生活中带来了很大的便利。独特的气候环境既适合药用植物生长，又给了壮瑶族先民丰富的食物和药物，使得他们进食的同时又把病痛祛除，体现了最原始的"药食同源"的医养结合。

随着火的使用，由生食到熟食，古人的饮食方式发生了变化。广西各地发现旧石器时代遗址一百多处，距今5万年的柳江人同时期的柳江土博咁前洞遗址出土的哺乳动物化石就有剑齿象、大熊猫、猪、爪哇豺、虎、华南豪猪、竹鼠、猕猴、野猪、鹿、羊、牛等。广西发现的新石器时代遗址近千处，在一些遗址的文化层中发现有烧过的兽骨、植物果核、灰烬、灰坑，以及陶器、釜、三足陶罐等炊具，说明壮瑶族先民在这一时期已过渡到半定居的生活，不仅知道熟食，而且由用火烤烟熏的自然烧烤法发展到了使用陶制器皿的蒸煮法，这是壮瑶族先民饮食文化的一大进步。进入渔猎时代，食用的品种进一步扩大，在广西原始人类居住遗址文化层中，出土了渔猎工具和许多鱼类骨骼及牙齿、各种软体动物化石等。由于畜牧业和农业生产的发展，出现了家畜和人工栽种五谷，壮瑶族先民的饮食文化也进一步发展，由过去采集野果、烧烤兽肉的单一型结构向食肉和食谷物相结合的复合型结构发展。在寻找食物的过程中，人们发现有些食物不仅能充饥，还有很好的保健治疗作用，这些食物包括水果、谷物、蔬菜、禽兽、水产等。古人在寻找食物充饥果腹的同时，也发现了保健疗疾的药物。特别是现今在瑶族地区盛行的油茶饮食文化，就是瑶族先民最开始捣烂植物饮其汁液所保存流传下来的药食同源饮食文化。

## 第二节　丰富发展时期

壮瑶族的医养结合观念得以丰富发展是以其医药文化的进步和发展为前提，并随着医药文化的不断发展而发展的。壮瑶医药文化虽然自远古至先秦时期就奠定了衍生流传的基础，但是自先秦至隋代，地处岭南蛮荒之地的壮瑶地区发展仍处于原始社会末期部落联盟阶段，其社会发展远落后于中原地区，因而其医药文化进步缓慢，基本停留在萌芽发展的初级阶段。自公元前221年秦始皇统一全中国之后，岭南蛮荒之地才得以进入封建王朝的统一管辖，推动了社会生产力的快速发展。

从秦朝到隋代，壮瑶族聚居的岭南之地在各王朝中央管辖之下，社会生产力得以不断发展和进步，医药文化也随着社会经济的发展而不断发展和进步。在漫长的历史发展过程中，壮族先民原有的从远古时期流传下来的卫生保健意识得以升华并开始有了良好的发展。从广西合浦望牛岭西汉晚期墓出土的具有消烟作用的铜凤灯到广西钟山东汉墓出土的陶厕模型，均反映了壮族先民卫生习惯意识的进步和升华。另外，一些卫生用具的出土，从另一个角度反映了壮族先民早在2000年前就开始养成良好的卫生习惯，如广西贵港市新村11号东汉墓出土的陶虎子（溺器，即现在使用的尿壶）、广西贵港市罗泊湾西汉墓出土的鎏金铜挖耳勺、广西荔浦市兴坪汉墓出土的陶痰盂等。这些都反映了壮族先民对卫生保健的前卫认识，说明在当时社会发展缓慢、生产力落后、医疗卫生条件差的情况下，壮族先民的保健知识已经得到了较快的发展。

随着封建王朝的统治，汉文化不断涌入岭南地区，对当地产生了较为深远的影响，也使得壮族的医药文化得以通过汉族的著述流传下来，如《山海经》《神农本草经》中有不少先秦时期壮族地区的药物和壮族先民用药经验的记载。至秦、汉、魏、晋、南北朝时期，关于壮医药物的记载就更丰富了。晋代嵇含著的《南方草木状》记载了吉利草、蘘、豆蔻花等许多壮医用药。隋代巢元方在《诸病源候论》中记载了壮族先民防治瘴、蛊、毒的用药经验，晋代葛洪在《肘后备急方》中记载了壮族先辈治疗脚气病、防治沙虱毒（恙虫病）的经验，对用毒解毒方法也多次提及。这都大大促进了壮族医药文化的发展进而带动其医药卫生保健文化的发展。

隋代之后，即唐代至民国时期，壮族地区政治、经济、文化发展达到了较高水平，医药文化更是不断得到繁荣发展。唐宋时期是我国封建经济最为繁荣的时期，也极大地促进了壮族地区经济的发展，因而其医药文化的发展也随之得以丰富和加快，医药知识呈现系统化，逐渐萌生医药理论，这就渐渐地为其医养保健提供了理论支撑，使得岭南地区常见和多发的风、湿、痧、瘴、蛊、毒等病证预防与治疗达到了相当高的水平。元、明、清时期，壮族地区进入了千年土司制度时代。这个漫长的历史阶段，也正是壮医药发展较快的时期。在土司制度下，官方设有医药机构，官方和民间有一定数量的专职医药人员，明代以后广西各地的州志、府志、县志对此都有明确的记载。据不完全统计，明代嘉靖十年（1531年），广西壮族聚居的40多个州（府、县）土司均设有医学署，如庆远府、思恩县、天河县、武缘县、永淳县、南宁府等（均为壮族聚居地）。特别值得一提的是，这些医学署的医官"本为土人"，即由本民族的医生担任，这也是促进壮医药发展的因素之一，不仅说明土官对本民族传统医药的重视，也为在发展本民族医药的同时保留具有本民族特色的医养卫生保健给予支持和保证。

壮医药在唐宋至民国时期的漫长发展过程中，伴随着医药知识的积累和应用，人们对壮医药日益重视，已初步形成了比较完整的体系，医学著作及名医随之产生，同时与壮医药相关的文化亦日趋繁荣。有关壮医药起源的神话传说"神医三界公""爷奇斗瘟神"开始在壮族地区流传，出现了对名医、神医、药王的崇拜和纪念。这一阶段，端午节赶药市的习俗随之形成。壮瑶族所在的地区境内大山连绵，树木茂密，百草丛生，各种壮瑶药药材资源十分丰富。每年农历五月初五，壮瑶乡各村寨的乡民都去赶药市，或将自采的各种药材运到圩镇药市出售，或去买药、看药、闻药。壮瑶乡民俗认为，农历五月初五前后的草药根肥叶茂，药力宏大，疗效最好，这天去药市，饱吸百药之气就可以预防疾病，一年中能少生病或不生病。久而久之，赶药市就成了壮瑶乡的民俗，每到农历五月初五这天，即使无药材售卖的壮瑶族人民，都扶老携幼赶往药市去饱吸百药之气，以达到强身健体、防病保健的目的，这是壮瑶族医养结合随着其医药的发展进步而丰富发展所呈现出的最为朴素的养生防病保健形式。

# 第三节　整合发展时期

在新中国成立前，壮瑶族聚居的岭南地区一直被视为南蛮之地，壮瑶族也被视为野蛮的民族，正是由于这些偏见和歧视，使得壮瑶族医药文化没能得到政府的重视。如此前有些地方志记载的土司衙署设有的医药设施的机构，到新中国成立前期却已消失殆尽。新中国成立以后，在党的民族政策和国家对祖国医学相关政策的指引下，壮瑶医药作为祖国传统民族医学的重要组成部分逐渐得到了政府有关部门的重视和支持，民族医药文化的挖掘整理迈上了新的台阶。尤其是广西壮族自治区人民政府成立以后，在积极推进经济发展的同时也心系广西人民的健康，重视医药文化的发展，不断健全卫生医疗体系。2008年11月28日，广西壮族自治区第十一届人民代表大会常务委员会第五次会议通过《广西壮族自治区发展中医药壮医药条例》。该条例作为省级民族区域自治地方法规，对发展壮医药做出了明确规定，同时规定广西其他民族医药参照该条例执行，为广西民族医药的发展提供有力的法律保障。

2011年12月5日，广西壮族自治区人民政府主席马飚主持召开自治区第十一届人民政府第96次常务会议，研究加快发展中医药民族医药等工作。会议审议通过了《广西壮族自治区人民政府关于加快中医药民族医药发展的决定》《广西壮族自治区壮瑶医药振兴计划（2011—2020年）》以及《广西壮族自治区中医药民族医药发展十大重点工程实施方案（2011—2015年）》。会议指出，加快发展中医药民族医药对于深化广西医药卫生体制改革、提高人民群众健康水平具有重要的意义，要以整合资源、繁荣事业、做强产业、弘扬文化为主线，以发掘整理传承为基础，以创新为动力，实施壮瑶医药振兴计划以及中医药民族医药发展十大工程，推进广西壮瑶等民族医药全面发展。

自治区人民政府也在不断加大投入完善民族医药临床服务体系建设。近30年来，广西不断加强壮瑶医医疗保健服务体系建设，壮瑶医药服务能力和可及性不断提高。"十一五""十二五"期间，各级人民政府共扶持广西中医药壮瑶医药专项资金4亿多元，有力地促进了广西民族医疗服务能力的提升。截至2013年底，广西拥有1800家中医民族医医疗机构，每万人口中医民族医床位423张，中医药壮瑶医药年总产值406亿元。广西基本建立了覆盖城乡的中医药壮瑶医药事业服务体系，服务体系已从医改前全国排位倒数第二进入中等偏上水平。此外，广西成为全国基层中医药民族医药服务体系建设步伐最快的省份之一。2000年以来，广西崇左市、靖西市、富川瑶族自治县等民族聚居地区先后新建或增挂了14所壮医医院、瑶医医院，广西国际壮医医院被国家中医药管理局列为"十一五"期间全国十家重点民族医医院之一。

广西高度重视壮医、瑶医专科专病建设及特色技法、方药的推广应用。壮医风湿病专科、壮医筋病专科、壮医目诊、壮医肿瘤科等列入国家中医药管理局"十一五""十二五"民族医重点专科专病（建设）项目，专科效应正逐步形成。目前，广西正在开展县级中医民族医医院壮医平台建设，共有40家单位为建设单位，各建设单位的壮医药服务能力正在稳步提高。

广西正在积极进行民族医药人才的培养。壮瑶族由于历史等原因并没有形成本民族规范化通行的文字，壮瑶医药知识的传承主要以口耳相传的方式流传民间，因而也缺少像中医经典那样的文字方面的整理和完整、系统的理论体系。师徒传授是民族医药人才培养的主要方式。近年来，随着部分高等院校民族医药教育学院或机构的设立，如广西中医药大学壮医药学院、瑶医药学院，右江民族医学院，广西民族医药研究院等，培养出了包括本科教育、研究生教育、短期非学历教育、继续教育等不同层次的一大批壮瑶医药技术人才，这就为壮瑶医医养结合的实现打下了广泛的人才基础。这一系列推进壮瑶医药发展的举措为完善健全医疗体系，满足人民刚性需求，提升各层次人民健康生活水平，实现健康中国战略部署迈进全面小康社会提供了很好的政治基础，也为壮瑶医医养结合目标的实现保驾护航。

近年来，随着党和政府全面建设小康社会的战略的出台，将国民健康提到了更加重视的地位，党中央为顺应时代的发展及社会民众的迫切需求，适时提出健康中国的战略决策，同时加大少数民族医学的扶持力度。在健康中国大背景下，自治区人民政府积极响应党的号召，积极推进医养结合战略进程，医养结合首先要做好"医"，相信在医疗卫生体系健全的背景下，广西人民的健康水平会得到不断提高，"医中寻养"到"医养结合"将得以实现。

## 参考文献

[1] 杨文杰. 中国特色医养结合服务模式发展研究 [J]. 河北大学学报（哲学社会科学版），2017，42（5）：138-144.

[2] 杨庭树. 我国医养结合现状与思考 [J]. 中华保健医学杂志，2017，19（1）：1-4.

[3] 黄汉儒，黄景贤，殷昭红. 壮族医学史 [M]. 南宁：广西科学技术出版社，1998.

[4] 庞宇舟. 壮医药文化概论 [M]. 南宁：广西科学技术出版社，2017.

[5] 庞宇舟，王春玲. 壮医药文化概述 [J]. 中国中医基础医学杂志，2009，15（10）：800-802.

[6] 庞宇舟. 壮医药文化概念和内涵初探 [J]. 中国民族民间医药，2007（6）：322-324.

# 第三章 壮瑶族养生法在医养结合中的运用

壮瑶族先民居处深山老林，气候寒冷潮湿，海拔高，空气湿度大，毒蛇猛兽多，交通闭塞。面对恶劣的自然生存条件，壮瑶族先民在长期的生产、生活实践中，少不了劳累损伤及疾病的侵袭，但也就是在抵御疾病的过程中，他们通过思考摸索、临床实践，形成了独有的养生观念、养生理论，并积累了丰富的养生方法。壮瑶族养生法具体体现在壮瑶族人民日常生活的方方面面，如善于通过举行各种节日活动起到愉悦心情、调节情志的作用；在民俗活动方面，通过各种舞蹈和体育形式达到畅通气血、宣泄导滞、疏利关节、增强体质、防病保健的目的；在饮食方面，注重药膳、食疗养生，具有浓郁的地方特色和民族特色；在起居环境方面，森林覆盖率高，空气中负离子含量高，能使人消除疲劳，振奋精神，增强机体免疫力。壮瑶族特色的养生方法从情志、活动、饮食、居住等方面都充分发挥了养生保健的作用。

# 第一节　壮瑶族养生的概述

## 一、养生的概念及意义

"养"字在浩瀚的中华文化中含义丰富，有赡养、调养、保养、补养等多重含义，在古文中对其诠释记载也异常之多，如《玉台新咏·古诗为焦仲卿妻作》中曰："供养卒大恩。"宋代王安石的《伤仲永》载："以养父母。"《史记·魏公子列传》载："养公姥，归养。"而其调养之义以《礼记·效特牲》的记载最为贴切，认为"凡饮，养阳气也；凡食，养阴气也"。"养"最重要的应该是使身心得到滋养和休息，包括养病、养心、养性、休养、养精蓄锐等。

"生"即生命、生存、生长，从生而活是一切生命纪事最本源的开始，生命和生活才得以生生不息。"养生"也称为摄生、道生等，原指通过各种方法颐养生命、增强体质、预防疾病，从而达到延缓衰老、延年益寿的一种医事活动。

随着医学科学的不断发展，现代"养生"又被赋予更深层科学性质的含义，即指根据人的生命过程规律主动进行物质与精神的身心养护活动，主要包括保养和滋养。遵循生命法则，通过适度运动，加之外在护理等手段，让身体机能及外在皮肤得以休养生息，恢复应有机能，即为保养养生。滋养，则是指通过适时适地适人，遵循天地四时之规律，调配适宜食疗，以滋养调理周身，达到治未病而延年的目的。养生最本质的就是保养人体五脏，令其保持最佳性能来维系机体健康，使生命得以延长。

养生的意义在于保持人的身心健康。身心健康不仅在于没有疾病的困扰，也在于整个人的生理到心理的健康，摆脱亚健康状态。通过养生，可以增强免疫力，使人体的精神平衡、内分泌平衡、营养平衡、阴阳平衡、气血平衡，以达到旺盛的生命力状态；通过养生，可以加强机体正气以截断疾病的根源，带来整个身心的平安和快乐；坚持养生，可以调理五脏阴阳，使机体各项生理机能处于最佳状态，令人思维敏捷，精力充沛，心情平和，杜绝疾病，时刻拥有饱满的精气神。

广西地处祖国的南疆，地理环境没有中原广阔肥沃，经济也不是很发达，但是很多世界公认的长寿之乡却是出自这里的壮瑶族聚居地，说明壮瑶族先民很早就认识了生、长、壮、老、死的生命规律，并能够按照一定的方法理论指导来增强体质，延缓衰老，延长寿命。这正是壮瑶族人民在长期的生产、生活和同疾病作斗争的过程中，逐步形成的独具民族特色的壮瑶医药体系，并且不断地从医疗实践活动的过程中总结出很多具有民族特色、行之有效的养生方法。壮瑶族人民掌握一系列丰富的养生保健习俗，维系健康与长寿。

## 二、壮族的养生原则

### （一）识毒解毒，调气补虚

壮医认为，毒和虚是导致疾病发生的主要原因。所谓毒，是对一切致病因素的总称。毒的种类多种多样，包括瘴毒、蛊毒、风毒、湿毒、热毒、寒毒等。有的为有形之毒，如蛇毒、虫毒、毒树、毒草等；有的为无形之毒，如热毒、火毒、风毒等。邪毒有的损伤皮肉，有的伤害脏腑和体内重要通道；有的毒性猛烈，感毒后可马上发病甚至致死，有的则是缓慢起毒性作用。壮医认为，人体感毒后是否发病，取决于两个方面，即毒力的大小与正气的强弱。毒之所以致病，一是因为毒性本身与人体正气势不两立，正气可以祛邪毒，邪毒也可损伤正气，两者争斗，正不胜邪，则影响三气不能同步而致病；二是某些邪毒在人体内阻滞"三道"（即谷道、水道、气道）"两路"（即龙路、火路），使三气不能同步而致病。虚可分为正气虚和气血虚。虚既是发病的原因，同时也是病态的反映，虚可以表现为软弱无力、神色疲劳、形体消瘦、声低息微等临床症状，甚至衰竭死亡。而且因为虚，体内的运化能力和防卫能力相应减弱，特别容易招致外界邪毒的侵袭，出现毒虚并存的复杂临床症状。虚的原因，壮医归结为两个方面，一是先天禀赋不足，父母身体孱弱，孕期营养不良或早产等；二是后天过度劳作，或与邪毒抗争，气血消耗过度而得不到应有的补充，或人体本身运化失常，摄入不足而致虚。总之，毒和虚使人体失去常度而表现为病态。如果这种病态得到适当的治疗，人体的自我防卫、自我修复能力能够战胜邪毒，则人体常态逐步恢复，疾病趋于好转。

因此，壮医认为防病保健养生，首先要认识毒病、远离致病之毒，生病之后，更要学会运用解毒方法，恢复正气，才能使三气调和同步、三道两路通畅，增强体质，延年益寿。

## （二）调理气血，保持平衡

壮医认为，"疾病并非无中生，乃系气血不均衡"。根据壮医气血理论，气和血是涵养生命的两种基本物质，气和血保持均衡是维系人体健康的基本条件之一，如果气和血失去均衡，则会导致疾病的发生。因此，要防病保健，增强体质乃至调养身体，调理气血平衡是关键。

## （三）三气同步，预防疾病

壮医认为，就人与天地的关系而言，人与天地需同步，人不得逆天与地，此即三气同步。就人体内部而言，其上中下三部，即天人地三部需保持协调平衡，人体才会健康无病，亦即三气同步。三气不能同步运行，如天气该降不降，地气该升不升，人气该和不和，人即发生疾病。因此，想要保持人体健康无病，就要从人体内部调起，实现三气同步，保持机体协调平衡，从而预防疾病的发生。

## （四）三道两路，以通为主

壮医认为，天地人之间的同步运行及人体内部各部分之间的同步平衡是通过三道两路的调节来实现的。人与天地沟通，人得天地之气的最直接途径便是三道。三道之中，首先是气道，气道通过口鼻与天地之气直接沟通，吸入大自然新鲜之气，排出人体内的废气，其交换的枢纽脏腑在肺；其次是谷道，壮医将大自然水谷进入人体的通道称为谷道，包括食道和胃肠等；最后是水道，水为生命之源，大自然的一切都有赖于水的涵养，而人亦当有进水和出水的通道，人进水之通道即通过谷道，人出水之通道即通过小便，由肾与膀胱化生，壮医称为水道。壮医认为，三道必须保持相互协调，同步平衡。具体来说，气道居上属于天，在天之气必须下降，以降为顺。如果在天之气不降，则人对之为可望而不可即，故气道之气以下降为顺。水道居下属于地，若水总是往下流淌而不升腾，则人亦无水以养，故壮医认为，水道之气以升为顺。而谷道居中，壮医认为其位置不上不下，刚好顶天立地，其气以和为顺。所谓和，是指中部谷道之气必须上连天部下连地部，上腾下及，才能沟通气道之气和水道之水。如是则天地一体，水气既济，天地人三者同步而人体无病；如果三道不通，或三道调节不力，该升不升，该降不降，该和不和，如是则人生疾病。

壮医三道两路的核心，是一个"通"字，在正常的生理状态下，三道两路均应保持畅通无阻，不通就不成为其"道路"了。因此，畅通三道两路就成为壮医防病养生的一个重要途径。

### 三、瑶族的养生原则

#### （一）摄养守中

瑶医认为，生病起于过用，包括情志太过、饮食太过、劳倦太过、运气太过等。瑶医的中道就是执中致和，使盈亏两边保持适中与调和状态。瑶医治病的原则是执中，强调不热不寒、不虚不实、抑强扶弱、阴阳互补、盈亏平衡。执中致和，也是预防保健，达到平衡，避免失调，使人的身体保持稳定的状态。

#### （二）顺时调养

瑶族人民受中国古代医学文化"天人相应"思想的影响得出了一条顺时养生的原则。瑶医"天人统一"观，即把人体内部与外部自然环境视为一个统一的整体，要维持人体正常的生理功能，就要调节人体与外部自然环境相适应，否则人体内外环境的相对平衡状态就会被打破而导致疾病丛生。因此，要适应大自然，顺时调养，避免外邪。适应自然，即要"春夏养阳，秋冬养阴"，也就是春养生气，夏养长气，秋养收气，冬养藏气。所谓避免外邪，自然界的四时六气是人类生、长、衰、亡的重要因素之一，人们要经常保养精神，锻炼身体，增强体质，才能适应气候的变化，抵御外邪，保持或恢复健康。人处于天地之间，作为自然界的一部分，和自然界有着息息相通的关系。只有适应大自然，使人与大自然协调一致，才能形成有利于健康的生活环境、气候条件，为恢复和增强人体健康服务。

#### （三）药食同源养生

瑶族人民久居高山密林之中，环境相对恶劣，在同疾病作斗争而缺医少药的同时，有时不得不随手采摘山间的草根、树叶、花果等进行充饥或治病，而有时却因为食用某些植物之后疾病祛除，久而久之就把药食同源的内涵发挥到极致。因此，瑶族人民经常用具有保健、防病、治病的草药做成食物来预防疾病，这俨然成为瑶族人民养生保健的一条重要法则。

#### （四）因龄因人施养

瑶族人民在漫长的发展历程中，形成了一套集现代养生要素又独具本民族特色的养生指导理论。瑶族人民讲究因龄施养，即从小孩出生，成长至壮年，直至老去，各不同年龄段均有对应本年龄段的养生方式。例如，婴幼儿降生时，便在产房中焚烧苍术，以祛邪气、防外感；新生儿满月外出，身边常插上桃枝以祛邪气；小儿满周岁时，婆家习送项圈、麒麟、铜人、铜锁等物以保安康；成年时，举行成人礼度戒仪式，男儿要上刀山下火海，挑战各种体育赛事，进而增强体质；妇女保健依瑶族民俗用药防病养生等。

## 四、壮族的养生内容

壮族养生保健的方法和习俗是壮族人民在特殊的地理环境和气候条件下，经过长期的生产、生活实践逐渐摸索总结出来的，有着丰富的内容和鲜明的民族特色，它渗透在壮族人民的物质文明和精神文明生活的方方面面，在过去、现在乃至将来，对维护壮族人民的健康都有着积极的作用。

### （一）重视调气解毒补虚

调气，即通过各种具体的治疗方法调节、激发和通畅人体之气，使之正常运行。气病在临床上主要表现为疼痛以及其他一些功能障碍性疾病，一般通过针刺、拔罐或药物调畅气机即可恢复正常。毒病在临床上主要表现为红肿、痛热、溃烂、脚瘤、疮疖、出血等急性热证及脏腑器官组织的功能改变。解毒主要通过药物的解毒和外治的排毒来达到治疗目的。有些毒在人体内可以化解，有些则需要通过"三道"来清除，毒去则正安，气复而痊愈。以虚为主要临床表现的疾病，多见于慢性病、老年病或邪毒祛除之后的恢复期内，治疗上以补虚为首务。壮医重视食疗和使用动物药，认为这在补虚方面尤其适用。人为灵物，同气相求，以血肉有情之动物药来补虚最为有效。人应顺其自然，通过食疗来补虚最为常用。食疗在壮族地区不仅壮医谙熟其法，而且几乎老幼皆知，山珍野味因生长于大自然和深山老林，得天地日月纯正之气最多，壮医认为其补力更胜一筹。对动物药的长期应用，壮医形成了一些具有规律性的经验，如虫类药祛风止痛镇惊；鱼鳞之品化瘀通络，软坚散结；介甲之属滋阴潜阳，安神定魄；飞禽走兽滋养气血，调理阴阳等。

### （二）环境养生

广西地处亚热带，气候温和，潮湿多雨，地势不平，虫兽众多。壮族先民为了适应当地的自然环境，在河畔、水田的台地上"依树积本"建棚，继而创建离地而居的干栏式建筑。《魏书·僚传》记载，壮族先民"依树积本，以居其上。名曰干阑。干阑大小，随其家口之数"。壮族称房屋为"栏"，干栏式建筑是用木柱或竹柱做离地面相当高的底架，再在底架上建造住宅，楼上住人，楼下养牲畜和存放生产用器。这种建筑形式具有防潮防湿、防兽防虫、通风采光良好的特点，对人类预防疾病十分有利。壮族的干栏文化也成为骆越特色文化之一。

### （三）情志养生

壮族聚居地主要以丘陵地带为主，人们之间居住得比较分散，由于交通闭塞，加上漫长的土司制度统治，人们相互交往较少。因此，他们有了相对独立而不受干扰的生活空间，生活较简朴，思想较单纯，因而内伤杂病，尤其是情志方面的病变相对较少。但壮族并不是一个闭关自守的民族，壮族人民非常热衷于各种集体活动，尤其是在农闲、节假日里开展一些愉悦身心的集体活动。节假日所举行的一些集体活动，为壮族人民的群聚提供了机会，有利于人与人之间情感交流及沟通，使人们的正常情感得到适度的释放，能有效激发人体生理机能的活力。因此，壮族人民在情志方面的发病率较低，主要归因于其良好的情志养生习惯。

### （四）饮食养生

壮族人民喜食大米，用粳米做出的食品样式繁多，有红枣桂花糖粳米饭、南瓜米肉饭、竹筒饭、粽子、糍粑、甜酒等。糯米味甘、性温，含有蛋白质、脂肪、糖类、钙、铁、维生素、烟酸及淀粉等，营养丰富，为温补强壮食品，具有补中益气、健脾养胃、止虚汗之功效，能够补养人体正气。壮族栽种的米颜色有白色、黑色、红色，白粳米补脾气益肺气，黑粳米以黑补黑（肾），红粳米以红补红（心），补益功效更佳。每年"三月三"歌圩（清明节前后），壮族地区都有食用五色糯米饭的风俗。这种用枫叶、红蓝草、乌桕树叶、黄姜、密蒙花或紫番藤等植物的根茎或花叶取汁制成的五色糯米饭，不仅色鲜味香，而且具有清热利湿、行气健胃等保健作用，现已成为壮族饮食文化中的代表性食品。

壮族人民依山傍水而居，山珍野味易取，有喜食水产、山珍的习俗。他们早就知道选用高蛋白的动物食品，"喜食虫，如蚯蚓、蜈蚣、蚂蚁之类，见啖之"。广西壮族地区，地处亚热带，气候温和湿润，特别适合植物生长，一年四季均有品种繁多的蔬果出产。壮族是培植和栽种南国各类瓜果的民族之一。在壮族的传统药膳中，常用瓜果做原料，制作出各种富有民族特色的瓜果类药膳，如菠萝盅（内有菠萝、香菇、粉条、瘦猪肉、虾米）、山楂糕、木瓜炖猪蹄等。

### （五）运动养生

壮族人民素来勤劳朴实，热爱劳动，生活恬淡而有规律。他们自少年时代起便长年参加各种体力劳动，活到老动到老，终生不止。他们在长期的劳动生活中，因地制宜地形成了自己的传统体育活动。这些活动丰富多彩，既是劳动之余的文娱活动，也是壮族人民养生保健、增强体质的手段。喜闻乐见的传统体育活动有对山歌、打扁担、舞拜、打秋千、打风车、打磨秋、打液石等，在节日里还有抛绣球、赛龙舟、拾天灯等传统健身活动。此外，民间壮医创编了具有独特保健功效的原始舞蹈，体现了壮医"未病先防"的治未病医学思想。

早在新石器时代，壮族先民就创编了原始的舞蹈。在广西左江花山岩画的石壁上就描绘有集体祭祀舞蹈的场面，人物造型是典型的舞蹈动作，或功夫动作拟鹭舞，或称羽人舞，这也是极具壮族地方特色的一种舞蹈。崖壁画绘制的正面人像多为两手上举，肘部弯曲成90°～110°，两膝关节弯成90°～110°，呈半蹲状，侧身人像多排列成行，两腿弯曲，两手向上伸张。不管是正面还是侧面人像，都像是一种舞蹈动作形象。这些舞蹈可以振作精神、健身防病，是源远流长的原始保健方法之一。

## （六）民风习俗养生

在壮族地区，年老体弱者常以辟秽解毒或活血化瘀、通三道两路之品垫席而睡。壮医还常选用药物挂于人体特定的部位，利用药物的特殊气味来刺激部位，以达到防病治病的目的，如佩挂勾办、红蓼、桐花、琼楠、婆罗门、皂荚、古柯等药物，有散寒祛湿、清热镇痛之效。慢性病者、体弱多病的小儿选用馥郁透窜性药，以丝线串系，挂于颈项或戴于手腕，可开窍化湿、辟秽祛邪，防止邪气侵入体内。有研究表明，用含芳香解表、健脾开胃、清肺解毒的壮药研制成壮医药袋佩戴，可以预防小儿感冒，效果良好。每逢农历五月初五端午节，壮族家家户户都把新鲜的蒲兰、艾叶等草药扎成药把挂于门旁或放置房中；并以这些鲜叶煮水洗浴，或扎成束点燃，以其烟熏屋，同时盛饮雄黄酒、蒲酒。壮族人民认为用这些方法能祛邪避秽，祛湿毒，保平安。端午节这天，许多壮族圩镇都有举办药市的习俗，其中尤以靖西药市最为热闹，药市上药摊相连，在街头巷尾，亭屋檐下，不下五六百摊，草药的鲜采品种亦在百种以上，赶药市的人更是络绎不绝。壮族人民认为，端午节前后的草药根壮叶茂，药力宏大，游药市可以饱吸百药之气，达到预防疾病的目的。

## 五、瑶族的养生内容

瑶族人民日常养生保健方法主要表现在以下几个方面。

### （一）优生优育

瑶族非常重视后代的健康与种族的繁衍，把优生优育内容列入地方法规。如"石牌"条文中明文规定："凡是同一宗族的男女五代内不得联姻；凡是有姻亲关系的亲属三代内不准通婚……"在瑶族人民心目中，"石牌大过天"，石牌上所规定的内容人人都得严格遵守。这就有效地控制了近亲婚配，为子孙后代的良性发展创造了有利条件。同时，瑶族人民在备孕前擅长运用独特的瑶药调理身体，每家每户均有一儿一女，以确保人口比例的均衡发展。

### （二）婚娶民俗

瑶族历来提倡男娶女嫁、恋爱自由的观念。茶山瑶的"爬楼"恋爱就是其中最具特色的传统之一。"爬楼"以后男女双方情投意合，小伙子便可大大方方地从大门进入姑娘家，拜见姑娘父母。这种婚恋习俗在某种程度上体现了瑶族恋爱自由的优良民族文化传统。此外，在瑶族婚嫁的当天，席间有许多养生习俗，如餐桌备有槟榔，席后嚼槟榔以祛瘴疠、消酒谷、治腹胀等，体现了瑶族"药食同源"的养生观念。

### （三）儿童保健

依瑶族民俗，小儿降生时，便在产房中焚烧苍术，以祛邪气、防外感；同时以开水浸泡川连给新生儿频频含咽，以治胎毒；新生儿满月外出，身边常插上桃枝以祛邪气；小儿满周岁，婆家习送项圈、麒麟、铜人、铜锁等物以保安康；小儿"走魂"（疳积证），瑶医常针刺四缝穴，同时佩挂药囊（内装六月雪、朱砂、白术、五指毛桃根等药），使"魂"归身。

### （四）妇女保健

瑶族人民具有丰富的妇产防病保健知识，瑶医既吸收其他医学知识的精华又凸显自身用药特色。面对妇女"带证"等疾病，多用一身保暖等兼补气血的瑶药。在孕产期保健方面，若家中有孕妇，要远离如樟树、苍术等烈性芳香气味的植物，以防影响胎儿的发育或引起流产或早产。安胎保健多以黄花倒水莲同骨头炖服。产褥期及产后，用配伍精当的健身汤连续泡浴三天，以促进伤口愈合及子宫复旧，则"一切妇科病可除，三天出工"。

### （五）老人保健

瑶族老年人十分注重养生保健和健康饮食。他们常以素食为主，吃长在深山无任何污染的各种瓜类、豆类、萝卜、香菇、木耳等蔬菜，烹调方法以蒸煮为主，采用多种自然动植物佐料搭配调味，较少使用化工合成的佐料。饮食有节制，不暴饮暴食。瑶族老年人大都生活在山林，日出而作，日落而息，讲究劳逸、动静结合；且生活简朴，思想单纯，强调顺其自然，乐天知命，能较好控制情绪，戒大喜、大悲、大笑、大怒，安能保养生命。

### （六）食疗养生

"药食同源"是瑶医学医养结合最常见的表现方式。"食助药力，药借食威"，饮食可以帮助药物更好地发挥药力，药物又可借助食物助长威力。瑶族人民常常在瑶医学理论的指导下，运用瑶山盛产的瑶药，经过精当的配伍，制成药食两用的膳食佳肴，在日常就餐中不知不觉把体健把病除。如瑶族的油茶就是药食同源的较好体现。油茶中有山茶油、茶叶、蒜、姜、花生米等，可消食、温脾暖胃、驱寒除湿，其中所用到的山茶油含丰富的不饱和脂肪酸、胡萝卜素、维生素、山茶苷、皂苷、茶多酚、矿物质等多种有效成分，具有抗氧化、抗肿瘤、降血压、降血糖、抗炎、抗菌等多种功效，可用于调节免疫功能、防治肥胖、产后恢复、预防心血管疾病等。又如五指牛奶煲猪龙骨，五指牛奶味甘、气香、性平，有益气固表、舒筋活络、强身健骨、促进乳汁生成等功效，老少皆可食用，对妇女产后缺乳或体虚羸弱尤为适宜。此外，每年端午节用艾草等植物的叶子捣烂取汁，与糯米粉、黄糖做成糍粑（俗称药粑）吃，驱虫安全方便、疗效显著。

### （七）日常饮品保健

大瑶山盛产茶叶，瑶族人民酷爱饮茶，而由于瑶族人民依据本民族的瑶医药知识，对茶又自有讲究，有别于其他民族，体现在品种、加工及应用等方面。例如绿茶，瑶族人民不仅当茶饮用，而且可以浓煎灌服，用于治疗小孩儿腹泻；山楂叶茶，瑶族人民特别盛行喝山楂叶煮的茶，他们认为山楂叶具有清凉、助消化、开胃解腻等功效；瑶酒香醇可口，味道甜美，饮用由瑶医学理论指导配制而成的药酒或混合酒，可防治风湿骨痛或病后体弱滋补，也可增强免疫力、养生保健、延年益寿等。

## （八）识病防病

瑶族儿女从小就在父辈的熏陶下，耳濡目染，学医识药，每个人都或多或少掌握一些医药知识。瑶族先人对"过人"之病，即传染病，具有非常敏锐的洞察力及较为讲究的预防方法。如面对肺病（肺结核），若患者久咳体瘦且咳痰带血，则必是肺病无疑，在现代医学知识尚缺未意识到肺结核能通过呼吸系统传播的时候，他们就通过让患者与家人"分桌独食"并规定单独使用一套餐具等措施，在一定程度上减少了疾病的传播。此外，瑶族人民对"藤本中空消水肿，对枝对叶血瘀通，刺多毛多消炎热，面光多浆排脓毒"的药性口诀熟记于心，平常植物在常人眼里是草，在他们眼里却是防病保健的宝贝。另外，瑶族盛行养生民谣，如"春节菖蒲温辛香，内服外浴效验彰，四肢湿痹屈难伸，耳鸣头风五劳伤；菖蒲能祛瘟虐瘴，呃逆上气用亦良，常服骨坚颜面艳，延年益寿百年长"等。这些民谣讲述了养生保健的医药知识，且瑶族是一个能歌善舞的民族，几乎人人都会唱诵。

## （九）日常药浴养生

药浴不仅是瑶医学医养结合的体现，而且已成为瑶族人民的一种生活方式。瑶族人民每天干活归来或上床休息前会进行药浴。他们药浴用的是以瑶医学理论为指导，根据风打药性理论，从大瑶山上采来的瑶药或搭配"虎、牛、风、钻"等组成的药浴配方煮成药水，并且根据药浴对象的不同、春夏秋冬季节的不同以及所患疾病的不同来选择药物进行精当配伍，以达到祛病保健、强身健体的功效。药浴经皮肤给药，是一种很好的给药保健方式，运用庞桶药浴来进行防病健身就是这一保健方式的最好体现。

**参考文献**

[1]黄汉儒.中国壮医学［M］.南宁：广西民族出版社，2016.

[2]韦英才，黄洪波.实用壮族医药健康养生手册［M］.香港：中国文化出版社，2016.

[3]李彤，唐农，秦胜军，等.实用瑶医学［M］.北京：中国医药科技出版社，2005.

[4]秦迅云，李彤.中国瑶医学［M］.北京：民族出版社，2001.

[5]李彤，马建泽，张曼.瑶医学"医养结合"的基础内涵与方式初探［J］.黔南民

族医专学报，2018，31（2）：119-121，135.

［6］闫国跃，李彤，白燕远，等. 瑶族养生养老资源初探［J］. 大众科技，2016，18（12）：63-65.

［7］周祖贻. 透过民谣，解析瑶族健康之道［J］. 家庭医药，2012（11）：30-31.

［8］莫莲英，何最武. 浅谈瑶族的医药养生［J］. 中央民族学院学报，1991（2）：45-50.

［9］李彤，张岚. 瑶医养生防病的"中道"思想探析［C］. 2015年全国瑶医药学术会议论文集，2015.

［10］覃绍峰. 浅谈广西巴马壮瑶族百岁老人的养生与和谐［J］. 中国民族医药杂志，2010（5）：75-77.

［11］侯小涛，郝二伟，范丽丽，等. 广西恭城瑶族油茶科学内涵及其产业发展思路探讨［J］. 中国民族医药杂志，2017（7）：1-4.

［12］冯秋瑜，宋宁，黄慧学，等. 山茶油的药用研究进展［J］. 中国实验方剂学杂志，2016，22（10）：215-220.

# 第二节　壮瑶族养生理论的特点

## 一、壮瑶族养生三大"观"

### （一）养生整体观

早在两千多年前，中医就已具体地论述了养生保健的问题，并逐渐积累了系统的理论和丰富的经验。中医把人看作一个有机的整体，构成人体的各个组成部分之间，在结构上是不可分割的，在功能上相互协调、相互作用，在病理上相互影响。人体是由若干脏器、组织和器官组成的。各个脏器、组织和器官都有着各自不同的功能，这些不同的功能都是整体活动的组成部分，决定了机体的整体统一性，因而在生理上相互联系，在病理上则相互影响。机体整体统一性的形成，是以五脏为中心，配以六腑，通过经络系统"内属于脏，外络于肢节"的作用而实现的。五脏代表整个人体的五个系统，人体所有器官都可以包括在这五个系统之中。人体以五脏为中心，通过经络系统，把六腑、五体、五官、九窍、四肢百骸等全身组织器官联系成有机的整体，并通过精、气、血、津液的作用，来完成机体统一的机能活动。

壮瑶医受中医学的影响，吸收其精髓，发展为本民族的医药养生理论。

1. 壮族养生整体观

壮医把人看作是天、地、人三部，人属天地之间，由三道两路共同完成维系人体全身机能运转，使得三气得以同步。在养生上，壮族人民依据壮医药养生理论，注重对三道两路的维养。养"谷道"，即注重饮食，以稻米为主食，粗细搭配，均衡营养；养"水道"，即注重补肾养生，多食黑色入肾养肾之品；清"气道"，即注重居住环境的卫生，空气通畅，以吸入新鲜空气为要；"二路通畅"以通脉养神，即注重对心脏的补养，午时静休，以安心神。

### 2. 瑶族养生整体观

瑶医学理论认为，宇宙形成一个整体，由"天""地""人"三才构成，三者是普遍联系的整体，天和地的各种变化可以影响人体，使人体的平衡在外界的干预下被打破处于偏颇状态。但是，人体本身具有自我调节能力，能在一定程度上恢复平衡状态，只有当天地的变化超出了人体的适应能力，或者人体自身的调节和适应不能与外界变化同步，人体才表现出疾病状态。此外，瑶医把人的精神灵魂和人的肉体看作一个整体，认为人是肉身系统和灵魂系统的统一体。只有肉身系统跟灵魂系统保持平衡，人体才能保持盈亏平衡状态。在养生上，瑶族人民注重整体观，以心肾为中心，注重对气的疗养。总之，"天""地""人"三才整体观包含了瑶医学理论的生命观和疾病观，是瑶族医药养生理论认识病因病机实现医养结合的基本出发点。

## （二）养生自然观

壮瑶族先民的养生自然观源于他们对大自然的崇拜。这是由于在远古时代，社会生产力水平十分低下，科学知识又极度匮乏，使得壮瑶族先民对各种大自然现象无法做出合理的解释。于是，他们就想象在这些自然现象的背后一定有一股神秘的力量在支配着，使得他们把一切自然现象都人格化、神灵化，认为万物皆有灵魂，试图以祭祀的方式去取得大自然的欢心，博得大自然的恩赐，并由此产生了图腾崇拜、宗教巫术文化等各种自然崇拜。

### 1. 壮族养生自然观

壮族先民在长期的医疗实践中形成了独特朴素的天人自然观。壮医认为，自然界的空间分为上、中、下三部分，被称为"天、人、地"三部，这三部之气是同步运行的。而人体也分为上、中、下三部，上部为天（壮语称为"巧"），下部为地（壮语称为"胴"），中部为人（壮语称为"廊"），人体的天、人、地三部之气也是同步运行的。在生理上，人体的天、人、地三部只有与自然界（上、中、下）同步运行，制约化生，生生不息，人体才能健康；在病理上，若天、地、人三气不能同步运行，则百病丛生。壮医的天人自然观实际上与中医的天人合一同属"整体观念"范畴，而壮医更加突出人与自然及人体各部位的平衡关系，并且把"天地人三气不同步论"作为病机的重要方面。这些都对壮族人民讲究回归自然，在大自然中寻求健康的养生观念产生了积极的影响。

### 2. 瑶族养生自然观

瑶族人民在漫长的生活实践中也形成了瑶医独特的自然养生观。瑶医认为，人体各个脏腑组织与自然界形成一个完整的统一体，人不仅有肉身系统，还有灵魂系统，人是有灵魂的，人的灵魂会在某一时刻离开人体，游走于大自然之间，因而，有时候人走到一个新的地方时会有一种似曾相识的感觉，灵魂与自然也是统一的。在养生方面，瑶医不仅追求肉身系统的健康，也追求保持灵魂系统的健康，因而便有了"祖先崇拜、图腾崇拜"的自然观。这实际上就是一种在自然观念熏陶下的精神养生保健法。从心理学角度剖析，当人在足够的自我暗示下，每当身患某种疾病或者做错某事造成心理负担时，就会通过参拜某个自然神灵，相信一定能得到其庇护，疾病能消除，错误能被原谅，心理负担得以减轻，进而会影响人体的内分泌系统分泌某种因子，通过神经调节人体部分功能，维持机体健康。这种魂归自然、形神合一的自然观是瑶族人民保持身心健康的体现。

### （三）养生求己观

俗话说，"求医不如求己，自己就是最好的医生"。这在养生保健中同样适用。求己，顾名思义就是要求一切从自身实际出发，以养生理论为指南，因人、因地、因时寻求适合自己的养生方法，而不是生搬硬套，这样才能达到保养生命的目的。壮瑶族先民大多生活在深山老林，交通闭塞，生产力水平极其低下，因而日常生活中缺少娱乐活动，也正因为如此，他们能够保持着日出而作、日落而息、顺应自然的节律生活。他们会根据不同年龄阶段的人给予不同的养生方法，小孩常佩挂药物防病保健，根据其爱吃甜食零食的习性，给予药粑达到驱虫保健的目的；青年人精气旺盛，注意食养，男子常饮保健酒、保健茶以抵御山中湿寒之气，女子常喝补气药膳以令气血调和；老年人讲究执中致和。不同时节采用不同的壮瑶药进行全身药浴，以增强卫气，放松身心，保持健康。

## 二、壮瑶族养生三大特征

### （一）统一性与完整性

壮瑶族养生提倡从整体出发，重视人体本身的统一性、完整性及与自然界的相互关系。壮族以阴阳为本，重视三气同步理论，认为天地人三气协调平稳运行，才能保证人体的最佳生命状态；强调人体是一个不断运动着的有机整体，只有保持与自然界的联系，才能做到形神统一，养生防病，延年益寿。瑶族则以三元和谐论为养生理论指导，三元即天地人三才。人是天和地的产物，人体的生命活动必然与外部自然界有着紧密的联系，须尊重自然，顺应自然，与自然和谐相处，才能使机体处于平衡状态。在历史的发展过程中，壮瑶族先民主动适应自然，保护生态环境，在尊重客观规律的前提下发挥主观能动性，创造了极具特色的壮瑶族养生方法，以便更好地与大自然和谐统一。虽然壮瑶族养生理论不尽相同，但是都强调了人体内部各部分的统一完整性及其与自然界的统一完整性。

## （二）科学性与实用性

壮瑶族的养生方法大都是在长期的社会生产和生活中，经过实践的反复验证并不断发展而成的，具有一定的科学性。如靖西端午药市，清代的《归顺直隶州志》记载："五月五日，家家悬艾虎，持蒲剑，饮雄黄酒，以避疠疫。"当地壮瑶族人民认识到，农历五月初五正值仲夏，气候炎热而湿气重，这种气候条件有利于毒虫滋生，易于引发疠疫（传染病）的流行。在这一天，家家户户将艾草采摘回来，用艾叶、艾根做成人形或者老虎形，俗称"艾虎"，悬挂在门楣的中央；将菖蒲制成宝剑挂在屋檐下；还要用艾叶、菖蒲、大蒜烧水洗澡，并将水洒在房前屋后，对居住环境有消毒杀虫的作用，可抑制疾病的传染源，符合夏季防病治病的要求。壮瑶族的这一养生习俗不仅具有一定的科学道理，而且简便实用。

此外，科学的养生观认为，一个人要想达到健康长寿的目的，必须进行全面的养生保健。有一个良好的精神状态，是养生的关键；特色健康的饮食，是养生的保证；丰富的民族体育运动，是养生保健的有力措施。壮瑶族养生方法就做到了这一点，从情志、饮食、运动等各方面科学养生，只有全面地、科学地对身心进行自我保健，才能达到防病、祛病、健康长寿的目的。

## （三）通俗性与趣味性

壮瑶族人民在医养结合中寻求的养生保健法，是其在漫长的生产生活实践中不断挖掘、整理、总结的智慧结晶。其养生保健法来源于生活，适用于生活，内容既通俗易懂，又充满趣味性。

如壮瑶族的干栏式建筑，是用木柱或竹柱做离地面相当高的底架，再在底架上建造住宅，楼上住人，楼下养牲畜和贮存生产用器，这种建筑形式具有防潮防湿、防兽防虫、通风采光的特点，可对人体起到预防疾病的作用。最有趣的是壮瑶族丰富多彩的体育活动，如舞狮、抛绣球、抢花炮、跳竹竿舞、赛龙舟等。这些活动既能强身健体、益智怡情，又富有趣味性，体现了壮瑶族人民对运动养生的重视，也体现了其热爱生活、乐观向上、团结奋进的精神。此外，智慧勤劳的壮瑶族人民善于将日常生活的保健内容编成歌谣，如生产劳动中的"四季农事歌""节气歌""十二月对唱歌"，生活中的"十月怀胎歌""十二时辰歌"，爱情中的"赞美歌""离别歌""相思歌"，习俗中的"哭嫁歌""盘问歌"等，在这些歌谣中讲述了饮食、衣着要随着季节更替而相应变化，房屋的环境、朝向与健康密切相关，妇女怀孕的整个过程的变化及注意事项等有关日常生活方方面面的内容，在歌谣吟唱的过程中，人们轻松愉快地获得了日常保健知识，既通俗又有趣。同时通过歌声可以进行思想情感的交流，利于保持乐观心态的生活方式，调神养生，使得形体健壮，精力充沛，形神统一和谐，利于防病养生。

# 三、壮瑶族养生理论依据

壮瑶族人民在漫长的生产、生活以及同疾病作斗争的过程中，渐渐创造了极具民族特色的壮瑶医药文化体系，并且在不断地医疗实践过程中，认识生、老、病、死的生命自然规律，同时，又能以壮瑶医药理论体系为指导，总结出了很多具有民族特色、行之有效的养生方法，以增强体质，延缓衰老，延年益寿。

## （一）壮医理论指导

### 1. 阴阳为本论

在宋代之后，壮族就开始流行阴阳的说法。明代的《广西通志·卷十六》称壮族民间"笃信阴阳"。稻作生长在南方，南方天气炎热，昼白夜黑，阴生阳长，因稻作文化的不断发展，延伸出了壮医阴阳理论，稻作文化使壮族先民对阴阳有了较早地认识，并形成了壮医最初的阴阳概念。通过阴阳概念，说明人与大自然之间的相互关系可以解释人的生理病理现象及疾病的病因病机。壮医认为，大自然的各种变化及人体内部的各种变化，都是阴阳对立、阴阳互根、阴阳消长、阴阳平衡、阴阳转化的反映和结果，揭示了大自然万物变化的基本规律。人与自然之间、人体内部各组织器官之间都讲究一种协调平衡关系，这一认识逐步发展形成了阴阳为本论，并成了壮医的基本理论之一。

### 2. 三气同步论

壮医三气同步的主要内涵：①人禀天地之气而生，为万物之灵。②人的生、长、壮、老、死生命周期，受天地之气的涵养和制约，人气与天地之气息息相通。③天地之气为人体造就了生存和健康的一定"常度"，但天地之气又在不断地变化。日夜小变化，四季大变化，是为正常变化；而地震、火山爆发、台风、洪水、陨石雨等则是异常变化，是为灾变。人作为万物之灵，对天地之气的变化有一定的主动适应能力，如天黑了会引火照明，天热了会出汗、天冷了会加衣被，洪水来临会登高躲避等，甚至妇女月事也与月亮的盈亏周期有关。对于天地之气的这些变化，人如能主动适应，就可维持生存和健康的"常度"；如不能适应，就会受到伤害并导致疾病的发生。④人体是一个小天地，也是一个有限的小宇宙单元。壮医认为，整个人体可分为三部：上部天（壮语称为"巧"），包括外延；下部地（壮语称为"胴"），包含内景；中部人（壮语称为"廊"）。人体内三部之气同步运行，制约化生，才能生生不息。形体与功能相一致，大体上天气主降，地气主升，人气主和。升降适宜，中和涵养，则气血调和，阴阳平衡，脏腑自安，并能适应大自然的变化。⑤人体的结构与功能，先天之气与后天之气，共同形成了人体的适应能力与防卫能力，从而达到天、地、人三气同步的健康境界。

这种以阴阳为本，天、地、人三气同步的天人自然观奠定了壮族养生法的理论基础。

### 3. 三道两路论

壮族是我国最早种植水稻的民族之一，知道五谷禀天地之气以生长，赖天地之气以收，得天地之气以滋养人体。五谷进入人体得以消化吸收之通道称为"谷道"，主要是指食道和胃肠道，其主要功能是摄纳和消化吸收饮食水谷，排出使其化生的枢纽脏腑在肝、胆、胰。水为生命之源，人体水液进出的通道称为"水道"，其主要功能是排出汗、尿，其调节枢纽为肾和膀胱。谷道、水道同源分流，在吸收水谷精微营养物质后，谷道排出粪便，水道排出汗、尿，与大自然发生最直接、最密切的联系。"气道"是人体之气与大自然之气相互交换的通道，进出于口鼻，其交换枢纽的脏腑为肺。三道畅通，调节有度，人体之气就能与天地之气保持同步协调平衡，即健康状态；三道阻塞或调节失度，则三气不能同步而疾病丛生。

"龙路"与"火路"是壮医对人体内虽未直接与大自然相通，但却是维持人体生机和反映疾病动态的两条极为重要的内封闭通路的命名。壮族民间医生大都推崇这一传统理论。壮族传统认为龙是制水的，龙路在人体内即是血液的通道（故有些壮医又称之为血脉、龙脉），其主要功能是为脏腑骨肉输送营养。龙路有干线，有网络，遍布全身，循环往来，其中枢在心脏。龙路通畅，则阴阳平衡，身体健康；若龙路阻滞不畅，则脏腑骨肉缺乏营养而百病丛生；若龙路闭塞不通，则致机体枯竭而亡。火为触发之物，其性迅速（"火速"之谓），感之灼热。壮医认为，火路在人体内为传感之道，用现代语言来说可称为"信息通道"，其中枢在"巧坞"。火路同龙路一样，有干线和网络，遍布全身，使正常人体能在极短的时间内感受外界的各种信息和刺激，并经中枢"巧坞"的处理，迅速做出反应，以此来适应外界的各种变化，实现三气同步的生理平衡。火路阻滞甚至阻断，则人体将降低或丧失对外界信息的反应能力和适应能力而导致疾病，甚至死亡。

## （二）瑶医理论指导

瑶医药是我国传统民族医药文化的重要组成部分，瑶医药的起源说起来与中医"神农尝百草"是相似的，均来自生活实践，是瑶族先民长期不断地同疾病作斗争的经验总结和智慧结晶，为本民族养生保健、防病治病与发展繁衍提供了重要保障。瑶医以病分科、以证分疾的疾病观以及"天人合一"、"三元和谐"、人体肉身灵魂两系统动态平衡的生命观，对瑶族人民在人体疾病的阐释、病因病机的探讨、瑶药的选择运用、养生保健的运用实践等方面均有重要的指导作用。

### 1. 三元和谐论

三元即"天、地、人"三才。"天"与"地"概括了人体以外的整个自然界，而"人"是"天"与"地"的产物，人不可能脱离自然环境而生存，人体生命活动必然与外部自然环境有密切的关系。这对指导瑶族人民顺应自然、养生保健具有重大的指导意义。如瑶族先民通过生活体验首先认识到日月运行与人体生命活动协调一致的规律性现象。太阳的运行形成了寒热气候变化，月亮的运行则有盈亏更替。与此相应，人体筋脉气血的运行也有盛衰的变化。如果气候变化过于急剧，超过了人体生理调节功能的限度，则多可引起疾病。如秋冬季节气候寒凉，使人易患感冒；夏季天气过于炎热，则使人易受热中暑。同时瑶医还认为，一年四季的更替，每月月亮圆缺的变化，昼夜的不同对人体盈亏平衡都有一定影响，因此在治病投方的药物剂型及服药时间上常根据季节的不同、月亮的圆缺及昼夜的变化来进行调整，常能收到显著的效果。除时令气候以外，地域环境也在一定程度上影响着人体的生命活动。由于瑶族生活地域的特殊气候和地理环境，使某些病原生物易滋生繁殖，以致引起诸如蛊病、瘴疟等疾病。在隋代《诸病源候论》中就有瘴疟"生于岭南，带山瘴之气，其状发寒热，休作有时，皆由山溪源岭瘴湿毒气故也"的记载，对瘴疟发病与地域关系的认识已很明确。

从生活经验上来看，瑶族先民早就体会到天地因素变化对人有着重要影响。只有三元和谐，气候变化不可太过或不及，地理环境不可过于恶劣，这样人才能健康地生存；如果三元失谐，诸如气候变化、地理改变、时间推移，以及与人们生活更为直接的空气、水、食物、劳动条件及周围环境等对人的影响超过了人体的正常调节范围，使人无法适应，则可导致疾病的发生。

### 2. 气一万化论

东方传统文化中，占主导地位的自然观是"元气论"。受"元气论"的影响，瑶族先民认为自然界的一切物质都是气的变形，是气运动、变化的结果。万物的生成、变化、强盛、衰落都取决于气的运动。瑶医基于"元气论"提出"气一万化论"，在谈论许多问题时都离不开气的概念，"气一万化论"是瑶医学的重要理论之一。

（1）气为生之本。瑶医认为，气是人生存的最根本的基础，是生命活动之主、之本、之母，人活着就是靠一口气，即生命之气，失去了这口气，生命就会终止。瑶医认为，"一"为生存之道，"气"为生化之源，万化源于一气。气一万化，为瑶医提供了感悟生命过程及其与自然环境相互关系的根本途径。其中"气"亦是运动方式，"一"是生存之道和生命过程，"万"是各种各样的生命运动方式，"化"是通过各种变化变出各种各样的运动方式。因此，瑶医气一万化论全面概括了生命和运动的过程，以及各种运动方式的相互关系。瑶医认为，气既是人体的重要组成部分，又是激发和调节人体生命活动的动力源泉，是感受和传递各种生命信息的载体。气行不息，推动和调节着人体内的新陈代谢，维系着人体的生命进程。气为人之根本，气血生成于上部，充实于中部，植根于下部，三部之气协调则无病，失调则发病。总之，气是生命物质与功能的总体。人体生命现象都可以归结于气，这是对气作为万物基础内涵的进一步深化。

（2）无形之"神气"。瑶医六行之"气"代表有形之气和无形之气，其无形之气中的"气"，主要用以表述"神气"。"神气"即谓神妙灵异之气。瑶医认为，"神气"是存养于人体内的精纯元气，多用精神气息、神志、神情、神态等来表现。瑶医之"神气"包括"血气""心气""意气""志气"等，包含了人的深层次心理状况和人格，内容涵盖了生理病理及心理疗法、养生调神、人格气质等，建立了瑶医心身一体、天地人三元和谐的多元生态医学体系。瑶医的"解毒除蛊""移精变气"等治法就是一种神气调治的方法。瑶医通过语言、行为等形式以达到转移注意力、自我暗示、安抚情志的作用。这一种心理治疗方法，是借助自然界的力量，可以调动患者自身的积极因素，转移患者对疾病的注意力，发挥患者的主观能动性以保持良好的精神状态，从而达到治疗疾病的目的。瑶医常通过"法术""祝由"等手段使患者"移精变气"，力求使患者恬淡虚无、四时顺应、情志调节。

### 3. 盈亏平衡论

瑶医学的核心内容之一就是以阴阳平衡为基础的盈亏平衡理论。瑶医认为，人体的五脏六腑与外部环境之间是对立统一的关系，这对于维持人体的正常生理功能和相对盈亏平衡具有重要意义。如果这种处于动态的盈亏平衡受外界因素影响或人体自身调节功能失常就会引起疾病的发生。因此，盈亏是人体对病因反映的一种病理说明，它是一个相对的概念，是对疾病的一种观点。瑶医认为，疾病发生后，人体的反应表现为两种倾向，第一种是过于激烈的机体反应，称之为"盈"；第二种是不反应或反应微弱、强度不大，称之为"亏"。从概念上看，"盈""亏"和中医学的"实""虚"有共同之处，但是，瑶医学的"盈"和"亏"在多数情况下不涉及外来致病因素的盛实，更多强调机体是一个统一的整体。机体自身各脏腑之间的盈亏应平衡，机体与周围环境也应相互平衡，机体的状态应该稳定，而且这种稳定是机体健康状态下的稳定，体现了瑶医学的"天、地、人"三才整体观。

瑶医盈亏平衡理论提示，机体是一个统一的整体，机体自身各脏腑之间的盈亏应平衡，机体与周围环境也是相互平衡的。在这一理论思想指导下，瑶医审证治病的方法是根据机体不平衡之所在，采用各种药物或非药物的治疗方法，调整或促使机体与周围环境及机体各脏腑之间盈亏达到平衡，从而使病体恢复正常。盈则满，满则溢，溢则病，如脑出血、血山崩等症；亏则虚，虚则损，损则病，如贫血、眩晕、腰痛、哮喘、心悸等症。这些疾病或症疾大都由于某些脏腑的亏虚引起。在审证的基础上，瑶医用药的原则是盈则消之，亏则补之。因此，瑶医将药物分为风药与打药两大类。对于盈证的治疗，以打药为主；治疗亏证则以部分风药为主。临床具体运用时还根据不同脏腑的盈亏，选用不同的打药及风药，有时则是风打两类药合理配伍，使药力更专更宏。瑶族人民防病保健的基础就是使人体各脏腑机能均回归盈亏平衡状态，盈亏平衡即健康，延年益寿。

### 4. 心肾生死论

瑶医认为，心位于胸中膈上两肺之间，是主宰人体生命活动的重要器官之一，主宰全身，主生死，具有主持生理功能及调节心理活动的双重作用。人体各部之间的功能活动是复杂的，而且与外界环境也有着紧密的联系。心在调节这些关系上起着重要的主导作用。若心受损，则调节功能失常，机体的整体性遭到破坏，于是便发生相应的病理变化，甚至死亡。瑶医认为，肾位于腰部，主生长。人由出生、发育到成长，再由成长到衰退的过程，都由肾气的强弱来决定。肾气的逐渐旺盛，促进了全身的发育成长，及至成熟的顶峰；肾气的逐渐衰微，引起了全身向衰老的转化。瑶医很重视生和死的关系。生由肾主，肾有病则人体或生长发育不好，或不生育；死由心主，不管疾病如何严重，只要不伤到心神人就不死。例如侏儒，瑶医认为是肾不生所致，因为肾不生，所以生长发育受到影响而身体发育不全，但心不伤，所以侏儒的智商和生命活动并没有受到严重影响。因此，心肾生死论是对生理病理的二极概括。

瑶医学对脏腑功能的协调发挥甚为重视，这是其整体观念和平衡理论的内涵之一，尤其重视心和肾的作用，认为心肾功能的正常是人保存生命最基本的前提，心主要的功能是主宰其他脏腑的生理机能，同时，对人的心理活动也进行调节，具有双重作用。正因人体和内外环境的联系是如此紧密，心的调控作用显得很重要，如果心功能受损，其调节作用减弱，那么人体作为一个整体的属性就不复存在，盈亏平衡和整体观的内涵得不到体现，人体就进入病理状态，甚至危及生命。对于肾，瑶医认为人的出生、生长、发育和成熟直至衰老死亡的过程，是肾"气化"功能由盛到衰的自然过程，这个过程虽然不能避免，但是可以通过营养保健的方式预防疾病，减缓其过程，从而达到延长生命的目的。人的生命主要由心肾主宰，心肾功能正常，就算罹患疾病，也容易治疗，如果心肾功能失常，既容易罹患疾病，小病也容易酿成大病，治疗就很费周折。因此，在心肾生死论的指导下，瑶医发展了许多特色疗法。瑶医养生保健的传统做法均讲究运用补益心肾的药物。

生命活动的发生与控制归属于肾，上至一切生命过程，下至实体组织细胞，乃至生命信息能量的发生与控制均归属于肾。而生命活动的主导与驱动方式则归属于心，一切生命过程、实体组织细胞以及生命信息能量的主导与驱动皆归属于心，所以肾伤则不能发生与控制，心伤则不能主导与驱动。发生则生长发育，不生则衰老患病。主导则协调有序，失调则病重死亡。把握心肾生死就把握了瑶医五脏六腑变化之枢机。因此瑶医认为，"肾主生，心主死"。在瑶医理论中，肾主气，心主血。肾气是人体一身之根本，所以气可以主宰生死、化生万物，并可化生为血、精、津液等。调补心肾是瑶族人民医养结合用药保健的传统。

### 5. 鼻关总窍论

瑶医认为，鼻为气体出入之要道，胎儿刚从母体中娩出时，就依靠鼻的呼吸开始属于自己的生命活动，此时，目可以不睁或没有视觉，耳可以不听或没有听觉，但唯独不能没有呼吸。又如，人体在睡眠和休息状态下，眼睛可以闭目休息，耳朵可以静音避噪，口舌可以闭而不言，唯有鼻因为具有特殊的生理功能和作用而昼夜不能停止功能活动，时时刻刻都与外界保持着气体交换，因此说"鼻关总窍"。正是由于如此特殊的生理功能，从病理角度而言，鼻也是外邪入侵的必经之道，天地之间的一些致病因素可通过鼻窍进入人体从而导致疾病。

病从口入，人人皆知，但瑶医更重视病从鼻入。鼻若患病，就很容易把天地间的病气吸入人体中。这些有毒有害之气一旦被吸入人体，由肺到肝，经过血液运行到全身各处，哪个部位功能薄弱，这些有毒有害之气就会在哪里积聚，日积月累，病气盈而溢，便会发病。例如，有的瑶医认为癌症大多数是因鼻炎发展而成的，如鼻咽癌、肺癌、脑癌、肝癌、食道癌、乳腺癌、血癌、骨癌等，认为鼻炎是多种癌症的罪魁祸首，提倡治疗癌症要先治鼻，当然这种认识的科学性还有待于进一步研究。但值得一提的是，在此理论基础上发展而来的各种鼻疗方法可以治疗全身多种疾病，其实际意义是重大的。根据鼻关总窍论，在临床实践中发展了鼻吸、鼻嗅、塞鼻、取嚏、烟熏等诸多治疗方法，临床应用范围很广。瑶族人民讲究人体整体统一性，鼻关可谓人体防病保健的一大关卡，很多疾病都能够通过鼻来进行防治，如佩挂药袋、香囊等，使药物散发的药气经鼻吸入身体进而融入血脉运行周身，正是瑶族人民防病养生最简单直接的体现。

### 6. 诸病入脉论

脉，指筋脉。瑶医所认识的筋脉与中医的经络有相似之处，但理论远不如中医的"经络学说"完备。瑶医认为，筋脉可运行"气"和其他生命物质，并能发挥沟通人体内外联系各个器官的功能，人体内外无处不有筋脉，故瑶医有"百脉"之说。

瑶医认为，无论何种疾病，不论从外而病，还是从内而病，病邪都是通过全身的筋脉在全身扩散、传变，侵犯人体各处。因为筋脉是人体一切生理物质存在、运行的依托，亦是病邪稽留的载体。筋脉分大小，疾病初起，病位表浅，病邪停留于大的筋脉；久则病位深，病邪逐渐深入小的筋脉。例如，有些疾病在筋脉的某一点上可有明显的压痛或硬结或有色泽的变化等，通常采用疏通筋脉的方法来进行治疗。根据诸病入脉论，在治疗上可以通过筋脉脉道的开启，将病邪排出体外，调节人体盈亏使之平衡，使人体恢复健康。瑶医在具体治疗方法上往往采用疏通脉道、开启筋脉的刺血、刮痧、梳乳等疗法。瑶医治疗疾病、防病保健的这些方法就是瑶医学医养结合在诸病入脉论指导下具体应用的体现，是瑶族人民防病养生的手段之一。

## 参考文献

[1] 黄汉儒. 中国壮医学 [M]. 南宁：广西民族出版社，2016.

［2］覃迅云，李彤. 中国瑶医学［M］. 北京：民族出版社，2001.

［3］范丽丽，李彤. 瑶医盈亏平衡理论在广西少数民族地区药膳中的应用［J］. 亚太传统医药，2017，13（14）：6-7.

［4］李凯风，覃文波. 壮族养生法浅谈［J］. 广西中医药，2009，32（5）：54-55.

［5］李琼，李彤，黄汉儒. 壮族养生习俗初探［J］. 中国民族医药杂志，1998，4（2）：40-41.

［6］钟鸣. 壮药与养生保健［J］. 中国民族医药杂志，2012（3）：72-74.

［7］李克明，唐汉庆，郑建宇，等. 瑶医学养生思想探究［J］. 广西中医药大学学报，2016，19（2）：74-76.

［8］冯秋瑜，李彤，闫国跃. 瑶医"六行学说"探析［J］. 中国中医基础医学杂志，2016，22（6）：764-765，871.

# 第三节　壮瑶族情志养生

## 一、七情致病的原理

七情，即喜、怒、忧、思、悲、恐、惊七种情志活动。七情与脏腑的功能活动有着密切的关系，七情分属五脏，以喜、怒、思、悲、恐为代表，称为"五志"。七情是人体对外界客观事物的不同反映，是生命活动的正常现象，通常不会使人发病。但在突然、强烈或长期性的情志刺激下，超过了正常的生理活动范围，而又不能适应调整，使脏腑气血功能紊乱，就会导致疾病的发生。中医认为七情致病常具有以下两个特点。

### （一）情志致病损伤五脏

七情过激可直接影响内脏的生理功能，不同的情志刺激可伤及不同的脏腑，产生不同的病理变化。如《素问·阴阳应象大论》中所说，"怒伤肝，喜伤心，思伤脾，忧伤肺，恐伤肾"，说明情志变化可以损伤内脏，不同的情志变化，对内脏又有不同的影响。但一般来说，情志伤脏，常以心、肝、脾三脏的症状最为多见。

### （二）情志变动影响气机

七情致病主要是影响脏腑气机，使气血逆乱，导致各种病症的发生。《素问·举痛论》云："……百病生于气也。怒则气上，喜则气缓，悲则气消，恐则气下……惊则气乱……思则气结……"说明不同的情志变化，对人体气机活动的影响是不相同的，导致的症状亦各异。

壮瑶族人民因酷爱唱山歌，常常通过山歌吟唱的形式来调畅气机，宣泄不良情绪，故很少罹患七情所致的病症。

## 二、调节情志的作用与意义

### （一）调神畅志，保持身心健康

精神情志对机体的防病抗病功能起着主宰和调节作用，调养精神情志是养生防病的重要环节。因为神由形体功能活动而产生，又能调节控制形体组织，使其发挥正常功能，抗御病邪的侵袭，防止疾病的发生。修性以保神，安心以全身。欢笑使人少，烦恼催人老。身心愉快，情志调畅，是长寿之道、健康之宝。

### （二）病中守神，预防疾病传变

精神内守不仅有预防保健的作用，而且对于疾病之后预防病情发展，促进疾病治愈大有益处。历代医家早已认识到，在治疗疾病的过程中，激烈或持续的情绪波动，常促使疾病加重或恶化。因此，我们提倡保护性治疗，重视患者的精神情志变化。调畅情志，可使气血畅行，精神振奋，增强机体抗病的能力，为战胜疾病创造有利条件。事实表明，情志调畅，不但能使针药奏效更快，还可使重病减轻，绝症缓解。常言道"心病还需心药医"，尤其是对精神因素所致的疾病，仅用药物难以彻底奏效时，必须采用精神疗法。

### （三）病后调神，促进机体康复

疾病初愈，情志调摄有利于康复。许多慢性病由于机体本身的因素和外部条件变化的影响，病情往往时好时坏，时轻时重，反复波动，难以康复。医学心理学研究证实，积极的心理因素可以调动人体的内在潜力，调节人体代谢和内分泌功能，从而达到消除疾病、恢复正常生理状态的目的。许多事实也证明，不为疾病所惧，从心理上积极配合治疗，对疾病的康复十分有利。不少靠药物难以治愈或收效甚微的疾病，采用心理疗法，培养乐观、积极的心理情绪，并配合食疗、体疗、气功等综合措施，可以取得意想不到的效果。

## 三、节日放松调节情志养生法

### （一）壮族"三月三"民歌节

农历三月初三是壮族人民盛大的传统节日，因以唱歌为其活动的主要内容而得名"三月三"民歌节。壮族歌圩之俗源远流长，文字记载始见于南朝，后历代均有史书记载，到了清代和民国时期，有关歌圩的资料记载更为翔实。现今，歌圩普遍流行于壮族地区，尤以红水河、左右江流域各壮族聚居地最为常见，其中武鸣的"三月三"民歌节颇具盛名。

1. 节日起源

古时以三月第一个巳日为"上巳"，魏晋后，改"上巳"节为农历三月初三，是汉族人郊外春游的节日。壮族被认为是古骆越人的后裔。据研究，龙母文化是以龙母赡养一条小龙蛇并为民治百病，小龙蛇对龙母报恩的古老传说为中心起源发展的，因而壮族先民有龙母崇拜的习俗。为了祭祀龙母，壮族先民每年农历三月初三都要举行隆重的祭拜仪式，以山歌传诵龙母，因此聚集形成了歌圩活动。随着时代变迁，歌圩逐渐演变成以歌唱爱情、向往美好生活为主的男女对唱活动。

### 2. 活动内容

青年男女对唱山歌是歌圩的主要活动。对歌分组有男对男、女对女、男对女三种，以第三种最吸引人。每组起码有歌师1人，专司编歌之责；歌手2人以上，多时可达10余人，专司引吭高歌（其中也有配音的）。若无歌师，歌手亦编亦唱，身兼二职。各地对歌的程序大同小异，常见的有游歌、相见歌、求歌、初交歌、深交歌、盘答歌、离别歌。歌圩期间，除对唱山歌外，还有抛绣球、碰蛋、抢花炮、打扁担、演壮剧、唱师公戏或唱采茶戏等传统项目。现代歌圩还增加了交流、文娱体育比赛和经贸洽谈等活动。

### 3. 情志养生

（1）促进良好社交活动的建立。壮族是稻作民族，多居住于河谷盆地或丘陵地带，地理环境较封闭，劳动繁重，歌声可以帮助人们驱走疲乏，振奋劳动士气，提高劳动效率。同时，通过听歌、唱歌的方式来以歌会友，以歌传情，增强人们的情感交流，利于表达、宣泄内心情感，促进心理健康。

（2）调畅气机，利于不良情绪的宣泄。忧伤、思虑、惊恐等不良情绪憋在心里会导致人体气机升降失调，从而引起脏腑气血失衡，伤及内脏，引发疾病。壮族人民通过山歌吟唱的形式，可调畅人体气机，振奋精神，舒缓不良情绪，防治身心疾病。当今社会竞争激烈，生活节奏快，人们的性情变得急躁，精神压力颇大，情志病高发，通过唱山歌可使不良情绪得到舒缓，愉悦心情，陶冶情操。

## （二）壮族蚂拐节

壮族蚂拐节，又叫青蛙节、蛙婆节，也叫蚂拐歌会，主要流行于广西西北部的东兰、天峨、南丹等县，从农历正月初一到二十日，历时近一个月，是当地人对青蛙的图腾崇拜流传下来的。

### 1. 节日起源

蚂拐节源于东林孝敬蚂拐的行为和侍奉母亲的人性良心，红水河沿岸壮族村寨通过祭祀蚂拐，祈求年年风调雨顺，岁岁五谷丰登，四季人畜兴旺。所以，在新年春节到来之时，这里的壮乡村寨都举行一次隆重热烈的蚂拐节歌会，敲锣打鼓，跳蚂拐舞，唱蚂拐歌，共庆丰收，祈求来年风调雨顺。

### 2. 活动内容

蚂拐节是一种通过祭祀、埋葬青蛙来预测年景以及祈求人畜兴旺、风调雨顺的民俗活动，内容主要有找蚂拐、祭蚂拐、葬蚂拐以及蚂拐歌会等。

找蚂拐：每当农历正月初一黎明，人们就敲着铜鼓成群结队去田里找冬眠的蚂拐。据说，先找到蚂拐的人是幸运的，被誉为雷王的女婿"蚂拐郎"，成为该年的蚂拐首领。

祭蚂拐：农历正月十五日，在沿袭固定的蚂拐坟边竖起五六米高的彩色纸幡，摆上祭品，敲打铜鼓、皮鼓，祭祀蚂拐。

葬蚂拐：葬蚂拐前，先将去年埋葬的蚂拐旧尸骨取出，观其颜色。骨黄预示这年风调雨顺，五谷丰登；骨白则预示干旱，五谷歉收，而棉花却丰收；骨黑则预示庄稼、人畜有病有灾。随后，由一老者念诵祭词，埋葬新蚂拐。

蚂拐歌会：一开始，几十对歌手按男女分排，双双对对唱山歌，歌唱内容有天文地理、历史传说、风俗人情、生产劳动等。同时，在歌圩中会有蚂拐舞表演，蚂拐舞以青蛙式的方形结构形象为造型基础，通过蛙形舞姿充分表现壮族人民勤劳、质朴、粗犷和沉稳的民族性格特征。

### 3. 情志养生

岭南西部地区的壮族先民进入农业社会后，发现青蛙的鸣叫与雨水的丰沛有直接的关系，故以青蛙为图腾，体现了壮族人民"天人合一""道法自然"思想的养生观念。在节日里，壮族人民通过祭祀等活动，祈求人畜兴旺、风调雨顺，表达对美好生活的向往。

蚂拐舞中有祭祀的活动，又有民族文化的传承，这在一定程度上不仅反映了社会历史与现实生活，还表现了人们的思想感情和精神风貌，寄托着壮族人民美好的理想与愿望。在蚂拐歌会上，壮族人民尽情载歌载舞，通过歌声驱走劳动后的疲乏困倦；同时通过歌声传达生活中的喜怒哀乐，使情绪得到了释放，人们就会感觉心情愉悦、海阔天空，性情平和，有利于身心健康。

## （三）壮族牛魂节

壮族牛魂节是壮族人民的传统节日，也叫"牛王节""脱轭节""牛王诞节"，多在农历四月初八举行。

### 1. 节日起源

壮族地区相传，牛曾是天上的神物，奉旨到人间播百草。牛王脑瓜笨，天帝命他三步撒一把草，他误认为一步撒三把草，结果杂草遍及大地。天帝罚他不许再上天庭，在人间永远吃草。而农历四月初八是牛王诞辰日，牛王要到凡间探视耕牛，保佑其不患疾病瘟疫。还有的说法是耕牛在春耕期间被人呵斥鞭打而失魂落魄，过"牛魂节"意为慰劳耕牛，为耕牛招回魂魄。因此，在壮乡不管农历四月初八农活多忙，都要让耕牛休息，不准骂牛，更不准挥鞭打牛。

### 2. 活动内容

在这一天，壮族人民会在牛栏门口贴四方形红纸，设桌祭祀，同时家家户户要用枫叶、紫番藤、黄饭花、红蓝草等植物的汁液蒸五色糯米饭，酿制甜酒，并将其给牛吃喝。人们把牛牵到水草丰茂的地方，让牛自由自在地吃个饱，主妇清扫牛栏，撒上石灰，放上新的干草。牧童则轻轻为牛刷背，让牛舒舒服服地过节。节日里，人们聚在一起唱歌，敲击铜鼓以示庆祝。有的人家平时牛死了，把牛角与头骨一同取下，挂在堂屋顶梁下，牛魂节这天要在牛头骨上贴红纸条，以示纪念，表现了农民对牛的珍惜。

### 3. 情志养生

农耕时代的壮族人民由于久居山林，处于依山靠山、依水靠水的自然环境，农作物种植是其所有的经济来源。勤劳善良的壮族人民不仅把牛作为劳动工具，而且将其视为不可或缺的朋友，敬之爱之，故在牛魂节这天，人们会停下手中的农活，为牛准备丰盛的美食，同时也好好地享受难得的休闲，借助庆祝节日之际，品美食，叙亲情，唱山歌，使身心得到放松，使体力得到恢复，为下一阶段的劳作做准备。亲人朋友之间通过聊天，可倾诉生活中的苦恼，使悲伤的情绪得以宣泄；分享欢乐，使喜悦得以传达。同时，通过唱歌的活动形式，表现出壮族人民对生活的热爱与激情。正面及负面情绪的宣泄都可以促进身体的气血流通，有利于调节人体的阴阳平衡，保持身心健康。

## （四）壮族中元节

中元节是中国的传统节日之一，广西作为壮族聚居人口最多的省份，其中元节也独具特色和风俗。中元节通常在每年的农历七月十四日至十六日举行，当地称为"鬼节"，也叫"七月半""七月节"。

### 1. 节日起源

中元节来源于汉族的盂兰盆会。传说释迦牟尼十大弟子之目犍连，其母堕饿鬼道受倒悬之苦，他为了解救自己的母亲，用百味饭食五果等供养僧众，僧众念咒加持，以使其母亲脱离饿鬼道。不仅汉族过这个节日，壮族也过这个节日，并把它看成是年中大节之一。与汉族不同的是，这个节日里，壮族除了祭祖，还祭野鬼。按壮族民间传说，人死后都变成鬼，并且都到天上去，由"天上"管着；只有到农历七月七日至十五日，阴间"放假"鬼王开鬼门，鬼魂才能回到人间"探亲"。为亡魂祭祀，同时也警示活着的人要珍惜眼前人，孝敬父母、长辈，要及时行善。

### 2. 活动内容

农历七月十三日杀鸡宰鸭，连同米粉和糍粑、杯子筷子等供于厅堂，斟上酒，先祭祖宗，再到野外祭孤魂野鬼。野祭时，通常母亲要依次呼唤子女的小名，也就是俗称的"招魂"，目的是不让孤魂野鬼把儿女的魂魄摄走，其呼唤的声音通常凄切动人。祭祀完之后要焚烧"毛郎"，送给鬼神，俗称"超度"。七月十三日的晚餐非常丰盛，通常一个家族或关系紧密的一大家人会在一起用餐。七月十四日再祭，这一天最重要，祭品也很丰富。相传祭品不够丰富，饿鬼不够吃，会来作祟。七月十六日送祖，傍晚孩子不许到山上玩，以免碰到回去的鬼魂。中元节期间，人们也要走亲访友，共叙别情。尤其是出嫁的女儿，必定要带些祭品回到娘家，供祭自己的先人。因此，有的民俗学家便把壮族"鬼节"这一天称作壮族"团聚节"，也称"姐妹节"。

### 3. 情志养生

祖先崇拜是几千年来中国人信仰系统中最重要的内容，在中元节隆重的祭祖活动中有较好的体现，既为了有一个精神寄托，同时也可回报恩情。因为祖先对后代有养育之恩，亲子之爱，所以后代要对祖先尽孝，生时奉养祖先，死后祭拜灵魂。再者，可求得祖宗保佑，相信祖宗的灵魂与子孙同在，会保佑子孙避祸趋福。在节日里，壮族人民为亡者祭祀超度，寄托哀思之情，通过歌声表达痛失亲人后内心的悲戚以及对亲人的怀念，将情感真切地倾诉出来，有利于情绪的宣泄，肝气的条畅，如清代吴尚先所言："七情之病，看花解闷，听曲消愁，有胜于服药者矣。"

## （五）壮族霜降节

壮族霜降节主要流行于广西，尤其以天等县的壮族霜降节最为典型，其影响远及云南和越南。在每年农历霜降后的9天内举行。壮族霜降节依托于壮族稻作文化，最初是壮族民众庆祝丰收的一种形式。

### 1. 节日起源

相传土司第十四世为许文英，其妻岑玉音为湖润土司的女儿，夫妻二人于清末一道骑牛到闽越沿海抗倭。因为岑玉音是骑着牛去打仗的，所以被称为"娅莫"，"娅"是壮语里对老年妇女的称呼，"莫"即黄牛。岑玉音抗倭凯旋之日正值霜降节，为了纪念许文英及岑玉音，广西崇左市大新县下雷镇人民建起玉音庙（娅莫庙），逢霜降日民众扛着玉音的画像举行游神活动。

### 2. 活动内容

霜降节活动持续3天，分别称之为初降（头降）、正降、尾降（收降）。活动主要内容有吃汤圆、杀鸭宴请、烧香供祖先以示五谷丰登。每当这个时候，辛勤劳作了整年的壮族人民就开始祭祀英雄、谢众神、趁歌圩，用当年新产的糯米做成"糍那"和"迎霜粽"，互相赠送亲友。初降这一天的传统主要是敬牛，给牛洗澡，让牛休息，禁止鞭笞牛，要感谢牛在这一年中的辛苦劳作。正降这一天主要是举行敬神活动，在自家香堂内的神龛上燃烛烧香，并奉上应季食品供奉祖先，晚上举行对山歌及文艺表演活动。

### 3. 情志养生

霜降节是壮族人民在长期的历史发展和生产、生活的过程中沉淀和流传下来的宝贵财富，是在传承中不断被民众认可而约定俗成的特殊日子。在霜降节当天，壮族人民都会在自家的神龛上点上香烛，奉上诸如鸡鸭、粽子、果品、酒、糕点等贡品，祈求祖先的神灵保佑全家平安健康、驱除病痛及一切不顺意的事情，让生活变得越来越好。民众祭祀的是庙宇内的神灵和英雄人物，祈求保佑一方平安、风调雨顺、万物吉祥。无论哪种形式，都承载了壮族人民心灵的寄托，表达了壮族人民对美好生活的向往。同时在歌圩上，人们通过不同形式吟唱歌曲，表达自我情感、情绪。放松的心态、愉悦的心情能通达血脉，调畅人体气机，防治身心疾病。

### （六）瑶族盘王节

瑶族盘王节于每年农历十月十六日举行，是瑶族人民祭祀其始祖盘王盘瓠的盛大节日，迄今已有1700多年的历史。2006年5月20日，经国务院批准列入第一批国家级非物质文化遗产名录。

#### 1. 节日起源

相传在很久很久以前，瑶族人民乘船漂洋过海，遇上狂风大浪，船在海上漂了七七四十九天仍不能靠岸，眼看就要船毁人亡，这时有人在船头祈求始祖盘王保佑子孙平安，许下大愿。许过愿后，风平浪静，船很快就靠了岸，瑶族人民得救了。这天是农历十月十六日，恰好又是盘王的生日。于是，上了岸的瑶族人民就砍树挖成木碓，把糯米蒸熟春成糍粑。大家唱歌跳舞，庆祝瑶族人民的新生和盘王的生日。从这以后，瑶族人民就把这一天称为"盘王节"。

#### 2. 活动内容

根据各地瑶族传统习俗和谷物收成、人畜康泰的情况而定，每三五年才过一次节。每逢盘王节，村寨房舍要打扫干净，瑶族人民杀鸡宰鸭，男女老少穿上节日盛装，会集在一起。首先祭祀盘王，唱盘王歌，跳黄泥鼓舞和长鼓舞，追念先祖功德，歌颂先祖的英勇奋斗精神。其次欢庆丰收，酬谢盘王，尽情欢乐。与此同时，男女青年则开展对歌活动，抓住良机选择意中人。

#### 3. 情志养生

盘王节作为历史悠久、分布广泛的大众节庆活动，集瑶族传统文化之大成，是一种增强民族向心力、维系民族团结的人文盛典。今日的盘王节已逐步发展为庆祝丰收的联谊会，在节日活动中，瑶族人民盛装出席，载歌载舞，用歌声歌颂大自然和生活中的美好事物，表达对丰收的喜悦及盘王的感恩之情。通过听歌、唱歌等活动促进人与人之间的交流，利于内心情感的表达与宣泄。在情感的交流中，人们互生同情、理解与支持，获得自我实现的成就感，增强自信心，有利于身心健康。青年男女则在歌声的交流中互诉衷肠、互生好感，爱慕的情绪得到释放，就会感觉心情愉悦，性情也会变得平和。

### （七）瑶族歌堂节

歌堂节，又称"耍歌堂"，一般在农历十月十六日举行，是广东连南排瑶人民集纪念祖先、追忆历史、庆祝丰收、酬谢还愿、传播知识和群众娱乐活动于一体的民间盛会。于2006年5月20日被列入第一批国家级非物质文化遗产名录。

### 1. 节日起源

"耍歌堂"在瑶语中意为"欢庆丰收"。节日活动的主要目的是祭奠祖先和庆祝收获。歌堂节是排瑶人民在农历十月十六日举行的规模最大的传统盛会。节日当天，瑶寨人民身着盛装从四面八方来到"耍歌堂"场地唱歌，场面热闹非凡。

### 2. 活动内容

歌堂节节日之夜，男女青年围着篝火，对唱情歌，以歌传情，歌长情深，通宵达旦才罢休。节日期间，人们穿着新衣裳，戴上新头巾，插上锦鸡毛；街头巷尾，熙熙攘攘，好不热闹。"耍歌堂"开始，即把祖公的神像从庙中抬出来巡游、拜祭。后面伴随有锣鼓和腰鼓队燃放土铳炮。当中老年人抬着祖公神像巡游街巷时，广场上聚集着一群群女青年，男青年则两个一对、三个一伙，对着年轻姑娘唱起歌来。参加唱歌的青年，有时达八九十对。小伙子们唱了一支又一支，姑娘们仔细地打量着唱歌的小伙子，暗暗地选择心爱的人。

### 3. 情志养生

在歌堂节上，青年男女通过歌声展示自己的才华，吸引异性的注意，在获得异性认可的同时增强自信心，用美妙的歌声向喜欢的人互诉好感，表达爱意，最终收获爱情。平日里人们不停地忙于耕种劳作，人与人之间的沟通交流少之又少，通过"耍歌堂"这样重大的节日放下手中的农活，聚集在一起，利用欢乐的歌曲、欢快的舞蹈，尽情地释放自己的喜悦之情。

## （八）瑶族晒衣节

晒衣节是广西桂平市盘瑶地区瑶族人民的传统节日，于农历六月初六举行。

### 1. 节日起源

在民间，相传农历六月初六这天阳光最具消毒作用，所晒物品不会起霉，不会遭虫蛀。这一天里，农家还盛行做（酒）曲，传说用这一天做的曲拌醋，做出的醋特别酸，味道特别醇美。民间有俗语说："六月六，士晒书，女晒衣，农禳田。"

### 2. 活动内容

节日的早上，广西桂平市盘瑶地区的瑶族各家宰鸡杀鸭举办庆祝会，各家各户的老者指挥年轻人有秩序地把箱子、柜子及衣服、鞋子等搬到房外晒谷坪，将衣物摊开在竹垫上或挂在竹竿上，等候烈日曝晒。整个寨子色彩斑斓，成了衣物的海洋。晒三四个小时后再把衣物等放回原处。到了傍晚，全寨人站在晒谷坪上，对着西沉的太阳频频招手，表示对太阳的感激和崇敬。

在龙胜各族自治县和平乡金坑梯田景区的红瑶传承晒衣节这一习俗迄今已有几百年的历史。节日内容基本分为唢呐锣鼓迎宾、师公祭田神、民俗展示、歌舞表演、篝火晚会几大部分。红瑶结合当地天下一绝的梯田景色，举行了丰富多彩的庆祝仪式，极具红瑶的民族特色。

### 3. 情志养生

在红瑶服饰制作展演中，瑶嫂们现场展示纺、织、刺绣、挑花等红瑶服饰制作的技艺，并与游客互动。在这个过程中，瑶嫂们体现了自我价值，获得了大家的尊敬，增强了自信心。社会认同和自我肯定可对人体产生良性的刺激，使人产生正面的情感或情绪，可以促进身体的气血流通，有利于身心健康。在歌舞表演、篝火晚会中，人们穿着盛装，用歌声来表达思想、交流情感，歌颂大自然和生活中的美好事物，宣泄心中的烦恼与苦闷，避免抑郁，利于气机条畅。

## （九）瑶族干巴节

瑶族干巴节又称"三月节"，在每年的农历三月初三举行，是瑶族人民的传统佳节，主要流行于云南河口瑶族自治县。

### 1. 节日起源

相传，在很久以前，野兽经常出没瑶族村寨伤人，损坏庄稼，为了保卫家园，寨子的英雄盘古率勇士上山狩猎、捕杀猛兽，盘古不幸被羚羊角顶破腹部而当场死亡，那天正是农历三月初三。为了纪念英雄盘古，瑶族人民把每年的农历三月初三定为纪念盘古的日子，取名为"三月节"，又名"干巴节"。

### 2. 活动内容

在节日这天，天刚亮时，瑶族成年男子便手持弓弩、火枪，带上糍粑，到老林狩猎、捕杀野兽。留下的妇女们则在家中杀鸡宰鸭，做糯米饭，备办丰盛的节日食物。在做饭时，妇女们将之前上山采摘的小靛叶等天然染料，煮水后染成各种颜色的糯米饭用于敬献盘古。打猎的男子回到寨中后，人们互相串门，互相祝贺，取出香甜的米酒，吃着香味扑鼻的糯米饭，用当天的猎物或鱼美美地饱餐一顿，但或多或少要留下一部分，挂在火炉边上，烤成野味干巴，以待日后招待最亲近的人。晚上，大家齐聚于广场，男子敲铜鼓，女子或唱起歌谣，或翩翩起舞。人们尽情享受劳动之余的欢乐，预祝丰收，欢度佳节。

### 3. 情志养生

瑶族人民注重"调神养生"的观念，谨遵"以恬愉为务"的思想，牢记"百病生于气"，通过庆祝节日，忙碌的农耕生活得到放松，在欢歌笑语中使自己的精神永远保持乐观、开朗，避免各种情志的过度刺激，让体内气血正常运行，百病不侵。在这一天，瑶族人民放下手中的农活集体欢聚，放松心情，用美食、美酒来感恩，表达对丰收的美好期望，同时也犒劳辛勤劳作的自己。瑶族人民对于生活中的一些不良情绪，如焦虑、紧张、忧郁等，擅长通过歌声来宣泄，使情绪变得平静、稳定，情志安宁，利于养生。

## （十）瑶族敬牛节

瑶族敬牛节在每年的农历四月初八举行，以此感恩牛的辛勤劳作。

### 1. 节日起源

据瑶族民间传说，每年农历四月初八是牛的生日，因此，人们将这天作为敬牛节。在瑶族地区，牛是重要的牲畜，犁地耙田都用牛力，还用牛力拉车运输东西，牛在生产劳动中所起的这种重要作用，使人产生爱牛、惜牛之心，从而形成敬牛习尚，并形成敬牛节。

### 2. 活动内容

敬牛节这天，瑶民们禁止用牛一天，不能对牛高声吆喝，更不能用鞭、棍打牛。广西田林潞城一带的瑶族在敬牛节这天，各家各户要杀鸡、杀鸭、捡田螺、捉泥鳅来祭祀牛栏。人们将牛鼻圈脱下，连同3块石头、3个桃子、1个小稻草人（象征牧童）装进竹篓挂在牛栏上，俗称"保牛魂"。广西富川一带，人们用酒和鸡蛋拌饲料喂牛，将牛赶到水草丰茂的地方去放牧，众人则坐在草地上品尝从家里带来的食品。傍晚，将牛洗刷得干干净净后，才赶牛回家。牛回栏后，人们焚香放鞭炮，祭祀牛神，祝福牛无灾无难。广西桂平一带的瑶族，家家户户用新鲜芒叶包五色糯米饭，拿到牛栏前供祭，烧香拜祭牛神，祈求耕牛无灾无难、六畜兴旺、五谷丰登，然后将糯米饭喂牛。

### 3. 情志养生

瑶族人民在日常的农耕及生活中离不开牛的劳作，不仅把牛当成工具，更将其视为形影相随的朋友，爱它、敬它，与牛和谐相处，体现了瑶族人民善良的品质，传达了瑶族人民对生活的热爱以及对大自然的敬畏之心。心怀感恩的品质会让人们在日常的生活工作中，遇到困难不抱怨，遇到挫折不退缩，待人友善，能够较好地调节自己的心态，尽量减少过喜、过怒、过悲、过思、过恐等不良情绪的干扰，始终保持乐观向上的心态，有利于疾病的预防与治疗。

## （十一）瑶族达努节

达努节，又称祖娘节、祝著节，在每年农历五月二十九日，是瑶族地区的传统节日。"达努"瑶语意为"不要忘记"。达努节并非一年一度，而是根据当地习俗和年景收成而定，有的地方三五年过一次节，有的十二年才过一次节。

### 1. 节日起源

相传，祖娘密洛陀生有三个女儿。其中作为瑶族祖先的小女儿通过辛勤劳动，庄稼结出硕果。然而天有不测风云，饱满的果实被鸟兽、地鼠分食殆尽。密洛陀鼓励小女儿："天空难免出现乌云，生活也难免遭受挫折，但狂风吹不倒劲松，困难吓不倒勤劳的人，只要勤奋耕耘，生活是会幸福的。"并给了她一面铜鼓和一只猫。来年，庄稼长势更加喜人，小女儿敲响母亲给的铜鼓，惊走鸟兽，放出猫吃尽了地鼠，取得丰收。为报母亲的养育之恩，小女儿带着丰盛的礼物于五月二十九日这天为母亲祝寿共庆丰收。从此，瑶族人民将祖娘密洛陀的生日作为庆丰收的节日。

### 2. 活动内容

达努节这一天，瑶家村寨被打扫得干干净净。瑶胞们身着节日盛装，背锣抬鼓，从各个村寨云集到事先选择的向阳山坡上，大家把带来的食品放在一起聚餐，共度佳节，就连出嫁了的姑娘也纷纷带着儿女回到娘家过达努节。节日活动非常丰富，有斗鸟、赛马、吹唢呐、对山歌、跳铜鼓舞等多种娱乐活动。其中对山歌环节中，主要以密洛陀颂歌为主，采用你问我答的形式，在歌声中充满了对密洛陀的敬意。也有唱醉酒歌的，每唱完一段便集体举杯畅饮、欢呼，一直到午夜方归。青年人则喜欢唱情意绵绵的趣话歌，有的男女青年因对歌而订下了白头之盟。总之，人们在欢快的气氛中度过了这个有意义的节日。

### 3. 情志养生

达努节是瑶族民众纪念其祖先密洛陀的节日，深刻地表现了他们对本民族先祖的敬畏，以隆重的方式向祖先诉说他们深切的缅怀之情，感念祖先的恩德。一系列祭祀活动和节目表演，都表现了瑶族人民自强、自立、自爱的民族精神以及与大自然的和谐相处。瑶族人民在节日活动中尽情地融入群体生活，获得群体认同感，增强自信心，克服自卑感，利于心情的豁达开朗。该节日不仅缓解了人们的心理压力，也满足了他们的情感需求，利于身心健康。

**参考文献**

[1] 高占祥. 中国民族节日大全 [M]. 北京：知识出版社，1993.

[2] 李慕南. 中国文化史丛书：民俗卷：传统节日 [M]. 郑州：河南大学出版社，2001.

[3] 王耿红，谭正伟. 广西壮族中元节与祖先崇拜 [J]. 科教文汇（中旬刊），2007（9）：181，184.

[4] 过世杰. 古今中外节日珍闻·奇闻·趣闻：卷一 [M]. 乌鲁木齐：新疆青少年出版社，2005.

[5] 严敬群. 中国传统节日趣闻与传说 [M]. 北京：金盾出版社，2012.

[6] 刘静静，陈曦. "后申遗时期"的红瑶服饰保护研究：以晒衣节为例 [J]. 重庆文理学院学报：社会科学版，2017，36（6）：31-37.

[7] 刘文英. 民族盛典 [M]. 北京：现代出版社，2014.

[8] 张廷兴. 中华民俗一本全 [M]. 南宁：广西人民出版社，2013.

[9] 赵海青. 浅析瑶族"达努节"的文化内涵 [J]. 长春教育学院学报，2015，31（18）：56-57.

# 第四节　壮瑶族饮食养生

## 一、"饮"中养生

### （一）茶中养生

#### 1. 苦丁茶

苦丁茶是冬青科冬青属苦丁茶种常绿乔木，别名茶丁、富丁茶、皋卢茶。在瑶语中，苦丁茶又名茶襟，"襟"即苦之意，又称"皋卢"，"皋"即茶之意，生长在山麓之间。苦丁茶主要分布在广西与越南交界的大新县、龙州县等地，不仅是广西名茶，也是我国的一种传统药用茶，至今已有两千多年的历史。

（1）苦丁茶的制作工艺。

在壮瑶山地区，用于市场销售的苦丁茶，通常会采用常规的茶叶制作工艺。流程分为杀青、揉搓、理条、定型、烘干等多道工序，其制作方法与炒青、晒青绿茶或青茶的做法相似。用嫩芽叶制成的苦丁茶，外形粗壮、卷曲、无茸毛。而壮瑶族人民自己则喜爱将新鲜的或直接晒干的苦丁茶泡水饮用。

（2）苦丁茶的饮用方法。

苦丁茶经久耐泡，嫩叶做的苦丁茶1g可冲泡150mL的茶水，在冲泡8～10次后滋味仍浓郁强烈，是普通茶叶及其他植物难以媲美的。冲泡后汤色微黄淡绿，晶莹透亮，叶底呈靛青色、无茸毛，叶片大且厚，叶梗粗壮。入口先苦后甘，回味浓郁清爽。

（3）苦丁茶的养生保健功效。

现代医学认为，苦丁茶通过升高卵磷脂-胆固醇酰基转移酶（LCAT）相对活性而起到降血脂、防治动脉粥样硬化的作用；同时苦丁茶富含抗氧化、清除自由基的维生素C和维生素E等生物活性物质，能削弱自由基对人体的危害，增强机体免疫力，具有防癌抗癌的作用。壮瑶医认为，苦丁茶性寒，味苦、微甘，饮之可以解暑湿而消热毒，具有清热解毒、祛风除湿、除烦解渴、护肝解酒、消肿利尿、降血压、降血脂等功效，对糖尿病、肥胖症、结肠炎、便秘、痔疮和各类口腔炎症等有明显的防治作用。壮瑶族人民将其作为保健茶、美容茶、减肥茶、降压茶和益寿茶。

#### 2. 石崖茶

石崖，瑶族人民多叫猴摘茶、石岩茶，主要生长在广西境内，在金秀大瑶山多见，因其生长在高海拔原始森林的悬崖绝壁上而得名，每年只可采摘一次，即农历清明节至农历四月底止。其芽叶肥厚，所制茶叶汤色亮丽。

（1）石崖茶的制作工艺。

瑶族石崖茶加工工艺流程主要为摘鲜叶、摊青、杀青、揉捻、炒干、烘干。石崖茶的摊青采用在茶作坊内摊晾、自然萎凋的方法，不主张以日晒或灯照的方法进行萎凋。因石崖茶芽叶大、梗粗，且种植于高海拔的寒冷山区，雾气重、湿度大，茶叶的含水量较高，故杀青的温度偏高，时间稍长。将杀青后的茶叶适度卷紧成条，使茶汁外溢于茶叶的表面。再将揉捻成条的茶叶放入曲毫秒干机内边加热边做形，这是形成珠茶颗粒外形的关键工序。最后用中低温慢烘。

（2）石崖茶的饮用方法。

石崖茶饮用方法多样。如工夫茶，可一次放10g左右的茶粒，以80℃的开水冲泡，3人的分量亦可冲泡7～8次。或直接用茶杯冲泡，取20g左右茶粒放入300mL开水杯中，冲泡2～3次。也可用冷开水冲泡，此法泡出的石崖茶原汁原味，清香回甘。石崖茶保存在密封、防潮、避光的环境，可达一年之久而不掉味、不变色，亦可放在冰箱中贮存。

（3）石崖茶的养生保健功效。

瑶族人民认为石崖茶长于悬崖绝壁，吸天地之灵气，采日月之精华，享有得天独厚的生态环境，是风格独特的纯天然饮品。经制作后的石崖茶色泽灰绿或墨绿，伴有结晶茶碱，条索紧结，茶汤清澈，香气浓郁独特，入口先清苦后甘甜清爽。坚持长期早晚饮用，具有清热解毒、护肝明目、消炎润肺、养颜、降血压、减少脂肪、健胃消食等功效，对咽喉炎、肥胖症、糖尿病、高血压、高血脂具有明显的预防治疗作用。但石崖茶性偏寒，年老体虚、体质偏寒的人群不宜多喝。

3. 藤茶

藤茶，别称霉茶、端午茶、藤婆茶、山甜茶、龙须茶，系葡萄科蛇葡萄属显齿蛇葡萄的嫩茎叶，是一种非常古老的中草药资源、茶类植物资源和药食两用植物资源，主要分布于广东、广西、云南、贵州、湖南、湖北、江西、福建等省区。藤茶性凉，具有清热解毒、利尿、消炎、祛风除湿、散瘀破结等功效。

（1）藤茶的制作工艺。

藤茶全年均可采收，但以清明至白露期间采收嫩芽、嫩叶、嫩茎为佳。民间通常采收茎叶全株，直接切成长一寸左右的茶段，在阳光下晒干，这样加工生产的藤茶，全叶片状，表面无白色结晶体析出，成茶淡绿色，味淡不醇，无回味。而精制的藤茶则是将茶叶浸水滤净，置阴凉处风干，投入青铜容器炙烤干燥，再加蜂蜜制成甜茶饼，以箬叶包裹，再用麻绳缠紧，加蜂蜜可以保质保鲜，箬叶有利于保持茶叶的自然香气。

（2）藤茶的饮用方法。

藤茶一般以茶的形式出现，故与其他茶叶饮用方法无异，都可用沸水冲泡，但由于藤茶营养比较丰富，水温太高容易导致营养流失，故一般水温不宜太高，控制在85℃左右即可。

（3）藤茶的养生保健功效。

壮族和瑶族人民将藤茶的幼嫩茎叶制成保健茶，可用于治疗感冒发热、咽喉肿痛、黄疸型肝炎等。长期饮用藤茶，对治疗口腔溃疡、感冒、咽喉肿痛、急性结膜炎、痈疖及病毒性肝炎等病症有疗效。《中国中草药汇编》中记载，藤茶味甘淡、性凉，具有清热解毒、降暑生津、祛风湿、强筋骨、消炎利尿、抗心律失常、抗心肌缺血等功效。长期饮用对皮肤癣癞、黄疸型肝炎、感冒风热、咽喉肿痛、急性结膜炎、痈疖、高血压、高血脂、高血糖、护肤养颜等都有极好的功效。

4. 罗汉茶

罗汉茶为胡桃科植物黄杞的干燥叶，是广西特色壮药，为药茶两用药材。具有清热解毒、生津止渴、解暑利湿的功效，在广西各地均有分布。

（1）罗汉茶的制作工艺。

罗汉茶的采制技术与其他茶相类似，但加工更加精细。每年春天，采摘3～4叶开面新梢，经晒青、凉青、做青、炒青、初揉、复炒、复揉、走水焙、簸拣、摊晾、拣剔、复焙、再簸拣、补火而制成。

（2）罗汉茶的饮用方法。

罗汉茶的冲泡别具一格。"杯小如胡桃，壶小如香橼，每斟无一两，上口不忍遽咽，先嗅其香，再试其味，徐徐咀嚼而体贴之。"茶汤的气自口吸入，从咽喉经鼻孔呼出，连续三次，所谓"三口气"，即可鉴别茶上品的气。更有上者"七泡有余"。常采用以下几种冲泡饮用方法。

①杯泡法：用200mL的大杯，取5g茶叶用90℃开水先温润，闻香后再用开水直接冲泡，一分钟后即可饮用。

②盖碗法：取3g茶叶投入盖碗中，用90℃开水温润，闻香，然后像工夫茶冲泡法一样，第一泡45s，以后每泡延长20s，就能品到清新的味道。

③壶泡法：取7～10g的茶叶投入壶中，以90℃开水温润后用100℃开水闷泡，45～60s就可以出水品饮，这样可以品到清新中带醇厚的味道。

④大壶法：取10～15g的茶叶投入壶中，直接用90～100℃开水冲泡，喝完直接加开水闷，可以从早喝到晚，味道特别醇厚清爽。

（3）罗汉茶的养生保健功效。

罗汉茶作为壮族常用药之一，资源非常丰富，药用历史悠久，入药以叶为主，其性凉、味甘，具有清热解毒、润肺益肝、生津消渴、止咳祛痰、润肠通便、降血压等功效，可用于治疗脾胃湿滞、胸腹胀闷、感冒发热、湿热泄泻、疝气腹痛等疾病。在广西民间被壮族人民作为甜茶饮用，又名桂平甜茶，可用于防治高血压、糖尿病及高脂血症等。

## 5. 油茶

油茶，又称打油茶或煮油茶。主要流行于广西东北部、贵州东南部和湖南西南部等地区，是瑶族、侗族、苗族、壮族等民族的传统食品，其中瑶族的油茶最具代表性。由于瑶族地处高寒山区，山高水冷，油茶热气腾腾，进食后寒冷顿消，可发汗驱寒、健胃通乳、促进消化、增进食欲。瑶族有家家打油茶、人人喝油茶的习惯，一日三餐，必不可少，早餐前吃的称为早餐茶，午饭前吃的称为晌午茶，晚餐前吃的称为后晌茶。

（1）油茶的制作工艺。

油茶的制作类似于烹炸食品。第一步是炸"阴米"（阴米即是将糯米蒸熟晾干而成），将茶油（其他植物油不能用）倒入铁锅之中，烧热煮沸后，把阴米一把一把地放入油锅。当阴米被炸成白白的米花浮在油面后，捞起放在竹制的小盘内。第二步是炒花生仁、炒黄豆、炒玉米或其他副食品。第三步是煮油茶。茶叶一般用当地出产的大叶茶，也有的是刚从茶树上采下的新鲜叶子，讲究的必须选用"谷雨茶"，一定要在清明至谷雨时节采摘，要求芽叶肥壮，凡芽长于叶、叶柄稍长。雨水叶、紫色叶、虫伤叶、瘦弱叶一概不取。煮油茶前，先把茶叶放在碗内，用温水浸泡片刻，准备好切成片状的生姜和葱花。等锅热了，放入茶叶和生姜，并用木槌将其捣烂，然后加入水、油、葱、盐等熬煮10min左右，香气四溢的油茶就做成了。

（2）油茶的食用方法。

瑶族油茶虽然叫"茶"，但并不是单纯的饮料，它更像是一种日常的食物。瑶族人进餐时，全家人都围坐在火堆边，主妇把碗摆在桌面上，在每个碗内放上少量葱花、茼蒿、菠菜等，然后用滚开的油茶一烫，随后再加入两匙米花、花生、黄豆等佐料，最后由主妇一碗一碗递给全家人吃。瑶族油茶集咸、苦、辛、甘、香五味于一体，早上喝它食欲大增，中午喝它提精养神，晚上喝它消除疲劳；盛夏喝它消暑解热，严冬喝它祛湿驱寒。

（3）油茶的养生保健功效。

瑶族油茶中配加佐料时重用生姜，取其辛散之性，具有祛风逐寒、疏通经络之效。茶叶健脾醒神，清利头目，味苦能降制生姜之辛燥，发中有收，相得益彰。广西瑶族地区多山，重峦叠嶂，山岚雾露，寒湿颇重，当地先民创制油茶，用于驱瘴、辟邪、逐湿。现逐渐发展成为一种独具特色的保健饮品。瑶族油茶用茶籽油或猪板油熬制茶汤，再加入佐料，可以说是饮食方式上的智慧与创新，更是中华民族饮食文化的继承和发展。瑶族油茶，既有"茶"，又有"粮"，还有"油"，同时还兼有蔬菜、瓜果以及姜、葱、蒜等健胃佐料，这在饮食原理中起到了保护脾胃，协调、平衡各部器官的作用。

## （二）酒中养生

### 1. 米酒

米酒，又称甜酒、酒酿、醪糟，主要原料是糯米，酿制工艺简单，口味香甜醇美，乙醇含量极少，因此深受人们喜爱。在一些菜肴的制作上，米酒还常被作为重要的调味料。这种农家自酿的米酒，味醇而香甜，少刺激性，适量饮用能舒筋活络、强壮体魄。

（1）米酒的制作工艺。

①浸泡：将糯米洗净，浸泡12～16h，泡至可以用手捻碎即可。

②蒸饭：在蒸锅里放上水，蒸屉上垫一层白布，烧水沸腾至有蒸汽。将沥干的糯米放在白布上蒸熟，约1h。

③淋饭：将蒸好的糯米端离蒸锅，冷却至室温，可用筷子搅拌以加快冷却。在桌子上铺几张铝箔，将糯米放在上面摊成两三寸厚，凉透。在冷却好的糯米上洒少许凉开水，用手将糯米弄散摊匀，用水要尽量少。

④落缸：将盆置于30℃左右的恒温箱中培养24～48h，若米饭变软，表示已糖化好；有水有酒香味，表示已有酒精和乳酸，即可停止保温。最好再蒸一下，杀死其中的微生物和酶，即得。

（2）米酒的养生保健功效。

瑶医认为，米酒不仅具有一定的药用价值，同时也有很好的保健作用。一方面，米酒可作为医药上重要的辅佐料或"药引子"。如在很多治病处方中常用米酒浸泡、烧煮、蒸灸某些药材，或用于调制各种药酒，使药物更好地发挥疗效，故有"百药之长"的美称。另一方面，米酒甘甜芳醇，能刺激消化腺的分泌，增进食欲，有助于消化。糯米经过酿制，营养成分更易于人体吸收，是中老年人、孕产妇和身体虚弱者补气养血之佳品。冷喝有消食化积和镇静作用，对消化不良、厌食、心跳过速、烦躁等有疗效；烫热饮用能驱寒祛湿、活血化瘀，对腰背酸痛、手足麻木、震颤、风湿性关节炎及跌打损伤等有益。瑶族人民则常将其加热，放入姜、枸杞子、大枣、鸡蛋一起煮，具有调节精气神、祛寒的作用，坐月子的女性尤宜饮用。此外，糯米酒还有提神解乏、解渴消暑、促进血液循环、润肤的功效。

### 2. 木薯酒

木薯为大戟科植物，原产于美洲热带，其块根可食，可磨木薯粉、做面包、提供木薯淀粉、制作酒精饮料等。木薯作为原料酿酒，造价便宜，工序简单，产量可观。深居山林的瑶族人民受地理环境的制约，土壤贫瘠，自然光照不足，种植作物有限，而木薯作为主要经济作物，勤劳智慧的瑶族人民利用这一优势，在长期的生产、生活实践中，逐渐积累并掌握了独特的木薯酒的制作方法。

（1）木薯酒的制作工艺。

①选材料：木薯酒生产需要的原料是木薯干，一般选用鲜木薯。因为瑶山深处雾气很重，阳光明媚的日子并不多见，采用鲜木薯不仅可以保留木薯的鲜度，提高酒的质量，而且省去了木薯晒干的环节。②制薯酒去毒：木薯根含有氢基苷，食用很容易中毒，因此，制薯酒去毒为第一要务。先将生木薯去皮切碎，放到大锅中煮熟；把煮熟的木薯块用一个竹编的箩筐装好，直接放到屯边的小溪中任流水漂洗，漂洗过程一般不少于3天，且每天至少淘洗3次；把漂洗后的木薯块放到锅里用文火慢蒸，蒸到水分较干方可。将蒸好的木薯冷却到常温状态，晾至半干，即可拌入酒曲。把酒曲均匀地撒在木薯块上，再用铲子搅拌均匀。③发酵：把搅拌好酒曲的木薯块装进小瓦缸。为了加强瓦缸的密闭性，常在缸口垫上一层薄膜，再用盖子盖住。缸内温度始终保持在24℃左右。在发酵开始后的第3天，加入大量的水以降低发酵速度，延缓发酵过程，提高出酒率。把发酵后的木薯块倒入加满水的铁锅里，铁锅上面放上木甑。为了防止蒸汽外泄，在木甑与铁锅接触处围上一圈抹布。在木甑中间架一个小竹槽，竹槽与外部容器连接，用于收集冷却好的酒。冷却装置亦很简单，即在木甑上面放置一口铁锅，亦加满冷水。检查装置完好后，开始蒸酒。酒蒸汽遇到冷却锅，凝聚成水滴，滴到竹槽里流出，便是木薯酒。

（2）木薯酒的养生保健功效。

木薯性苦、味寒，归心经，具有消肿解毒、养心补肝、健脑明目、润肺止渴、健脾和胃、润肠通便、养颜护肤、抑癌抗瘤等作用，借助酒的药性可达到祛风散寒、舒经活络的功效，可用于痈疽疮疡、瘀肿疼痛、跌打损伤、外伤肿痛、疥疮、顽癣等症。在瑶族地区，木薯酒成为当地人们日常饮用和待客的必备之品，具有多种保健功效。

## 3. 药酒

药酒是以白酒作为酒基，加入各种中药材经过酿制或泡制而成的一种具有药用价值的酒。各种药酒因其用酒、用料、酒精度、加入药材的不同而药用功效各有不同。酒，素有"百药之长"之称，将强身健体的中药与酒"溶"于一体的药酒，不仅配制方便、药性稳定、安全有效，而且因为酒精是一种良好的半极性有机溶剂，中药的各种有效成分都易溶于其中，药物借酒力、酒助药势而充分发挥其效力，提高疗效。

（1）药酒的制作工艺。

药酒制作方法以浸渍法和渗滤法为主。浸渍法包括冷浸法、热浸法。热浸法又分为煮酒法、回流提取法。冷浸法适用于某些有效成分容易浸出且药味不多，或含有挥发性成分的药物。热浸法适用于药物含量较多，用冷浸法又不易浸出有效成分的药物，还可以节约溶媒用量。渗滤法是利用浸提液始终处于循环浸提的状态，使药物中的成分更有效地得到充分浸提。除此之外，还有加药酿制方法，即以药材为酿酒原料，加酒曲酿制药酒。

（2）药酒的养生保健功效。

药酒性热，味苦、甘辛，具有通经络、行血脉、温脾胃、养肌肤的功用。而壮瑶族人民长年生活在高寒山区之中，易遭受风寒湿邪的侵袭，且大都以体力劳动为主，日久易导致阴阳失衡、脉络瘀阻，引发各种慢性虚损疾病，如关节酸痛、腿脚软弱、行动不利、肢寒体冷、肚腹冷痛等。因此，壮瑶族人民大都喜爱自制各种药酒，以预防和治疗疾病，达到抗衰老、延年益寿的目的。

瑶族民间及瑶医都爱自泡药酒以养生延年，许多瑶族的迎客茶即是以药酒代替。因为瑶族地区多雨，各种风湿病困扰着群众，而治疗风湿之药，多以藤本植物为主，取其通络活血之性，伍以"水中之火"的酒类，则可加强其活血之性，加快药物的吸收与起效。

### 4. 三蛇酒

三蛇酒是广西的特产，主要是在古代治疗"风湿、类风湿"蛇酒的配方基础上，结合现代工艺、纯天然动植物泡制而成，是高品质、独特性能的功能型蛇酒。壮瑶族地区重峦叠嶂，夏季时节是虫蛇活动的高峰期，虫蛇捕捉较容易，为三蛇酒的制作提供了原料。

（1）三蛇酒的制作工艺。

主要组成：眼镜蛇、金环蛇[①]、过树榕蛇（灰鼠蛇）[②]。制法：将捕捉到的蛇放入笼中2天以排除粪便，然后取出洗净，剖开去除内脏，将3种蛇（蛇与酒有一定比例）泡入50度的米酒中，密封2～3个月。再加上少量的黄芪、党参、熟地、杜仲等，这可增加酒味及保健的功效。三蛇酒橙黄色，味香醇可口。

（2）三蛇酒的养生保健功效。

眼镜蛇，性温，味甘咸，有毒，具有祛风除湿的功效，主治风湿关节痛、脚气等病症。金环蛇，性温，味咸，有毒，具有祛风、通络、止痛的功效，主治风湿麻痹、中风瘫痪等病症。灰鼠蛇无毒，具有祛风除湿、舒筋活络的功效，主治风湿性关节炎、麻痹、瘫痪等病症。诸药合用，祛风除湿功效极强。由于壮瑶族久居深山，光照不足，寒湿颇重，再加上长年体力劳作，易感受风寒湿邪，引发风湿痹痛，因此壮瑶族人民长年自制三蛇酒，用以祛风除湿，治疗筋骨疼痛、肢体麻木、跌打损伤等疾病。适量加入一些补益肝肾、健脾补气药物，作为日常或者待客饮用，具有较好的保健养生作用。

### 5. 蛤蚧酒

蛤蚧别名蛤蛇、仙蟾、蛤蟹，是爬行纲有鳞目壁虎科动物大壁虎，主产于广西、云南等地，其形似壁虎，但较壁虎大，全长约20cm，多栖息于山岩石隙、树洞或屋檐壁上，夜间雌雄成对出来活动，以昆虫、小鸟、小蛇为食。蛤蚧药用历史悠久，疗效

注：①金环蛇、②过树榕蛇为国家保护的野生动物，禁止非法捕杀。

确切。

（1）蛤蚧酒的制作工艺。

取蛤蚧2只，白酒1000mL。将蛤蚧去头、足、内脏后微火焙干置于白酒中浸泡，密封2个月。其间可使用食用酒精专用活性炭脱臭。

（2）蛤蚧酒的养生保健功效。

蛤蚧性平、味咸，具有补肺益肾、纳气定喘、助阳益精的功效，主要用于虚喘气促、劳嗽咳血、阳痿、遗精等症。《海药本草》言其"疗折伤，主肺萎上气，咯血，咳嗽"。《本草纲目》言其"补肺气，益精血，定喘止嗽，疗肺痈，消渴，助阳道"，主要用于治疗虚劳喘咳、阳痿、神经衰弱和小儿疳积等疾病。作为保健饮品，一般每次饮用30mL，每日1次。

## 二、"食"中养生

### （一）药粑

瑶族人民依高山而居，村寨零星分散，三户一村五户一寨，交通不便，卫生医疗条件不好，肠道寄生虫病颇为流行。聪明的瑶族人民无意中发现一种名为"花芦"的瑶药对防治寄生虫有较好的疗效，因而将其做成药食同源的药粑。

#### 1. 药粑的制作工艺

在每年农历五月端午节前后，瑶族人民都会去采"花芦"叶并将其捣烂，加水浸泡，几小时后过滤去渣，将药液与糯米粉和少量黄糖拌匀做成粑粑状，用粽粑叶包好，置蒸笼中蒸熟即可食用。

#### 2. 药粑的养生保健功效

药粑具有较强的防治寄生虫的功效。特别是儿童，吃药粑后常见驱出大量的寄生虫。这种安全、方便、疗效显著、立竿见影的食疗，至今仍为瑶族人民乐于接受而沿用不衰。

### （二）油堆

油堆是壮家特色小吃之一，是广西柳州市柳江区洛满镇的一道名小吃，已被该区列入第一批非物质文化遗产名录。

#### 1. 油堆的制作工艺

原料：糯米2000g，粳米500g，精盐100g，味精5g，鸡（鸭）汤500g，茶油2000g（实耗500g）。制法：将糯米和粳米混合淘净，晾干，磨成米粉过筛。接着将铁锅置火上，倒入鸡（鸭）汤，加精盐、味精及清水（750g），烧开后加米粉1250g，用锅铲搅拌均匀后盛起；另取米粉1250g，同热米粉一起拌匀揉透，搓成长条，切成100个方块，成油堆生坯。最后将铁锅置旺火上，倒入茶油烧至七成热，将米粉块下锅，边炸边下，炸至淡黄色时捞起。这样制作成的油堆外脆内软，口味鲜美。

## 2. 油堆的养生保健功效

油堆不仅口感香脆、味道鲜美，而且具有很好的养生作用。制作油堆的主要原料是糯米和粳米，其中糯米含有丰富的营养物质，可补充人体所需的蛋白质和维生素，且其性温、味甘，具有补中益气、健脾养胃、止汗的功效；粳米性平、味甘，能益脾胃、除烦渴。粳米米糠层的粗纤维分子有助于胃肠蠕动，对胃病、便秘、痔疮等疗效很好。此外，油堆中的盐、味精、汤汁不仅增加菜肴的滋味，还能促进胃消化液的分泌，增进食欲。茶油中的不饱和脂肪酸含量在90%以上，并富含蛋白质和维生素（A、B、D、E）等，用茶油炸成的油堆不仅口感好，而且具有较好的营养价值和养生功效。

# （三）沙糕

沙糕是桂西南一带的壮族传统名糕，是当地人非常喜爱的特产之一。沙糕制作时节非常讲究，大多在冬季制作，纯手工制作，原料上乘，风味独特，食而不腻，香甜味美，松软可口。壮乡农家有个习俗，逢年过节必吃沙糕。因为"糕"和"高"同音，蕴藏着浓浓的乡情，能带给亲人美好的祝愿。探亲访友送沙糕，收礼者自然高兴，意味着来探访者祝福自己高升发财。

## 1. 沙糕的制作工艺

在广西，沙糕种类较多，每个地方因口味和习俗的不同，制作沙糕的原料及方法也有区别。

（1）上思沙糕。

上思县的沙糕是当地春节必备的年俗食品。将糯米泡温水晾干，掺些八角、陈皮等香料放进锅里炒熟，经粉碎后用布袋装好，放置在潮湿的沙土上，或用干净的萝卜或削了皮的甘蔗插入粉末中，使其稍湿润。制作时拌入糖浆、芝麻、花生、熟油、香精等搓揉，使其松软，捏可成团，抛之松散，然后放进糕模压实，按格切块，用纸包好，香甜松软的沙糕即制作完成。

（2）龙州沙糕。

龙州沙糕的主要原料为糯米、糖、绿豆粉、猪油、花生油，佐料为冬瓜糖、甜肉、干山黄皮果、芝麻等。龙州沙糕的制作工序十分特别，用锅将糯米粒炒至熟透并碾成粉，装入布袋中，摊平放在地面上"打地气"。"打地气"是龙州沙糕特有的制作环节，主要是让糯米粉吸取地上的湿气后增加湿度，软化并能压结成块。将"打地气"后的糯米粉和油、糖充分搅拌均匀、搓揉、融合；将搓揉好的糯米粉放入专门的木格中，先撒铺上一层糯米粉，压紧，再铺上馅料；压好内馅后，再铺上一层糯米粉，压紧，即可用刀切成块状的沙糕。龙州沙糕有"舌尖上的黑白钢琴键"之称，香甜松软又筋道，拿着不黏手，入口即化。

（3）扬美沙糕。

南宁扬美沙糕历史悠久，是扬美人祖辈传承的一种传统特色食品。扬美沙糕传统的手工制作方式很讲究，先将糯米洗净、晾干、蒸熟，在蒸的过程中需揭盖浇水1～2次，使米饭蒸透蒸熟，软硬适中，然后晾凉磨成粉，再过筛取细粉。煮馅时将锅烧热，下芝麻、花生等馅料焙香后晾凉、砸碎或磨粉。用糯米粉约800g上案板扒塘，与白糖、芝麻、花生粉、莲蓉、花生油等馅料拌均匀，压成的沙糕，分层放入馅料，放在案板上压成约3cm厚的大片状糕体；最后用刀将沙糕切成小块，加上精美的外包装。

### 2. 沙糕的养生保健功效

沙糕的品种、口味颇多，营养价值较丰富。其最基本的原料有糯米和糖，具有养胃健脾、补中益气的功效。其采用绿色天然原料，食之味感香甜、酥软可口，沙糕馅料中适当加入山黄皮，可以祛燥除湿、解郁醒脾、清热解暑。花生馅含大量的脂肪和蛋白质，维生素含量也很丰富，老少皆宜。而芝麻馅以黑芝麻制作的为好，因黑芝麻性平、味甘，可补益肝肾、滋养五脏、美肤乌发。

## （四）五色糯米饭

五色糯米饭，又称"乌饭"，是壮族地区的传统风味小吃。因糯米饭呈黑、红、黄、白、紫5种颜色而得名。壮家人十分喜爱五色糯米饭，把它看作吉祥如意、五谷丰登的象征。每年农历三月初三或清明时节，广西各族人民普遍制作五色糯米饭。

### 1. 五色糯米饭的制作工艺

①制黑染料：枫叶摘除硬的枝条，清水洗净。用刀把叶子剁碎，再捣成碎末。把叶子和水一起倒入无油的铁锅里，在锅里用手搓叶子，再把锅里的水烧到要开即可，然后将枫叶残渣过滤干净，把洗净的糯米倒进枫叶汁里泡2h。

②制黄染料：黄饭花叶洗净后用水煮5min，把花过滤干净，留下黄色的汁液。把洗干净的糯米倒入黄饭花叶的汁液里泡2h。

③红染料、紫染料是用同一品种而叶状不同的红蓝草经水煮而成。叶片稍长者，颜色稍深，煮出来的颜色较浓，泡出来的米即呈紫色；叶片较圆者，颜色较浅，煮出来的颜色较淡，泡出来的米即呈鲜红色。将其洗净，用温水泡叶子，在水里把叶子搓出颜色，将叶子残渣过滤干净。倒入适量糯米浸泡2h。

④将各种上色的糯米滤干水分，依次排在铺有屉布的蒸笼里，盖上锅盖隔水蒸约1h即可。

### 2. 五色糯米饭的养生保健功效

壮族五色糯米饭是用枫叶、黄饭花（壮语叫"花迈"）或黄栀子、红蓝草经加工后提取成黑、黄、红、紫4种颜色的液汁，然后把不同量的糯米放入其中浸泡，待其上色后放入蒸笼中蒸约1h，便可蒸出黑、红、黄、紫、白（糯米本色）5种颜色的糯米饭。这样做出来的五色糯米饭色泽鲜艳、五彩缤纷、味道鲜美，而且有一定的药用价值。其中，糯米性温、味甘，入脾、胃、肺经，具有补中益气、和胃止泻、止虚汗的功效，因此常用于治疗脾胃虚弱、食后不能健运、消化不良、乏力自汗、小便频数等病症；而红蓝草能生血，黄饭花或黄栀子清热凉血；《本草纲目》里说枫叶"止泄益睡，强筋益气力，久服轻身长年"，用枫叶煮成的青粳饭，食之能"坚筋骨、益肠胃、能行、补髓"。

## （五）艾糍

艾糍，又名"青团"，一般在清明节食用，是广西壮瑶族地区常见的小吃。每到春季，艾草比较鲜嫩，绿色的叶子盘旋而上。人们都会上山采下鲜嫩的艾叶，将其和蒸熟的粳米或糯米拌在一起舂成米膏，在中间包些花生或芝麻馅，团成一个个绿绿的小粑粑放进锅里蒸熟，做成美味的艾糍。

### 1. 艾糍的制作工艺

①摘艾叶：清明时节，郊外的田间、房前、屋后会长出野生的艾叶，清香扑鼻，色泽喜人，摘下嫩叶部分，越多越香。

②摘洗柚子叶或芭蕉叶：农家果园里摘之，柚子叶一片一片摘下，芭蕉叶摘几大片后均剪成巴掌大小的一小片，洗净待用。

③理艾叶：将嫩艾叶拿石灰和水浸泡两三天以去污，然后洗净捞起尽量剁碎。

④和面：放赤砂糖和水煮艾叶碎成糊，将其和入粳米粉或糯米粉中，加煮过艾叶的热水和面团，艾糍外衣即成。

⑤艾糍馅：将炒花生搅碎后拌入赤砂糖和炒过的白芝麻；也可加入蔗糖，加舂碎的炒花生，口感更滑口。

⑥包艾糍：将馅包入艾叶糊的面团中，压扁并给每个艾糍附上一片柚子叶或芭蕉叶，环状码放入蒸笼。

⑦蒸艾糍：将蒸笼放入锅里，通常蒸15～20min即可。

### 2. 艾糍的养生保健功效

艾草性温，味苦、辛，入脾、肝、肾。《本草纲目》记载，艾以叶入药，性温，味苦，无毒，纯阳之性，通十二经，具有回阳、理气血、逐湿寒、止血安胎等功效。用艾叶做成的艾糍在给人们带来美味享受的同时，也在无形中提高了人体的抵抗力，使人的体质增强，是非常好的食疗佳品。全草入药，有温经、去湿、散寒、止血、消炎、平喘、止咳、安胎、抗过敏等作用。历代医籍记载为"止血要药"，又是妇科常用药之一，治虚寒性的妇科疾患尤佳，又治老年慢性支气管炎与哮喘。

## （六）十八酿

瑶家十八酿是指以"圣水"豆腐丸为依托，在此基础上形成的风味独特的系列小吃，是用十八种不同的原料作为酿壳，以肉、蛋、豆腐等作为馅料，采用包、填、酿、夹等手法经蒸、煮、煎、烫等方式烹制而成。常见的有螺蛳酿、竹笋酿、节瓜酿等多个品种，是瑶族人民的家常美味佳肴。

**1. 酿菜的制作工艺**

①螺蛳酿：将螺蛳洗净放水中煮熟，取出螺蛳肉与猪肉、薄荷剁碎，调好味。将馅心酿入取出了螺蛳肉的壳中。将酸红辣椒及酸笋放入油锅爆炒，再把螺蛳酿入锅炒1~2min，加适量水慢焖，约15min即可起锅。其中，薄荷可疏散风热、清利头目，可治疗目赤热痛、风眼烂眩等症。

②竹笋酿：新鲜竹笋用沸水煮软，用小刀将竹笋划6~8道长5~6cm的口子。糯米入锅煮熟，拌入剁好的碎瘦猪肉，调好盐与味精，再加薄荷或葱花、拍碎的油炸花生米作为馅心（这些馅心还适用于辣椒酿、菜包酿）。将弄好的糯米捏成小团，酿入竹笋中。酿好后放油锅中用文火煎，再加适量水微焖5min即可。此菜好看又好吃，有竹笋的甜、糯米的醇香，还有薄荷的清香、花生的脆香。

③节瓜酿：将节瓜洗好剖成两半，切成1~2cm厚的块，在每块中划一个口，撒入适量盐将节瓜泡软。馅心的制作一般用剁碎的瘦猪肉，剁肉时加点葱花。酿好后放入锅中蒸10min即可。

④柚皮酿：切开柚子的青皮，剩下的白瓤部分即柚皮，将柚皮切成三角形状，在其中一边划一个口，入水煮软捞起，拧干水。柚皮酿的馅心与节瓜酿的馅心大致相同，如果喜欢，可加少许木耳或香菇到瘦猪肉中。馅剁好后从柚皮划开的口子酿入。酿好后放入肉汤中煮开，也可拿来打火锅。

⑤辣椒酿：辣椒洗净，用小刀剔去辣椒蒂，放盐泡软。辣椒酿的馅心与竹笋酿的馅心一样。将馅酿入辣椒，放入油锅焖约10min即可。

⑥豆腐酿：将水豆腐按"十"字状切2刀分成4块。把每一块再分成两块，每块中间划一刀。酿入如节瓜酿或柚皮酿的馅心，放到锅里煎成两面焦黄，再加适量淀粉或切好的西红柿，放少许水焖数分钟即可。

此外，还有油豆腐酿、茄子酿、豆芽酿、蛋卷酿、香菇酿、苦瓜酿、葫芦酿、萝卜酿、芋头酿、蒜酿等。

**2. 酿菜的养生保健功效**

酿菜外观浓淡相宜，品质清淡自然。制作精细，如螺蛳酿、竹笋酿、蒜酿、豆芽酿等，做成后花样繁多、秀色可餐，既是一道美食，又是艺术佳作。此外，酿菜也很好地体现了中国精深的膳食养生文化，不同营养价值的原材料，通过精心的组成搭配及烹饪加工后，制作成一道道色香味俱全的美食，满足人体所需要的能量和各种营养素，同时有利于增进食欲，促进脾胃功能的运化。

## （七）鸟酢

鸟酢是瑶族独具风味的著名食品，用鸟肉腌制而成。

## 1. 鸟酢的制作工艺

将捕获的鸟去毛洗净、晾干，拌以米粉及食盐，放入一个小口瓦坛内，装一层鸟肉，撒一层米粉和盐，按此法逐层装好，依次压实，盖好封严，密封数十日后即可取食。其特点是腌制的时间长，脂肪渗入米粉中，盐味渗入肉内，皮嫩肉香，不油不腻。

## 2. 鸟酢的养生保健功效

广西金秀大瑶山的瑶族人民利用"鸟盆"捕捉候鸟，腌制为酢，是款待贵客必不可少的一道美味佳肴。鸟酢不仅味道鲜美，而且陈年的鸟酢形如胶汁，具有治疗痢疾等病症的功效。

# （八）竹筒饭

瑶族人民常在大山里进行劳作，有时候几天都不能回到居所，但大山里渺无人烟，做饭成了一大难题，于是他们发明了竹筒饭。其制作简单，携带方便，香软可口，有竹之清香和米饭之芬芳。

## 1. 竹筒饭的制作工艺

竹筒饭制作所用的生米为谷类，如大米、小米、高粱米或糯米、杂粮，又如玉米、赤豆及其掺和的米，也可在生米中掺加佐料、肉、蔬菜等；注入适合米饭蒸熟所需的水量，且蒸碗中水面的高度略低于竹筒的高度，使其在蒸熟过程中，蒸碗中的水能从竹筒下方进入竹筒内，蒸制时间根据生米的性质而定，一般为蒸锅水煮沸后蒸40min。将生米蒸熟之后，米饭就会粘在竹筒壁上不致脱出。

## 2. 竹筒饭的养生保健功效

用来烧制竹筒饭的竹子选材很有讲究，如云南特有的珍贵香糯竹，具有特殊的天然香味，含有丰富的维生素、有机元素和微量元素，特别是人体必需的各种氨基酸亦含量丰富；特有的香竹黄酮更具有抗衰老、美容养颜等保健功效。米饭的主要成分是碳水化合物，米饭中的蛋白质主要是米精蛋白，氨基酸的组成比较完整，容易消化吸收。

**参考文献**

[1]秦泉.中国茶经大典[M].汕头：汕头大学出版社，2014.

[2]张明沛.广西名优茶[M].南宁：广西人民出版社，2010.

[3]周防震，郑小江.中国良种藤茶[M].武汉：湖北科学技术出版社，2016.

[4]庞杰，申琳，史学群.食品文化概论[M].北京：中国农业大学出版社，2014.

[5]饶伟源.壮药罗汉茶研究进展[J].广西医学，2015，37（7）：956-959.

# 第五节　壮瑶族药膳食疗养生法

## 一、壮族药膳食疗法

### （一）壮族药膳养生原理

壮族药膳是在壮医辨证配膳理论的指导下，由药物、食物和调料三者精制而成的一种既有药物功效又有食物美味，用以防病治病、强身益寿的特殊食品，具有浓郁的地方特色和民族特色。

壮医在全面分析患者的症状、病因、体质的基础上，结合环境、季节合理运用药膳进行食疗。食疗的原则为春升、夏清淡、秋平、冬滋阴。壮医药膳的烹调特别讲究食物和药材的原汁原味，使食物与药材的性味紧密结合，更好地发挥治疗、保健作用。壮族药膳是壮族先民历代积累和传承下来的用于治病和养生的食疗方法，具有药物天然、绿色环保、副作用小的优点。如龙虎（蛇、猫）斗、龙凤（蛇、鸡）会、三蛇（眼镜蛇、金环蛇、灰鼠蛇）酒等。

### （二）壮族药膳养生方

由于特殊的气候和地理环境，壮族地区药食两用的动植物品种繁多、资源丰富，为药食文化的形成和发展提供了得天独厚的条件。壮族药膳食疗法用于预防与治疗疾病颇具特色与疗效，常见的壮族药膳方如下。

1. 壮族避孕药膳方

处方：麦冬40g，地桃花根、红蓖麻根各30g，鸡蛋2个。

制法用法：药材与鸡蛋共煮沸10min后，剥去蛋壳再煮至蛋成黑黄色，加盐少许，不放油，食蛋饮汤。月经前后各服1剂为1个疗程。

2. 壮族治滑胎药膳方

处方：艾叶30g，鸡蛋1个。

制法用法：将鸡蛋两头用针刺若干小孔，加水与艾叶同煮，去艾叶食鸡蛋，每日1剂。7日为1个疗程，每月服1个疗程，连服3～5个疗程。

3. 壮族小儿遗尿症药膳方

处方：鸡肠1副（男子用母鸡的鸡肠，女子用公鸡的鸡肠），猪膀胱1个，鸡内金15g。

制法用法：将鸡肠、猪膀胱洗净烘干，与鸡内金共研细末，每次5g，黄酒送服，每日2次。15日为1个疗程。

4. 壮族崩漏药膳方

处方：鸭脚木根30g，茉莉花叶10片，鸡肉200g。

制法用法：两药与鸡肉共煮，每日1剂，分3次食肉饮汤。3日为1个疗程。

5．壮族雀盲药膳方

处方：鲜密蒙花、猪肝各50g。

制法用法：鲜密蒙花与猪肝加水共煮，每日1剂，分2次食猪肝饮汤。7日为1个疗程。

6．壮族急性咽喉炎药膳方

处方：鲜鹅不食草、大米各50g。

制法用法：将鲜鹅不食草洗净捣极烂，大米研成细粉后与药拌和，加适量沸水浸泡10min后，取药汁徐缓含咽。

7．壮族小儿肺结核合并哮喘药膳方

处方：忍冬花30g，蚤休（重楼）3g，冰糖50g，猪肺1具。

制法用法：将忍冬花加白砂糖适量共搓，反复蒸晒3次后，加余药与猪肺共炖，每日1剂，分3次食猪肺饮汤。5日为1个疗程。

8．壮族小儿佝偻病药膳方

处方：假地兰30g，猪骨头200g。

制法用法：假地兰与猪骨头共炖，每日1剂，分2次食肉饮汤。10日为1个疗程。

## （三）壮族食疗养生原则

壮族饮食文化自古就是中华饮食文化中不可缺少的一个组成部分，由于壮族与汉族文化的相互影响和渗透，汉族饮食文化，特别是汉族的"四气五味""药膳同源"理论对壮族饮食文化有着深刻的影响。《黄帝内经》曰："毒药攻邪，五谷为养，五果为助，五畜为益，五蔬为充，气味合而服之，以补益精气。"孙思邈也认为食疗具有比药疗副作用更小的优点，主张对一些疾病可先用饮食疗法，无效再用药物疗法。

壮族人民食疗养生主要遵循以下几个原则。

1．"肉食补虚"原则

壮族人民认为，血肉为有情之品，药补不如食补，古往今来壮族人民就深谙此道，喜欢用肉食和动物血来强壮和补益身体。壮族的传统肉食有猪肉、鸡肉、鸭肉、鹅肉、羊肉、牛肉、马肉、鱼肉等。其中，羊肉在《中药大辞典》中被记载为可以"益气补虚，温中暖下。治虚劳羸瘦，腰膝酸软，产后虚冷，腹疼，寒疝，中虚反胃"。壮族人民喜欢食用动物血，如猪红、牛红、鸭红、鸡红、羊血、鹅红等，以补养气血。如羊血，性凉、味甘苦，可解毒，凉血止血。此外，壮族人民对山珍也情有独钟。《岭外代答》记载："深广及溪峒人，不问鸟兽蛇虫，无不食之。"壮族人民喜食的山珍有乌骨鸡、老鼠、蛇、鳖、麻雀、鹧鸪、蝙蝠、蝗虫等。如乌骨鸡，性平、味甘，能补益肝肾、补血养阴、退虚热，故可治肝肾不足，还可治虚劳、阴血不足、妇女崩中带下虚损诸证；用麻雀配合羊肉做食疗，可以治疗因子宫寒冷而引起的不孕症；对颈肢节胀痛，经年不愈者，可吃各种蛇肉汤。

### 2. 多"饮"原则

壮族人民居住在亚热带地区，气候炎热多雨，瘴气多发，在壮族地区生活的人民往往具有易生动火、易感湿热等体质，故清热解毒、祛火祛湿的凉茶在壮族地区最为常见。此外，壮族人民也喜欢饮用槟榔、山楂叶、米醋水制成的饮料。春夏之际，疾病流行，壮族人民家中往往备有槟榔，用来煮水饮用，可以消除瘴气。用晒干的山楂叶浸泡于开水中，待冷却后饮用，是止渴、解暑的常用饮料。炎暑时节，直接饮用米醋浸泡辣椒、豆角、嫩笋、蒜头做成的米醋水，不仅可增加食欲、止渴解暑，还可防治肠胃疾病。另外，由于湿热交蒸，壮族人民易染湿气，常用木瓜汤、木瓜盅等清热祛湿。玉米中含谷胱甘肽，有抗癌的作用，壮族人民除把玉米作为主食外，还经常用于煮汤代茶饮。

### 3. "喜吃生品"原则

壮族人民认为生吃食物能最大限度地保持食物中的植物纤维、叶绿素、维生素和矿物质，营养价值更高，能更好地提高人体免疫力。壮族人民喜欢生吃甘蔗、阳桃、山稔子、生姜、生蒜、槟榔等。甘蔗，性寒、味甘，生吃可生津下气。阳桃，性寒，味甘酸，生吃可清热生津、利水解毒，可治疗饮酒过度、风热咳嗽、牙痛。

## 二、瑶族药膳食疗法

### （一）瑶族药膳养生原理

瑶族民间的药膳不仅种类丰富，而且具有明显的民族区域特色，在预防医学、康复医学和老年医学等领域均占有重要地位。瑶医学认为药食同源的目的，在于加强药物的疗效，减缓药物的毒副作用，可起到引药入络、扶正祛邪、便于服用等作用。

瑶族地区气温高，汗多伤气，加之山多地少的自然环境，体力劳动繁重，体力消耗过大，形成瑶族人种普遍矮小、外实内虚、上盛下亏的体质。凡药三分毒，但是患病之后，又不得不用药。如瑶医在临证之时，既要治疗热性病而大量运用寒性药物，又要防止药物伐正耗精。要解决用药与补益之间的矛盾，特别是广西地区多为热病则用寒凉药、寒药居多而补益药偏少这一事实，仅靠温药来制约药物之寒性对身体的损伤作用，是难以达到目的的。而食物大多有补益缓和、扶正祛邪的作用，配合药物的使用，将药攻与食补有机地结合起来，疗效很好，所以能一直流传下来，最终形成瑶医特色医疗方法之一。

瑶医主张"同气相引"，即动植物的特殊气味与引导作用，能使人体的调节功能发挥得更快更好。如治疗风湿病，在众多的祛风除湿的药中，加些动物的骨头或蛇类，则能起到引药入络、引药入骨的作用，从而治疗人体骨骼内因风湿毒邪引发的病症。以汁多的食物，如木瓜、猪脚汤、花生仁汤，配用补血通络的药物，对产后乳汁缺乏症有效。以动物腰骨、尾骨等与补肾药杜仲、续断、牛膝等共炖服，对肾虚腰痛有良效。对于肾虚引发的小儿脑积水、智力不足、囟门迟闭等症，以动物腰骨、尾骨与六味地黄汤等共炖服，可取得一定的效果。

瑶医认为药食同用在具体运用时，要考虑到病人体质、自然环境、季节等因素，因人、因时、因地制宜地进行。如老年人肾精亏虚，气血不足，宜适当食狗肉、蛤蚧肉、麻雀肉等血肉有情之品，以达到调和气血、补肾填精的功效；对于慢性虚寒性疾病，常以温热性食物来配合有关药物，以振奋阳气，祛除寒邪，并配用桂圆肉、生姜、大枣、羊肉、狗肉等食物；对于急性热性病人，在给予清热解毒药的同时，可予以甘凉的食物，如生梨、生藕、香蕉、荸荠、银耳、绿豆汤等，以清热养阴生津；如在治疗各种邪气在表之感冒症时，于发汗的同时，配用一些辛温的药食，如葱豉粥等，可缩短病程。

## （二）瑶族药膳养生方

瑶族药膳方制作简单、独具特色、疗效显著。在瑶族流传下来的养生山歌中有比较好的体现，如"常服菖蒲骨坚颜面艳，延年益寿百年长""二月鸡矢糕，可预防四肢湿痹；三月清明黄花饭，可防治肝炎目赤；四月的糯米饭同韭菜炒，预防湿气与岚瘴；五月端午饮用雄黄酒，可防癣鼠瘘痔疽疮"。一些瑶族常见的药膳养生方在疾病的治疗与预防中具有较好的疗效。

### 1. 瑶族耳聋药膳方

处方：响铃草（又名假花生）35g，猪耳朵1对。

制法用法：药与猪耳朵加水共炖，加盐少许，每日1剂，分2次食肉饮汤。7日为1个疗程。

### 2. 瑶族妊娠水肿药膳方

处方：倒生根、阿胶各50g，鲜鲤鱼1条（约500g），糯米100g。

制法用法：先将药加水浓煎，去渣取液煮鱼，鱼熟后取出，再加入糯米、阿胶煮成稀粥，每日1剂，分3次吃鱼喝粥。3日为1个疗程。

### 3. 瑶族跌仆所致胎动不安药膳方

处方：大鹅爪草、血母茹各60g，益母草30g，母鸡1只。

制法用法：药与鸡肉共炖，每日1剂，分3次服。3日为1个疗程。

### 4. 瑶族产后血瘀腹痛药膳方

处方：当归尾12g，红花、桃仁各10g，三棱、莪术各9g，大黄6g，鲜鲤鱼1条（约250g）。

制法用法：鲤鱼去内脏，与药共炖，每日1剂，分3次食鱼饮汤。

5. 瑶族消化不良药膳方

处方：小石兰20g，瘦猪肉50g。

制法用法：将药洗净切碎，加水适量，与瘦猪肉共煮熟后，分2次食肉饮汤。5日为1个疗程。

6. 瑶族小儿疳证药膳方

处方：吊马桩10g，打不死6g，猪肉50g。

制法用法：药与肉共炖熟，每日1剂，分2次食肉饮汤。5日为1个疗程。

7. 瑶族闭经药膳方

处方：芹菜花50g，穿破石、马鞭草、益母草、山苍子树根各15g，指甲花10g。

制法用法：水煎2次，去渣取液混合，分3次服。1周为1个疗程。

8. 瑶族小儿支气管哮喘药膳方

处方：鲜鸡蛋7个。

制法用法：将鸡蛋装入瓦罐中，取患儿尿液适量（浸泡液高于鸡蛋1.5cm）倒入瓦罐内浸泡7昼夜，每天早晨取蛋1个煮熟，去壳后空腹服用，每日1个。1个月为1个疗程。

## （三）瑶族食疗养生原理

瑶族人民在长期迁徙的过程中，吸收中原的饮食养疗文化，又融合自身的饮食特点和日常习惯，形成了独特的饮食养疗文化，丰富了瑶医养生保健与防病治病的内涵，是祖国传统文化的瑰宝。

瑶族民间很重视食疗，有丰富的食疗术，是历代健康和长寿者辈出的民族。瑶族民间习惯用富含蛋白质的动物来配制扶正补虚的食疗方，形成了"扶正补虚，必配用血肉之品"的用药特点。《桂海虞衡志·志虫鱼》记载，早在宋代以前，广西壮瑶族先民就有以蚺蛇胆及肉为药或食用的经验。瑶族民间流传有"一鼠顶三鸡"之说，认为鼠肉有滋补强壮之效，这与古籍的记载有相似之处。《岭南杂记》载，有瓯骆人喜食山珍的习俗，喜食虫，如蝗虫、蚯蚓、蜈蚣、蚂蚁、蝴蝶之类，见即啖之。粮食作物如水稻、玉米、番薯、芋头、大豆等不仅是瑶乡人民的主粮，而且是健脾胃、益肾气、延年益寿的食疗瑶药。据《宁明州志》（1914年）载，有县内邓崇医生用糯米汤圆治愈久疟的案例，民间验方也有每晚吃一个炙透的精米团治疗夜尿多的方法。桂平、靖西、德保地区用黑糯米酿成的甜酒，具有补中益气的功效。

瑶族食疗遵循"春夏以祛湿为主，长夏以散热为主，秋冬以进补为主"的饮食养疗原则。其根本目的是运用食物来调整机体的盈亏，使受到干扰或破坏的盈亏两方面恢复其平衡状态。如蔬菜、瓜果性质多寒，能清热解渴，适用于大便燥结等热性疾病；而对虚寒之体及胃痛等寒性疾病，多食则易生痰动火、损害目力。动物肉及油炸食物，难于消化，有损脾胃功能，凡患脾胃虚弱及牙齿不健全者，均属禁忌。鹅肉、母猪肉、海鲜、菠萝、葱等瑶医称为"发物"，认为是动风生痰助火之品，疮疡、皮肤病、性病、手术后应禁食，以免病情加重或延久不愈。瑶族民间还有忌"撞板"之说，即"并食毒"，如花心红薯不能和芭蕉合食，绿豆不能和狗肉合食，鳖不能和苋菜合食等。

## （四）瑶族食疗养生分类

### 1. 主食类

水稻还有玉米、红薯、芋头等杂粮是瑶族人民的主食，具有补益脾肾、延年益寿的功效。食用这些主食时，瑶族人民多采用蒸、煮的烹制方法，不仅保留了食物的原始风味，还最大限度地避免了营养成分的丢失。如桂平地区利用柴火烤透的糯米团子治疗小儿夜尿频多。

### 2. 酱料类

在食物原料匮乏且来源不稳定的时代，瑶民用盐保存食物原料，生产出豆豉、盐渍蔬菜、鲊肉、腊肉等各种盐渍物，瑶族特色酱料也应运而生。据《赤雅·卷下》载："蒟酱，瑶峒中家家有之，以荜茇为主，杂以香草，味虽佳，不足为异耳"。可见"瑶峒""苗寨"平常即食用蒟酱。鸟鲊是瑶族地区的山珍佳品，储存15年以上的鸟鲊，会变成胶汁，融化为液体后服用，可治痢疾。而瑶族人民常用酢来制作酸味蔬果，如酸沙梨、酸木瓜、酸金橘、酸葡萄、酸韭菜、酸豆芽、酸辣椒、酸笋等，均有健运脾胃、消食等作用，尤其适合炎热的夏天食用。

### 3. 茶水类

瑶族多居于深山中，气候条件恶劣，夏季闷热潮湿，人体腠理开放，汗液外泄致津气耗损；冬季湿冷刺骨，寒湿之邪侵袭人体，气血瘀滞则经脉不利。因此，瑶族人民根据节令气候的变化规律及对人体盈亏平衡的认识，调制出多种不同功效的药茶。春季饮用罗汉果茶，可清热润肺、化痰止咳。夏季饮用甜叶菊加葛根茶或九节风加茅根茶，清热解暑、生津止渴。秋季饮用甜叶菊茶，疏风清热、平肝明目。冬季则可饮用老姜茶，祛风散寒、温中和胃。

**参考文献**

[1]庞宇舟.壮医药文化概论［M］.南宁：广西科学技术出版社，2017.

[2]李彤，李如海.瑶医诊疗技术临床应用规范［M］.南宁：广西科学技术出版社，2017.

[3]覃迅云，李彤.中国瑶医学［M］.北京：民族出版社，2001.

[4]王文安.中国少数民族医术绝招：下卷［M］.内蒙古：远方出版社，2000.

# 第六节 壮瑶族运动养生法

## 一、壮拳养生法

壮拳，也称军拳，是在广西流行的一种地方拳法。随着历史的发展、社会的进步，壮拳的功能由封建社会时期的防身战斗演变成了现代的健身养生。人们意识到通过壮拳套路、功法（包括静桩和动桩）的练习可达到强身健体、调理身心、释放压力的目的，逐渐形成练习壮拳健身养生的观念和习惯。

### 1. 壮拳的起源

远古时期，壮族人民在长期的狩猎中，通过观察各种野兽蹲伏、奔跑、闪展腾挪的姿态和特点，悟出豹的敏捷，猴的灵巧，蛇的柔性，鹤的轻盈，虎的雄姿，并将动物的姿势和动作融入技术动作中，逐渐形成了壮拳的雏形。

### 2. 壮拳的特点

壮拳采用"站桩""打沙袋""打树桩""走梅花桩""七步铁线基本桩功"等功法练功。现存拳术套路有35种，如擒功大王拳、霸王锤、梅花桩拳等；常用器械套路有14种，如雪花盖顶刀、八卦良棍、白鹤棍等；对练套路有2种，即八卦榔棍对练、三叉耙头对棍。壮拳的动作彪悍粗犷，形象朴实，功架清晰准确，沉实稳健，拳刚势烈，多短打，擅标掌，少跳跃，杆拳时结合使用壮语发音，借声气摧力。壮拳具有以攻为守的特点，反映了壮族人民大无畏的民族气概和舍生取义、团结协作的民族精神。同时，壮拳强调的是内心宁静的"自养之道"，这正是武术感悟拳法的前提，也是修养心性的基础。

### 3. 壮拳的养生保健作用

壮拳主要是通过顺应自然规律、形体锻炼、精神调养和食物进补等来进行强身健体与养生。其所蕴涵的保健养生内容、功能和价值逐渐被人们认可并发掘，壮拳及其养生文化成了重要的养生形式。壮拳和中华传统武术一样是以中国古代哲学养生思想为理论体系，在天人相应，形神合一，内外兼修学说的指导下与现代医学保健知识结合，形成了独特的养生方法和养生文化。

壮拳主要通过桩功来进行功法练习调心、调身、调息、增强体力等。它能激发人体潜力，促进气血运行，达到调养经络的养生健身效果。壮拳在进行功法锻炼过程中，以站桩为主，同时配合柔功和武术功法中含有的冥想、入静等训练手段来达到养生健身的效果。其中，柔功有利于提高关节的柔韧性，站桩可增强腿的稳定性，在练习的过程中讲究意、气、力的内在配合。现代中医理论研究证明，站桩对促进慢性病患者的康复具有重要作用，长期科学合理地训练可以全面提高身体的柔韧性、爆发力和协调性，对增强身体素质、调节身体内环境平衡有很大帮助。总之，壮拳是中华民族的文化瑰宝，它集健身养生、防身、修身养性为一体，是一项具有较好养生保健作用的运动项目。

## 二、赛龙舟养生法

赛龙舟是我国端午节的习俗之一，也是端午节最重要的节日民俗活动之一，在中国南方地区较为常见，在北方靠近河湖的城市也有赛龙舟的习俗，而大部分是划旱龙舟、舞龙船的形式。广西的赛龙舟运动民族特色突出，具有比赛、健身、娱乐、文化等多个功能。

### 1. 壮族赛龙舟的起源

南方地区河流众多，同时雨水天气也较多，经常出现洪涝灾害。由于古代科学技术落后，人们在面对自然灾害时往往束手无策，只能够求助神灵，他们认为水灾是河神不满当地人的所作所为而引起的，因此在水灾高发地区的壮族人民就会采取各种形式的祭祀活动来祭拜河神。壮族人民龙舟竞渡多在农耕稻作生产的前期或收获季节举行，期望农作物丰收，表达对生活的美好希望和喜悦，加强村民间的交流活动，是一种轻松愉快的以求得身心健康和平衡的族群娱乐体育活动，逐渐发展便成了流传至今的赛龙舟运动。

### 2. 赛龙舟的特点

广西壮族地区举行龙舟竞渡有着严格的仪式规定，有起龙、拜神、采青、划船、龙舟宴、拜神、入窨（比赛结束后，把龙舟埋藏）。临近端午节，村寨寨老主持祭祀仪式，先请出龙头和龙尾，沿街道舞龙头、龙尾到各家，寓意祭祀，募捐钱物供组织龙舟竞渡所需。然后，选择吉日在伴有敲鼓的隆隆声中进行起龙，把埋藏于河道中的龙船挖出，去掉龙船上面淤泥中的杂草，用龙架将其支起，用水洗净，再经数天后抹猪油、补桐油，然后把龙头龙尾请到龙舟上，进行划练。竞渡之日，村寨统一吃饭，龙舟竞渡开赛前，摆粽子、黄酒等祭祀品进行祭拜，继而用公鸡血来祭祀神灵并给龙头点睛，接着请龙舟上水进行竞渡，结束后发放酒、鸡、烤猪等奖品，再进行藏龙。

### 3. 赛龙舟的养生保健作用

壮族龙舟竞渡是一项协作性很强、参与人数较多的水上集体运动项目。龙舟经常在有阻力的作用下完成划桨动作，对于提高指、腕、肘、肩等关节的灵活性，提高人体心、肺功能，发达上臂肌肉及胸大肌等，都非常有益。端午时节是一年当中阳气至盛的时段，因为这时天气较闷热，人的情绪会变得急躁，会影响脏腑的功能，亦可导致精神疾患，如喜伤心、怒伤肝、忧伤脾。夏季养生，最重要的是要使脾胃心肺之气调顺。划龙舟能使全身气血畅通，可增益心肺功能，调理脾胃代谢，通调气血循行，忧郁情绪也随之化开，利于疾病的预防与养生。

如歌仙刘三姐的故乡桂林，龙舟竞渡不仅是简单竞划，更是歌唱大赛。那里的龙船歌共有八章，多为即兴编唱。出船唱"发兵歌"，竞渡唱"游船歌"，众桡手凯旋时全村人到江边唱"得胜歌"，翻江倒海，地动山摇。歌声不仅可以鼓舞比赛者的士气，提高战斗力，还有利于人们内心情感的表达与宣泄。

目前，在提倡民族传统体育走向大众化的趋势下，赛龙舟具有以健身性、娱乐性为主，竞技性为辅的特点，使参与者在愉悦身心的运动中对抗身体负荷，从而实现强身健体的作用。另外，赛龙舟的场所、形式、节日等文化内涵，都着重于人的身心需要和情感愿望的满足，有利于参与者和观众得到较直接的令人愉悦的情感抒发和宣泄，达到生理健康和心理欢悦。

### 三、拾天灯养生法

拾天灯是广西壮瑶族地区比较流行的一种传统体育活动，在广东连山壮族瑶族自治县一带也广泛盛行。拾天灯活动一般在喜庆节日和丰收后举行。壮瑶人民认为天灯象征着吉祥和健康长寿。

#### 1. 拾天灯的起源

拾天灯在壮瑶族地区的流行最开始与当地的气候、生活环境、文化习俗及历史背景有关。壮瑶族人民居住在亚热带地区，气候炎热潮湿，且多高山丘陵，树木茂密。因为以前常有土匪侵扰，村民到山区避难，等土匪离去后，探听消息的人便在夜间以施放天灯为信号报平安，借此告知避难的村民可以下山，后来就逐渐演变成了拾天灯的民俗娱乐运动。

#### 2. 拾天灯的特点

天灯的制作方法比较简单，一般选择优质竹青扎成圆状框架，直径50～70cm，外糊棉纸，底部放一盏小油灯（大小不限），即成一台形如水桶的"天灯"。点燃油灯后，天灯内气温升高，便徐徐升空，随风飘荡，直到油干灯灭，方缓缓下落。拾天灯多以比赛方式进行，赛时，先鸣炮3响，即点燃油灯，待天灯升空后，各参赛队（一般以村寨为单位）派出身强力壮的选手，沿天灯飘荡的方向奋力奔跑，跋山涉水，紧追天灯，有时需奔跑十数里山路。最先拾到天灯的选手将会受到大家的称赞和祝贺。

#### 3. 拾天灯的养生保健作用

在拾天灯活动中，壮瑶族人民将亲手制作的"天灯"放飞空中，表达丰收的喜悦，并许下美好的愿望，利于情志的舒畅。同时，追逐天灯的运动中，需要考验参赛者的体力、耐力及毅力，这与平时的体育锻炼及运动有关。通过一年又一年的比赛，久而久之可增强体质，磨砺意志，有利于预防疾病，保健养生。

### 四、铜鼓舞养生法

铜鼓舞是壮瑶族古老的舞蹈形式之一，历史悠久，源于古代民间的祭祀活动，早在壮族地区的左江花山岩画上就有以铜鼓作乐的形象，后用于娱乐和礼仪活动。铜鼓舞是一项娱乐健身的民俗传统体育运动，是民族文化遗产中的瑰宝，流传于中国南方以及西南地区的壮族、瑶族等少数民族中，是以敲打铜鼓起舞为共同特征的舞蹈。

### 1. 铜鼓舞的起源

原始时代，由于娱乐工具的缺乏，在劳动之余，人们通过敲击劳动工具或生活用具以取乐。新石器时代，陶器出现，人们从陶釜内取尽食物之后，将陶釜反倒过来，用木棍敲击，伴随简单的节奏声舞蹈，这就形成了最初的铜鼓舞。通过敲击具有乐器性能的陶釜以娱神，以求获得神灵的庇佑。由于对万物有灵的自然崇拜，祭祀活动频繁，人们认为依靠舞蹈可以同自然和神灵的沟通，取得与自然和神灵的和解。

### 2. 铜鼓舞的特点

（1）壮族铜鼓舞。

壮族铜鼓舞表演，一般由7人以上组成舞队，其中4人敲铜鼓，1人打皮鼓，1人舞竹筛或雨帽，1人舞竹筒。铜鼓两面或四面成套，两面铜鼓的各由2人共敲一鼓，称一公一母；四面铜鼓一组的，4人每人各敲一鼓，称二公二母。舞蹈的内容多为农业生活活动的再现，如开场、春耕、夏种、秋收、冬藏、迎春等部分，用舞蹈形式表现出来，给人以鼓舞、向往、充满生机与希望。

（2）瑶族铜鼓舞。

瑶族铜鼓舞是瑶族人民的一种民间舞蹈形式，流传于广西田林县的木柄瑶和长发瑶支系中，至今已有200多年的历史，其中以广西白裤瑶铜鼓舞最为出名。

白裤瑶族生活在偏僻的大石山区之中，其生存环境相当恶劣。远古时期，白裤瑶族的先民们一方面要从恶劣的环境中获取食物，另一方面还要应对不同部落之间的斗争，以保卫自己的妻儿财产，而要做到这些，必须拥有强健的体魄。因此，每逢重大节日以及丧葬活动都要跳铜鼓舞，以达到强身健体的目的。

### 3. 铜鼓舞的养生保健作用

（1）壮族铜鼓舞与养生。

壮族铜鼓舞有一定的动作套路，兼顾头、颈、手、胸、髋、腿等部位，有助于全身气血的通畅，能起到很好的调气作用，使三部之气保持同步，从而保持身体健康。壮族先民大都居于岭南地区，气候炎热、山多林密，交通不便，生存条件恶劣，出于生存的需要，在长期的生活实践中，他们逐渐体会到舞蹈是一种有益身心的活动，通过舞蹈的肢体动作可表达思想情感，使身体变得柔软，增强体质，有利于预防疾病与养生保健。

（2）瑶族铜鼓舞与养生。

在铜鼓舞表演过程中，不仅是敲打铜鼓的舞者要进行表演，敲击牛皮大鼓者也要进行表演，且均可以按照自己的个性进行表演，只要基本打法以及节奏保持不变，便可任意发挥自己的演奏技巧与艺术创造力。此外，为保证所有人均能够得到锻炼，铜鼓舞表演还不受性别、年龄的限制，只要自己有意愿参与其中，白裤瑶族的任何一个成员均可加入表演的队伍。这样，在节奏感极强的铜鼓的伴奏下，白裤瑶族人民载歌载舞，在释放情绪、缓解压力的同时，达到了强身健体的目的。瑶族的铜鼓舞积淀着瑶族先民的自然崇拜、祖先崇拜，维系民族生存发展等多方面的历史文化内涵，具有鲜明的民族特色、地域特色和重要的历史价值、文化价值、艺术价值。

## 五、投绣球养生法

投绣球运动是指投球人手持绣球的挂绳，通过摆动绣球并使绣球获得一定速度后将绣球抛出，绣球在空中抛出弧线后落在一定区域内，让接球人争抢的运动项目。

### 1. 投绣球的起源

投绣球是壮族人民喜闻乐见的传统民俗体育项目，在壮族地区广为流行。其历史悠久，最早出现于2000年前的左江花山岩画上。当时用的是青铜铸制的兵器，可以甩投，称为"飞砣"，多在作战和狩猎中应用。后来人们将飞砣改制成绣花囊，互相抛接娱乐。到了宋代，逐渐演变成为壮族男女青年表达爱情的媒介。如今"投绣球"活动仍在广西百色、柳州、南宁、河池等地流传。

### 2. 投绣球的特点

绣球多是用手工做成，以圆形最为常见，也有椭圆形、方形、菱形等，多以红、黄、绿三色做底料及面料。绣球大多为12瓣，每瓣皆绣上各式吉祥物，如梅、兰、菊、竹等花卉图案或春燕、龙、凤等，上下两端分别系有彩带和红坠。投绣球运动作为一项传统体育项目，要求比赛场地与排球场一样大，场地中间用焊钢竖一个圈，圈心距地面9m；分两边进行比赛，每边5男5女；绣球用各色绸布或花布做成，内装黄豆、绿豆或细沙，直径60mm，重约150g，球的尾端系上一根五彩冠带，便于用手抛投。比赛时，将球穿投过圈即得1分。规定时间内以得分多者为胜。

### 3. 投绣球的养生保健作用

投绣球运动是广西壮族最有代表性的民族体育项目，投绣球不仅能较全面地提高人体的运动能力和适应能力，表现个性和调节心情，而且对增进人际交往、提高个人修养和激发个人创造能力起到积极的作用，具有较强的竞技价值、健身价值和娱乐价值。

## 六、打陀螺养生法

陀螺运动是一项古老的中国民间体育活动，是民族传统体育文化的重要组成部分，具有突出的健身娱乐性、艺术性和可观赏性。在广西、云南、贵州等地区开展较为广泛，其中以白裤瑶的打陀螺运动尤为出名。

### 1. 白裤瑶打陀螺的起源

打陀螺是勤劳勇敢的白裤瑶族保留的属于本民族原始而丰富的传统文化，是白裤瑶先民在狩猎过程中为了提高狩猎成功率，用石块来练习投掷准度而逐渐演变过来的民族传统体育项目。

### 2. 打陀螺的特点

白裤瑶族民间打陀螺，一般是比赛旋转时间长短或互相撞击的准确性及稳定性。比赛器材通常采用木质的平头陀螺，鞭由鞭杆和鞭绳组成。在一块平整的长25m、宽15m的场地上，设有放陀区（直径为1.6m）和打陀区。守方将陀螺旋放于放陀区，待陀螺旋转稳定后，攻方站在打陀区扔出自己旋转的陀螺去击打放陀区的守方陀螺，以将守方陀螺击倒或砸出界外，而自己的陀螺仍保持旋转者为胜。尽管各少数民族打陀螺的方法不一，但均具有一定的对抗性、技巧性、趣味性。

### 3. 打陀螺的养生保健作用

打陀螺运动是一项利用手臂的力量和全身协调配合的活动项目，可锻炼人体协调性和腕部力量，培养敏锐的观察力，且具有很强的对抗性、技巧性、趣味性，是一项综合的能全面健身的体育活动。经常参加打陀螺运动和比赛，不仅可以提高个人的速度、力量、灵敏性、耐力等身体素质和人体的机能，还能提高人体对外界环境的适应能力和对疾病的抵抗能力。同时打陀螺也可促进人体各器官的运动和中枢神经系统的活动，达到锻炼身体的效果，集娱乐健身、宗教信仰、民风民俗等于一体，具有较高的参与、观赏、健身、休闲娱乐等价值。

## 七、舞狮养生法

舞狮，又称"狮舞""弄狮""耍狮子"。自舞狮运动出现以来，从未断绝，并形成灿烂的舞狮文化，成为中国民俗体育的文化瑰宝。因为舞狮运动注入了中国传统文化思想，所以它不仅是一项传统体育项目，更是一种传统文化艺术。

### 1. 舞狮的起源

相传汉章帝时，西域大月氏国向汉朝进贡了一头金毛雄狮子，使者扬言，若有人能驯服此狮，便继续向汉朝进贡，否则断绝邦交。在大月氏使者走后，汉章帝先后选了3人驯狮，均未成功。后来金毛雄狮狂性发作，被宫人乱棒打死，宫人为逃避汉章帝降罪，于是将狮皮剥下，由宫人兄弟俩一人装扮成金毛狮子，另一人逗引起舞，此举不但骗过了大月氏国使臣，连汉章帝也信以为真，此事后来传出汉宫，老百姓认为舞狮子是为国争光、吉祥的象征，于是仿造狮子，表演狮子舞。舞狮运动从此风靡流行。

### 2. 舞狮的特点

壮瑶族在春节期间也有舞狮的习俗，虽由汉族传入，但其在传统舞狮的基础上又加入了属于自己民族的特色。

（1）壮族舞狮。

舞狮是壮族人民喜爱的一项传统体育活动，广西田阳的高台舞狮尤其具有地方民族特色。将八仙桌的桌脚朝上叠成方形，共八层，约九米高，由年手持彩球，引逗两人舞动的雄狮沿着"八仙桌"攀缘登顶，然后在四腿上表演，动作惊险，表现了表演者高超的舞狮技艺。田阳舞狮在传统舞狮腾、跃、翻、滚等套路的基础上，通过挖掘、整理、改革和创新，创作出"双狮戏球""狮子上金山""刀尖狮技""狮游梅花桩"等数十个节目。这些节目造型美观，动作变化多样，技艺高超，于2011年4月被列入县级非物质文化遗产保护名录。舞狮现已逐步发展成为民众喜闻乐见的一项集娱乐、喜庆、表演、交流、健身和竞技等多种技能于一体的文化体育活动，极大地丰富了群众的文化生活。

（2）瑶族舞狮。

恭城瑶族舞狮在平地瑶地区接受比较早，过山瑶地区则较晚。乡下村落的舞狮队一般于农历正月初一在本村舞狮，拜过各户香火后，再在村中"旷坪堂"，除舞狮外，还配以傩面、猴头的嬉戏，还有拳、棍、刀等武术表演。正月初二，结队自动出村或应邀出村玩耍。一人在前，到各堂屋发使家主有所准备，狮队敲锣打鼓进村，在村前拜过土地神，然后进入各户堂拜年。舞狮以爆竹定时间，爆竹燃放时间越久，舞狮的时间就越长。到了中午各户热情接待，纷纷拉"狮子客"入家中喝酒、吃饭。下午再在村中"耍堂"，让村人集体观摩全堂武技。如此出村或断或续，直至正月十五闹元宵后结束。

### 3. 舞狮的养生保健作用

舞狮的动作不仅内容丰富，而且对表演者体力与技巧的要求都很高。舞狮活动可以充分舒展筋骨，锻炼身体，达到增强体质的目的，是一项强身健体、愉悦身心的重要民俗体育活动。这项运动能使人体的筋骨肌肉得到锻炼，可以宣泄导滞、疏利关节、磨砺意志，有效促进新陈代谢，促进气血流畅，增强体质，使身体不易受致病因素的侵害和干扰，从而达到强身健体、防病治病、益寿延年的目的。

## 参考文献

[1] 何卫东，伍广津. 论广西壮族投绣球竞技的发展状况［J］. 广西民族学院学报：自然科学版，2005（3）：102-104.

[2] 黄汉儒. 中国壮医学［M］. 南宁：广西民族出版社，2001.

[3] 贾建峰. 广西南丹白裤瑶陀螺文化研究［D］. 南宁：广西民族大学，2014.

[4] 周巍峙，徐赣丽. 中国节日志 春节：广西卷［M］. 北京：光明日报出版社，2015.

[5] 黄海波，温长路. 话说国医：广西卷［M］. 郑州：河南科学技术出版社，2017.

[6] 王俊. 中国古代武术［M］. 北京：中国商业出版社，2015.

[7] 凌齐. 广西壮族龙舟文化研究［D］. 南宁：广西民族大学，2012.

[8] 覃保霖，覃自容. 花山崖画与壮医气功［J］. 内蒙古中医药，1985（2）：29-30.

[9] 冯骥才. 中国非物质文化遗产百科全书［M］. 北京：中国文联出版社，2015.

壮瑶族医养结合的方法与应用

# 第七节　壮瑶族起居养生法

## 一、居室养生

壮瑶族人民主要聚居在重峦叠嶂、江河网罗的两江（左江、右江）和红水河流域，这些地方山高林密，湿热交蒸，多有虫毒滋生，疫疠流行。壮瑶族先民根据壮族地区的地理环境及气候条件，形成了具有本民族特点的人居文化，特别是为了预防疾病、避免虫兽伤害，利于卫生和保健，而发明了干栏式建筑。

壮瑶族村寨的房屋多以竹木为原料，建成上下两层的干栏式建筑，楼下养牲畜和放置杂物，楼上住人，楼前楼侧还有木条架设的晒台，便于晾晒衣物和乘凉。干栏建筑是壮瑶族人民为了适应南方地区炎热多雨、地面潮湿、瘴气弥漫和毒虫猛兽横行的自然环境而发明建造的一种居住形式，满足了当地人们的生理和心理需要。

干栏式建筑有以下特点。一是防避瘴气。壮乡被称为"瘴乡"，诸多史书、地方志都对壮族地区的瘴气论述颇多，瘴气和瘴区成为死亡毒气、死亡之乡的代名词。壮瑶族先民十分重视未病先防，并在长期的生活和实践中总结出一些颇具特色的预防瘴气的方法，干栏建筑就是为了预防瘴气而建造的。二是避免潮湿。壮族居住在亚热带地区，气候炎热、潮湿、多雨。《素问·异法方宜论》记载，"南方者，天地所长养，阳之所盛处也，其地下，水土弱，雾露之所聚也，其民嗜酸而食胕。故其民皆致理而赤色，其病挛痹。"由于气候潮湿多雨，易犯"挛痹"之疾，干栏楼居建筑背坡而筑，人居高层，干燥通风，可以减少风湿病的发生。三是防范虫兽袭击。干栏式建筑底层架空，离开地面，可以防范毒蛇猛兽的袭击，减少虫兽引起的伤害。四是卫生保健。干栏建筑"人居其上，牛犬居其下"，既可人、畜分离，又使得通风、采光良好，冬暖夏凉，居住起来很舒适。这些特点使其成为经济适用的民居建筑形式，体现了壮瑶族同胞顺应自然，与自然环境和谐共存的生态审美观。这些房屋多傍山而建，环绕涓涓溪流，清爽宜人，通风采光良好，很适应壮乡湿热多雾的自然环境，是壮瑶族人民在生活实践中防病保健的又一创举。

## 二、衣着养生

### 1. 壮族衣着服饰

壮族的传统服饰是适应本民族生产、生活和审美情趣而产生和发展的。壮族传统服装以黑、蓝两色为主，黑蓝色素是以十字花科植物菘蓝、草大青和豆科植物木兰或蓼科植物靛蓝等叶子提炼而成，俗称"蓝靛"。《本草拾遗》说：靛蓝"敷热疮，解诸毒"，具有清热解毒的作用，可防止蚊虫叮咬，适应壮族地区的气候环境。黑色是土地的本色，也是壮族服饰的主色调，代表着庄重和严肃，每逢喜庆或祭祀等重大节日，人民都会穿上黑色盛装；而蓝色是最亲近自然的颜色，在生产和生活中也较耐脏，因为炎热地区多雨，多泥水，人也多出汗，故衣服以这两种颜色为主。

壮族服饰的式样特点之一就是衣袖、裤脚宽松，使四肢得到最大限度的舒展，这样便于在山里行走和田间劳作，讲究实用性。另外，服饰上常绣或染各种花边图案，图案题材主要是花草树木、鸟兽虫鱼、山水流云、日月星辰等自然界当中与人民生活息息相关的内容，这样的款式既朴素大方，又符合审美的需要，同时反映了古代壮族先民热爱大自然，人与天地万物相融合的思想。

### 2. 瑶族衣着服饰

瑶族服饰五彩斑斓、绚丽多姿，是瑶族文化艺术的重要组成部分。早在汉代，有关史籍就记载了瑶族先民"好五色衣"和"浓裳斑斓"的特点。千百年来，尽管瑶族人民处于不断迁徙、游耕的状态，但服饰仍然长期保持了款式多样、色彩夺目、图案古朴、工艺精美的鲜明的民族特色。瑶族的服饰美，集中体现在服饰的图案上。图案取材于生活，内容极为广泛，有动物、植物、生产工具、日月天象、人物神态以及民族历史传说等。这些图案色彩鲜明、线条简练古朴、庄重大方，它不仅显示了瑶族妇女的艺术才华，也反映了瑶族人民勤劳朴素的生活、耿直敦厚的思想感情和坚强的民族性格。

瑶族精于织染、刺绣，在服饰上亦多有运用，造就了瑶族服饰鲜明的民族特色。如瑶族人民以娴熟的靛蓝印染和印花技术，制作出了驰名中外的"瑶斑布"；瑶族妇女挑花并没有事先在布料上绘制图案，全凭心灵手巧在织土布的经纬交织处，一针一线地挑出各种色彩和谐、形象逼真的花纹图案。

## 三、沐浴养生

沐浴为复合词，沐、浴其意各不同。《说文》说："沐，濯发也。"《论衡·讥日》说："且沐者，去首垢也，洗去足垢，盥去手垢，浴去身垢，皆去一形之垢，其实等也。"古人用字甚有讲究，洗头为沐，洗脚为洗，洗手为盥，洗身为浴，浴者多沐故常通称沐浴。

沐浴是保持个人卫生的必要手段。《千金要方·退居·养性》说："身数沐浴，务令洁净，则神安道胜也。"沐浴养生可用水、或在水中加入药剂、特定物质，或用其他物质浸泡身体用于防治疾病。采用矿泉浴、日光浴等自然存在的物质条件进行的沐浴称为自然浴法，加入特定药物者为药浴。

其中，瑶族庞桶药浴是瑶族人民在长期的社会生产、实践中创造的一种特色疗法，是瑶民治病养生的良好习俗。将采集的新鲜草药，放入大口锅中煎煮，药液煮沸后20～30min，趁热倒入特制的大木桶中，加适量冷水，保持水温在38～42℃进行洗浴以治疗疾病。瑶族药浴是在瑶医基础理论的指导下，通过祛风除湿、舒筋活血、解毒通络等功能以达到调整机体盈亏平衡的目的，使人体各部位恢复正常功能。

瑶族药浴是瑶民生活的一部分，生老病死，莫不药浴。妇女生孩子，满三朝均洗药水澡，可使婴儿健康；产妇祛风去瘀，补身强体，产后一周就能劳动。用艾叶煎液给初生婴儿沐浴，可预防皮肤病；用葫芦卷须在除夕夜给小儿洗澡，可预防麻疹。端午节家家户户采鲜药沐浴，能防治流行病，伤风感冒、头痛脑热、风寒湿痹、关节疼痛、皮肤感染、妇女痛经，均能一洗了之。药浴既是瑶民家传的保健方法，亦是瑶医最常应用的治疗方法，具有操作简单、应用广泛、效果良好的特点。

**参考文献**

［1］赵冶. 广西壮族传统聚落及民居研究［D］. 广州：华南理工大学，2012.

［2］石景斌. 壮族服饰介绍［J］. 中南民族学院学报：哲学社会科学版，1990（1）：26-29.

［3］蓝毓营. 庞桶药浴在瑶医防治疾病中的运用［J］. 广西中医药，2014，37（1）：44-45.

# 第八节　壮瑶族环境养生

## 一、环境选择与调适

居处环境是指空气、水源、阳光、土壤、植被、住宅等因素综合起来，所形成的有利于人类生活、工作、学习的外部条件，因此对人类生存和健康很有意义。适宜的居处环境，有利于健康长寿；反之则对人体健康不利。古代养生学家非常重视居住地点的选择，认为应选择一个空气新鲜、风景优美、阳光充足、气候宜人、水源清洁、整洁安宁的自然环境居住，如山林、海滨、农村、市郊等。唐代孙思邈《千金翼方·退居·择地》说："山林深远，固是佳境……背山临水，气候高爽，土地良沃，泉水清美……地势好，亦居者安。"自古僧侣庙宇、皇家行宫，多建筑在高山、海岛等多林木且风景优美的地方，说明自古以来人们对于理想的养生环境的选择有独到的认识。

壮瑶族人民多居住在山林，村前屋后有绿水青山环绕，绿树成荫，鸟语花香，使人置身于美丽的大自然中，为生活增添了无穷情趣。傍水而居，使日常生活用水取用方便，尤其是清澈甘甜的泉水终年不断，可湿润空气，减少污染。例如，广西西北部的巴马瑶族自治县是有名的世界长寿之乡，自然生态环境保护完整，森林覆盖率高，空气中负离子含量高，不仅能够净化空气，而且能消除人体疲劳，振奋精神，稳脉降压，增强免疫力。经调查发现，凡是长寿之乡，都有宁静秀丽的山庄，或是景色宜人的田园。在这样的环境里生活，令人精神舒畅，从而使人体魄健壮，颐养天年。随着社会的改革及经济的发展，国家及壮瑶族地区的政策支持和资金投入加大，壮瑶族人民的生活和居住环境也随之发生了变化。很多偏僻的山林村落，修建了水泥路，通了车，交通便利了。政府、企业根据壮瑶族地区丰富的自然资源和优美的环境，大力开展旅游、养生、保健等项目设施，不仅促进了壮瑶族人民与外界的联系，同时也改变了其生活的原始环境，使得当地的壮瑶族人民努力发挥主观能动性，更好地适应环境的改变。

## 二、居室环境

### 1. 壮族居室环境

因有自然崇拜和祖先崇拜，壮族人民有供奉神龛的习俗，并将神龛放置在光线充足的房屋上厅，因此在使用中，房屋上厅内一般不会作为主要起居室。起居室通常置于下厅，与上厅以木板隔断做区分。而建筑的自然采光以房屋正立面为主，但因有上厅隔断的阻挡，所以起居室和每个房间内常年阴暗不透光，在房屋内活动常年需要开灯或以火炉照明。因人们日常烹煮以生火为主，且有围火取暖与制作熏肉的习俗，人们煮饭、吃饭、休息均以火堆为中心，灶台与起居室在同一空间，兼冬天取暖功能，并将生鱼肉悬挂在火堆上方房梁上制作熏肉。房屋起居室承担了人们日常生活、休息、会客、孩子学习等家中人口一切活动的功能，因此建筑内部常常显得拥挤而杂乱。

### 2. 瑶族居室环境

瑶族对不同建筑形式的选取，主要取决于居住环境与生产方式。依深山密林而居的瑶族多采用"人"字形棚居建筑式样；居住在坡度比较大的山岭地带的瑶族，多采用"吊脚楼"式建筑；居平原丘陵地区的瑶族，住房多为砖木或泥木结构；与壮族、汉族住宅相同，聚居山地的瑶族讲究村寨整体统一，房屋建筑多为层叠式，幢屋毗连，层次分明。大的村落山寨，房屋从山脚叠到山腰甚至到山顶，民族风格独特。

瑶族房屋建筑一般分为3个部分，即住房、粮仓、寮房。住房一般是一栋三间，中设厅堂，卧室设在两侧或中室后部，前部为灶膛或火膛。粮仓多用木板密封成堡垒形，用来贮藏玉米、稻谷，一般设在屋外或村旁，甚至有的设在数十里的山野田间。寮房多数是建在村寨旁边，用茅草搭盖，用以存放柴草或储存物件等。瑶族建造房屋还十分讲究选址，高山瑶和平地瑶都讲究背北向阳、依山傍水。向阳则利于健康，傍水则架枧或开沟引水容易。此外，他们还善于运用雕刻技术。高山瑶和平地瑶都用青石作木柱础，有防潮防蛀功能。柱础形状多样，多为上圆下方（四、六棱），家有盈余者，都会在柱上刻图案花草，如道家的"暗八宝"和名贵花鸟以寓意吉祥和高雅。中堂均设神台，上层祭祖，下层祭土地，神台周边雕刻精致的龙凤图案。高山瑶临走廊面的窗子和平地瑶的门窗多有雕刻，意境随主人所好。

## 三、居室周围环境

### 1. 壮族居室周围环境

壮族的村落的共同特点，即村前屋后多有清水绿树环绕。村后的树一般被视为神树，不能随便砍伐，因此，一面古木参天，郁郁葱葱，而另一面人声鼎沸，鸡犬相闻，两个景象相映成趣，构成村寨的一幅美景。人们喜欢在村前挖塘养鱼、种藕，在自己的屋外边种植荆刺形成篱笆围上一圈，篱笆和屋子之间的环形空地做院子、菜圃和果园，种上各种蔬菜以及龙眼、芭蕉、柚子、桃李、翠竹等，使屋子周围花果飘香，四季常青，各种鸟禽蜂蝶与人相处，自然与人融为一体。壮族的屋子多属干栏式建筑，在干栏与干栏之间，则按照家族相对聚居的习俗布局，由山腰往下呈辐射式扩展。每行前后用飞桥串联起来，形成串联式干栏群，或根据地形把干栏排成梯级干栏群、一字长蛇群等。干栏群落多种多样，富于变化，在变化中求统一，表现了壮族人民顺应自然，又巧夺天工，追求自然和谐的审美心理。壮族的干栏式建筑属木质结构，包括主楼和附属的偏厦、抱厦、望楼。从高山俯瞰壮族干栏，远远望去，屋、楼、阁、台、廊与周围的山水树木融为一体，给人以无限宁静安详的美感。

### 2. 瑶族居室周围环境

瑶族大部分居住在高山地带，有一部分居住在河谷丘陵地区。瑶族"流布于岭表溪洞间""依山傍险而居"，多以族居为主，部分与汉族杂处。居住在高山的瑶族村寨周围竹木叠翠，风景秀丽，但居住比较分散，三三两两零星居住在山里，一般是几家或独户，二十来户以上的寨子较少见，村户之间相距数里或数十里不等。受生产方式和生产力水平的影响，千百年来，瑶族人民刀耕火种，食尽一山又一山，居室往往无定处，每当要开垦新土地，待觅到适合的地点后，或整个村寨搬走，或几户结伴他迁，或单家独户另结屋舍。村寨之间大多相距一至四里，阡陌交通，鸡犬相闻。有些村寨有围墙、门楼以及井字形巷道，巷道有的镶以鹅卵石，有的铺以青石板。随着瑶族社会生产力水平和瑶族人民生活水平的不断提高，瑶族人民的居住环境也得到了极大的改善。许多高山大岭和偏远的地方也修通了公路，而且路况越来越好，使得居住相对稳定和集中，周围环境变得热闹起来。

**参考文献**

[1]刘军，丛诗琪.瑶族干栏式民居特色与可持续发展[J].美术大观，2016（2）：68-69.

[2]庞宇舟.壮医药文化概论[M].南宁：广西科学技术出版社，2017.

# 第九节　壮瑶族房事养生法

## 一、中国古代的性文化

中国古代性文化是在长期生活实践中，中华民族形成的性观念、习俗、行为以及有关性的知识、文艺、道德规范等。

性崇拜是原始人性爱意识的体现。性崇拜包括了生殖器官崇拜、性交崇拜等内容，它通过对性的歌颂、顶礼膜拜等行为表现出来。我国有着悠久的性文化传统，这在性崇拜、婚姻制度、性观念、性风俗、房中术、性文艺、性医学以及宗教中的某些内容等方面，都有深刻的痕迹。

性兴趣是全人类所共有的，但是中国古人在这方面除了有开放的、孜孜以求的一面外，还有比较含蓄、隐讳、藏而不露的特点，即对性问题讲究"含而不露""盖而不彰"，这既和东方人的品性、禀赋有关，也和古人认为性是淫秽不洁之物的观念有关。《诗经》"中媾之言，不可道也，言之羞也。"就是这种观念的反映。在性文物中，有不少外藏内露的东西，表面上是很普遍的人物或果品图形，但它的背面，底部或内部则是赤裸裸的性交图形，由此既可见古人对性生活的关注与兴趣，又可以看到古人的巧思和心理上的微妙感应。

壮瑶族认为，人们性行为的主要功能，不外乎生理需要、心理需要和生育需要三点。在婚姻关系中，古人不论如何片面地强调性的生育功能，不管如何受性压迫和性禁锢的影响，以遮掩性的最主要的目的和功能，都不能改变男女之间性的快乐总是作为一条主线客观地存在着、发展着这一事实。

## 二、壮瑶族房事养生之道

古人称房事、行房、房帏之事，现代人称性生活。《孟子·告子》说："食、色，性也。"孔子在《礼记·礼运》说："饮食男女，人之大欲存焉。"性是人之本性之一。有人把性生活与物质生活、精神生活并列为人类的三大生活，可见其重要性。

### （一）情欲不宜戒

阴阳者，天地之道也。孤阴不生，独阳不长。阴阳交合是自然规律。正常的性生活是生理需求，也是繁衍后代的需要，因此，性欲不可戒，性生活不可无。适度和谐的房事有益健康。《素问·阴阳应象大论》说："能知七损八益，则二者可调，不知用此，则早衰之节也。"七损八益为房中术，可调和阴阳，有益健康，否则会导致早衰。

禁欲对健康是有害的。葛洪在《抱朴子·内篇》中说："人不可以阴阳不交，坐致疾患。"情欲是自然存在的，过度控制就是逆势而为。《备急千金要方·房事补益》中也说："男不可无女，女不可无男，无女则意动，意动则神劳，神劳则损寿……强抑郁闭之，难持易失，使人漏精尿浊，以致鬼交之病，损一而当百也。"没有正常的性生活，情欲依然存在，于是便"意动"，意动导致劳神，劳神的结果就是损折寿命。人之精液不通过正常的性生活排泄，就会出现遗精、尿浊。

### （二）情欲不可纵

壮医认为人体的生殖繁殖机能，也是由天地阴阳之气交感而形成的。男精为阳精，女精为阴精。男精产生于"咪麻"（睾丸），女精产生于"花肠"（子宫）。人体顺应着生、长、壮、老、死的自然规律，到一定年龄就会具有产生繁衍后代的"精"的能力。两精相搏，形成胚胎，然后在子宫内发育成人。虽人生易老天难老，但天地赋予人以繁衍后代的能力，故人类能与天地并存并保持"三气同步"。由于性生活要消耗男女阴阳之精，因此必须节制。过度消耗男女阴阳之精，必致亏虚，往往导致阴阳二气不平衡，天地人三气不同步，而出现早衰。

壮瑶族民间历来就有"笃信阴阳"之说，壮瑶等少数民族有良好的婚姻习俗，禁止婚前性行为和同姓通婚，推行晚婚晚育。他们多为18～20岁自由谈情说爱，23～25岁结婚，新婚之夜不同房，不同宿，女方婚后不落夫家，仍在娘家生活，直到想要小孩了，这才住进夫家去。这种有节制的夫妻生活，新婚之夜不同宿，避免了过度劳累，符合健康需要，在一定程度上有利于身心健康和益寿延年。节欲惜精，可以防止阴阳之精过耗而导致的亏虚。惜精养生对人的体力、智力、抗病力的提升与衰老的延缓都十分有利。

**参考文献**

[1]唐振宇.巴马长寿现象与壮医养生保健[J].时珍国医国药，2012，23（7）：1785-1786.

[2]宋书功.房事养生学：养生第一学[J].中国性科学，2000（2）：10-13.

# 第十节　壮瑶族特色防病养生法

## 一、鼻饮防病法

在壮瑶族地区流传着一种洗鼻及雾化吸入以防治疾病的方法，即煎取一些草药液令患者吸入洗鼻，或蒸煮草药化为气雾，令患者吸入以预防一些时疫疾病。古代称这种方法为"鼻饮"。最早见于汉代《异物志》载："乌浒（南蛮之别名），巢局鼻饮。"周去非在《岭外代答·卷十》中对鼻饮的方法做了详细的记载："邕州溪峒及钦州村落，俗多鼻饮。鼻饮之法，以瓢盛少水，置盐及山姜汁数滴于水中。瓢则有窍，施小管如瓶嘴插诸鼻中，导水升脑，循脑而下，入喉……饮时必口噍鱼酢一片，然后水安流入鼻，不与气相激。既饮必噫气，以为凉脑快膈，莫若此也。"除了这样的文字记载，鼻饮治疗的方法更多以民间流传的形式传承下来。广西壮瑶族人民生活的地区有炎热多雨的季节气候特点，湿热之气与动植物腐臭之气混合成瘴毒，对壮瑶族人民的健康造成一定的影响。壮瑶族人民在生存和繁衍发展中，总结出防御瘴毒和防暑降温的方法，如在鼻饮的液体中加入山姜汁即是壮族民间医药中针对瘴毒和中暑的特有防治方法，传统的鼻饮方式治疗瘴毒和中暑具有物理降温和鼻腔黏膜给药等科学性。至今，壮瑶医使用的洗鼻及雾化法，对治疗鼻病、喉病、呼吸系统疾病，仍有一定的疗效。

## 二、熏蒸防病法

壮族熏蒸防病法是壮族民间的一种习俗，即在疾病流行时，在居室内焚烧苍术、白蓝、艾叶、柚子皮、硫黄等药，又习惯涂擦雄黄酒，于门上悬挂石菖蒲，利用其芳香气味开窍、化湿、辟秽以防止病邪侵入人体，从而达到防病保健的作用。

瑶族熏蒸疗法包括蒸气熏、烧烟熏和熏洗三种方法，这些方法是使用烟雾、蒸气、药液温熏或淋洗肌肤与灵窍的疗法，具有祛风开窍、发汗透疹、补虚止痛、解毒杀虫等功效。熏蒸疗法是用药物煎汤，先趁热以药液蒸气熏洗皮肤或患处，待药液温度适宜时再进行沐洗，借助热力和药力，透过皮肤作用于机体，促使腠理疏通、筋脉调和、气血流畅，从而达到治疗疾病的目的。熏蒸疗法可以使药物直达病灶，将毒邪杀灭而使病愈。这一疗法疗效确凿，适应证广泛，患者没有痛苦。熏蒸疗法还可以在治疗许多重大疾病中发挥作用，如对于一些不能口服药物的患者，可以将药物通过熏洗疗法，经皮肤、脉络而进入人体，发挥治疗作用。

## 三、佩药驱邪法

每年春夏，壮族民间习惯将自采的草药或上年采集的草根香药扎成药把挂于门外，或放置于房中，以辟邪驱瘴。常用的药物有葛蒲叶、佩兰叶、艾叶、青蒿叶等。家中若有未成年的儿童，则令其佩挂各种香药制成的药囊，意在扶正驱瘴。常用的药物有檀香、苍术、木香等；在瘴病流行季节，村寨无论男女老少，都需佩戴药囊，以预防或减少瘴疫的发生，这些习俗一直沿用至今。

瑶族常佩系挂于衣带或身上的饰物，一般为含有芳香性、挥发性药物的香囊、香袋。香囊具有芳香辟秽、祛邪解毒、消肿等功效，适用于小儿疳积、久痢和口疮等病症。如时疫、瘟疫常选用续随子、苍术、藿香、佩兰、薄荷、白芷、肉桂、高良姜、冰片、防风等，将处方中各味药去除杂质，干燥后研碎，将研碎的药物分装成小袋，外加透气性强的棉布袋包装后制成香囊，连续佩戴5天，有利于预防疾病。

**参考文献**

［1］叶庆莲. 壮医基础理论［M］. 南宁：广西民族出版社，2006.

［2］覃迅云，王宇. 瑶医外治学［M］. 北京：军事医学科学出版社，2015.

［3］李彤，唐农，秦胜军，等. 实用瑶医学［M］. 北京：中国医药科技出版社，2005.

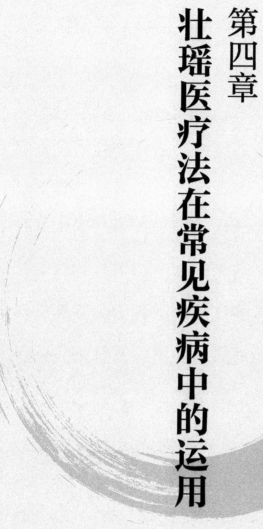

# 第四章 壮瑶医疗法在常见疾病中的运用

壮瑶医疗法源远流长，是在岁月的长河中为了自身民族健康延续的智慧结晶。在壮医、瑶医理论和临床思维的指导下，运用具有浓郁民族特色、实用性强的治病方法，治疗多种常见病、多发病，对某些疾病甚至有立竿见影之效，且治法简便、疗效确切、安全、经济、可靠、毒副作用小，故千百年来在壮族、瑶族民间广为流传，经久不衰，深受当地人民的欢迎和信赖。

随着我国老龄化的不断加速，为应对人口老龄化的严峻问题，从民族医学中寻求医学助力，将壮医的"三道两路"理论和瑶医的"盈亏平衡论"运用于医养结合中，指导医养方案，在有效治疗常见疾病的同时减少毒副作用对人体的伤害，提高生命质量；预防常见疾病，增强人民体质，为人民健康事业做出贡献。

# 第一节　慢性阻塞性肺疾病

## 一、概述

慢性阻塞性肺疾病是一种具有气流阻塞特征的慢性支气管炎和（或）肺气肿，可进一步发展为肺心病和呼吸衰竭的常见慢性疾病。慢性阻塞性肺疾病可见于中医学的"喘证""哮证""肺胀""咳嗽"范畴。其发生与有害气体及有害颗粒的异常炎症反应有关，致残率和致死率很高，全球40岁以上人群的发病率已至9%～10%。目前该病的确切病因尚未明确，常见病因有吸烟、吸入粉尘和化学物质、空气污染和遗传因素等。常见临床表现有慢性咳嗽、咳痰、气短或呼吸困难、喘息和胸闷等。

壮医学认为肺系疾病均可出现咳嗽，或咳声重浊，或干咳作呛弱，或喉间痰鸣。依据慢性阻塞性肺疾病的症状，壮医将其归属为气道病，该病以咳嗽为主症，咳嗽的病因包括外邪侵袭气道和内伤犯于气道，外邪如寒热风湿燥（以风寒、风热较为常见）均可在特定的气候环境和体质条件下侵袭人体，致使人体的三道两路功能失调。其中气道的功能失调后，气上逆而导致发病。而老人体弱，更易受邪，难以痊愈。内伤致病主要是水道和谷道病变导致脾胃虚弱，津液失司，水湿聚集，凝结为痰，痰湿阻于气道，气失宣发；或因谷道病变，气血生化不足，削弱人体卫外之力，易于感受外邪。

瑶医认为该病的形成是由于天气的突然变化，或者是机体感受了痧气、瘴气、邪风以后，邪气由鼻窍而入，通窍全身，使得三元失调，肺的卫外功能减弱，邪气入脉，通行经脉而上犯于肺，肺失宣降而为咳嗽。或是平素嗜食烟酒而熏灼肺胃，其性燥而伤肺，肺气上逆而为咳嗽。另外，平素嗜食肥甘厚腻者，或脾胃虚弱而生湿者，日久酿湿成痰，一来痰壅盛于肺，痰阻肺气，肺失宣降可致咳嗽；二来痰湿日久化热，热灼阴伤，盈亏失衡，肺燥而气机上逆亦可导致咳嗽。

## 二、壮医医养法

### （一）内治法

#### 1.祛风热毒

（1）肿节风50g，一点红50g，马鞭草20g，鱼腥草30g。水煎服，每日1剂，分2次服用。

（2）鱼腥草30g，银花藤30g，枇杷叶10g，桑根30g，甘草6g。水煎服，每日1剂，分2次服用。

（3）鱼腥草、百合、栀子根各30g，麦冬、天冬各15g，紫苏10g。水煎服，每日1剂，分2次服用。

（4）鱼腥草、罗汉果、鬼灯笼、虎杖、七叶莲、不出林、翠云草、油桐寄生各6g。水煎服，每日1剂，分2次服用。

#### 2.祛燥热毒

（1）红毛毡、石仙桃、一枝香、桔梗、罗汉果各10g，陈皮3g。水煎服，每日1剂，分2次服用。

（2）水蚕根、石仙桃、吊兰、千年竹、红毛毡、七叶一枝花、通草、罗汉果、红背草各10g。水煎服，每日1剂，可配猪肺煮，用蜂蜜调服。

（3）木蝴蝶3g，安南子2g，桔梗4g，桑白皮、麦冬各9g。水煎服，每日1剂，分2次服用。

（4）石仙桃30g，牛耳朵30g，桑根15g，麦冬、百部各9g。水煎服，每日1剂，分2次服用。

（5）陈皮15g，栝楼皮、白茅根、一点红、卜芥根、枇杷叶、铁包金各10g。水煎服，每日1剂，分2次服用。

### （二）外治法

#### 1.壮医敷贴法

（1）蜈蚣1条，全蝎1g。共研细末，置于药膏上，贴于背部腧穴。可息风通络，攻毒散结。

（2）五味子、白芥子、杏仁、生姜、葱白各适量，共捣烂，加少许盐，烘热后分别敷在肚脐眼及双侧涌泉穴上，用胶布固定即可。每次贴6h，隔7～10h贴1次。5次为1个疗程。

### 2.壮医药线点灸疗法

取天突、水突、膻中、风门、肺俞、内关、劳宫等穴。每天点灸1～2次，连续治疗5天。

### 3.壮医竹罐疗法

麻黄50g，桔梗30g，荆芥30g，紫菀30g，百部30g，陈皮30g，生姜5片，葱白7根，加水适量。取督脉：大椎、身柱；足太阳膀胱经：大杼、风门、肺俞、膏肓；手太阴肺经：尺泽；任脉：膻中；足少阳胆经：肩井。按药物竹罐常规拔罐方法操作，采用多罐法。咳嗽甚者在大椎穴、尺泽穴可采用刺络拔罐法。隔2日治疗1次，3次为1个疗程。

### 4.壮医滚蛋疗法（热滚法）

生姜30g，葱白16g，艾叶16g，共捣烂。取温热蛋1只，将上述药材与鸡蛋同裹于纱布之中，趁热在患者头部、额部、颈部、胸部、背部、四肢和手足心依次反复滚动热熨，以颈部、胸部、背部为重点，直至微汗出为止。滚蛋后，擦干汗液，令患者盖被静卧即可。根据患者病情，至症状缓解以及蛋黄表面隆起的小点减少或消失为止。一般3～5次即可治愈。

### 5.壮医刮疗法

取患者背部、前胸部、上肢，先刮背部督脉，然后刮膀胱经，再刮前胸部任脉、前胸部两侧，最后刮四肢。背部手法用重手法，前胸部及上肢手法较轻柔。隔天治疗1次，2～3天为1个疗程。

### 6.壮医足浴疗法

生姜、紫苏、荆芥、防风、苍耳子、肉桂各30g，葱白少许。上药加水1500mL煎煮20min，先以蒸气熏脚，待温度适宜后再泡脚。浸泡20～30min，泡脚时按揉涌泉、太冲、三阴交及足三里等穴位，以酸胀为度。每天治疗1次，7天为1个疗程。

### 7.壮医熏洗疗法

麻黄、杏仁、紫苏、百部、肉桂、前胡、生姜各适量，加适量水煎煮至沸腾，趁水温较高有蒸气时熏蒸头部，待水温下降到患者能耐受的温度后，再用药液淋洗或浸泡全身。每天治疗1次，5次为1个疗程。

### 8.壮医火功疗法

追骨风、牛耳风、过山香、大钻、五味藤、八角枫、当归藤、四方藤、吹风散等适量，切成15～20cm长的枝段，晒干，和生姜、大葱、两面针、黄柏、防己一同放入白酒中浸泡（酒要浸过药面），7天后取出晒干备用。取穴：天突、风门、肺俞、肝俞、脾俞、肾俞、关元、足三里、丰隆。取一个酒精灯和15～20cm长的上药药枝，把药枝一端放在酒精灯上点燃，待明火熄灭后，把燃着暗火的药枝包裹于两层牛皮纸内，在患者上述穴位施灸，至患者所灸部位有温热感即可。隔天治疗1次，7次为1个疗程。

### （三）疗养法

#### 1.老弱久咳

（1）石仙桃60g，蜂蜜30g，陈皮60g。水煎服，每天1剂，分2次服用。

（2）向日葵根90g。水煎服，每天适量服用。

（3）石仙桃、蜂蜜、橘皮各适量。浸酒服，每天适量服用2~3次。

#### 2.风寒咳喘

细茶叶、红糖各适量炒干。每次取120g，开水泡服，每天2次。

#### 3.润肺止咳

生姜汁、萝卜汁、梨汁、蜂蜜各120g，白糖60g，紫苏、杏仁各30g。制成药膏，常服。

#### 4.久咳不止

猪肺适量，姜汁半杯，蜂蜜120mL，杏仁4~9粒。水煎30min，睡前将猪肺和药汤一次吃完，每日1剂。

#### 5.慢性久咳

（1）生姜汁、萝卜汁、梨汁、蜂蜜各120g，白砂糖60g，紫苏、杏仁各30g。制成膏，每日适量服用。

（2）鲜香附草全草（切碎）、蜂蜜各适量。用适量冷开水浸泡1周，每次适量服用，每天2~3次。

## 三、瑶医医养法

### （一）内治法

#### 1.祛风散寒、止咳平喘

淫羊藿、枸杞子各15g，前胡12g，牛蒡子、杏仁、紫菀、桔梗、五倍子各6g，黄芩10g，细辛3g，气虚者加黄芪50g、熟地15g，痰多者加白芥子6g、瓜蒌仁8g，脘腹胀满、食滞者加莱菔子9g。水煎服，每日1剂，分2次服。

#### 2.清热止咳

杏仁、仙鹤草、野菊花、六月雪各10g，海金沙、乌药各15g，黄姜5g。水煎服，每日1剂，分2次服。

#### 3.清热祛痰，止咳平喘

桑白皮、紫苏各9g，细辛3g，五味子、陈皮、半夏各6g，茯苓、苦杏仁、枳壳、桔梗、甘草各10g。水煎服，每日1剂，分2次服。

#### 4.祛风化痰止咳

鸟不站、不出林各20g，咳嗽草、鸡屎藤、桂枝、姜片各15g，葱白5g。

**5.清热解毒，疏风止咳**

水杨梅20g，白纸扇20g，不出林20g，咳嗽草、杏仁、前胡、鸡屎藤、野菊花、山芝麻、牛蒡子各15g。水煎服，每日1剂，分2次服。

## （二）外治法

**1.瑶医刺血疗法**

主穴：上肢肩关节取尺泽穴，肘关节取曲泽穴，腕关节取中渚、阳池穴，下肢髋关节取委阳穴，膝关节取足三里、阴陵泉穴，踝关节取足背穴、阿是穴。本病可间隔1～2周刺血治疗1次，用于治疗热毒所致的咳嗽。

**2.瑶医竹筒梅花针疗法**

常规消毒后，将浸泡好的药酒（五爪风30g、舒筋藤30g、生草乌20g、飞龙掌血30g、两面针30g，置药瓶中，加入75％酒精或白酒500mL，浸泡10日，去渣待用）涂在肩背部及其太阳穴周围，用竹筒梅花针蘸上药酒叩打涂药部位，亦可选择针灸穴位，可治疗风邪引起的咳嗽。

**3.瑶医火针疗法**

用桐油火针，酒精火针或硫黄火针均可，针刺患者肺俞穴。每日1次，治疗风寒而致的咳嗽气喘。

**4.瑶医药物敷贴疗法**

附子、肉桂、干姜各20g，山奈10g，共研末，装瓶，先用拇指在双侧肺俞穴用力按摩半分钟左右，使局部潮红，再将药粉一小撮放在穴位上，再用3cm×3cm医用胶布固定，隔日换药1次。若为久咳者，先用生姜及葱白捣汁擦拭肺俞穴及脊柱两侧，对急慢性咳嗽均有效，尤适用于小儿咳嗽。

**5.瑶医鲜生含服疗法**

可选用半枫荷、透骨香、钩藤、九节茶，经口嚼或挤汁，将生药原汁直接内服或入汤剂。可治疗普通感冒引起的咳嗽。

**6.瑶医握药疗法**

取桂枝10g，麻黄、防己、荆芥各5g，川芎15g，防风10g，附子3g，共研细末，葱白捣泥调和，握于手心，令微出汗，每日1次。可治疗普通感冒引起的咳嗽。

**7.瑶医滚蛋疗法**

在肩背部位取热滚法，反复滚动热熨直至微微出汗为止。每日3次以上，5次为1个疗程。可治疗风寒咳嗽。

**8.瑶医药枕法、药被法、药衣法**

麻黄15g，炒莱菔子15g，紫苏30g，厚朴20g，磁石30g，陈皮20g，干姜15g，桂枝15g，细辛15g，半夏20g，杏仁15g，白前15g，前胡15g，款冬花30g。上药共研细末，用薄棉布做成枕头、棉被或衣服，将药末装入里面，铺平整，令均匀，缝严固定即成。睡觉枕、盖或平时穿着，每日使用6h以上。可治疗寒邪引起的咳嗽。

### （三）疗养法

（1）莱菔子、炒苦杏仁各等分，蒸饼丸如麻子大，每次服3～5丸，时时咽津，适用于痰壅气逆之久咳。

（2）适当饮用菖蒲酒，可止咳平喘、祛痰。

（3）以香枫叶、黄姜汁蒸糯米饭，有顺气、润肺、止咳的作用。

（4）以白果配合煮汤，可治疗肺热痰咳等。

（5）用莲藕煮猪肺，取其甘润以清养肺脏，治疗干咳无痰。

## 四、调摄与养护

### （一）日常养护

（1）避免烟雾刺激，吸烟者应戒烟。

（2）在寒冷季节或气候骤变时，注意保暖，不要突然进出温差较大的地方，防止受凉感冒。

（3）流感发作季节，尽量减少去公共场所，避免接触有上呼吸道感染的人，预防感冒。

（4）可用生理盐水于饭后、睡前漱口。

（5）坚持长期家庭氧疗。

（6）痰多者，尽量将痰液咳出，年老、体弱者可请家属协助翻身或轻拍背部帮助排痰。

（7）每天有计划地进行适宜的运动锻炼。

（8）进行耐寒功能的锻炼，掌握赴医院就诊时机等。

（9）瑶医认为咳嗽者忌食各种海鲜、牛肉、羊肉、鸡、猪头肉、河虾、河蟹、姜、葱、韭菜、辣椒、酒、竹笋、芥菜、腌腊之品等荤腥和辛辣有刺激性的食物，否则可导致旧病复发、新病加重的不良后果。

### （二）健康指导

（1）慢阻肺患者至少每半年进行1次体检。

（2）了解疾病，知道如何预防、如何减轻症状，并了解休息及吸氧的重要性和必要性。

（3）了解药物的治疗作用、用药时间、不良反应等，及早发现异常，及时处理。

（4）学习有效的排痰技巧，熟悉呼吸治疗仪器的使用方法。

（5）进行有效的心理开导，使患者及其家属积极乐观地配合治疗。

（6）保持合理的饮食结构，补充营养，增强体质。应少食多餐，细嚼慢咽；适当限制奶制品；秋冬来临之际应适当进补，增强机体抵抗力。

（7）咳嗽后及进食后应及时保持口腔清洁。

# 第二节　糖尿病

## 一、概述

糖尿病是一种以高血糖为特征的代谢性疾病。高血糖则是由于胰岛素分泌缺陷或生理作用受损，或两者兼有而引起。糖尿病是长期存在的高血糖导致各种组织，特别是眼、肾、心脏、血管、神经系统的慢性损害、功能障碍，病情严重时或应激时可发生急性严重代谢紊乱的疾病，如糖尿病酮症酸中毒、高渗高血糖综合征。本病具有一定的遗传性，多发生于40岁以上人群，且肥胖者多见。糖尿病是常见病、多发病，也是严重威胁人类健康的世界性公共卫生问题，目前在世界范围内，糖尿病患病率、发病率和糖尿病患者数量急剧上升。近30年来，随着我国经济的高速发展、生活方式西方化和人口老龄化，肥胖率上升，我国糖尿病患病率也呈快速增长趋势。我国传统医学对糖尿病已有认识，属"消渴"症的范畴。

壮医学中糖尿病称为"尿甜"，认为该病多由于禀赋不足、阴津亏损、燥热偏盛所致。常见病因有三：第一，长期饮食不节，过食肥甘厚腻，过量饮酒等，影响"谷道"受纳、消化、吸收功能，湿毒、热毒内生，积热内蕴，化燥伤津；第二，长期情志失调，以致体内"谷道""水道""气道"气机运行不畅，郁结生热毒，灼伤阴津；第三，患者素日体虚，复因房事不节，劳欲过度，阴虚火旺，灼伤阴津，津液不足而致。

瑶医学中称糖尿病为"东夷"，瑶文病名guiez gormv，相当于中医"消渴"证的范畴。东夷（也叫饿痨），是一种以多饮、多食、多尿、形体消瘦或尿有甜味为主要表现的一种疾病。早期症状不明显，久病可影响全身，导致眼、肾、足、心脏等部位的病变。

## 二、壮医医养法

### （一）内治法

#### 1.祛毒法

（1）积雪须汤：积雪草15g，玉米须30g，水煎代茶饮。

（2）肾蕨功劳汤：十大功劳15g，肾蕨20g。水煎服，每日1剂，文火水煎2次，浓缩取汁300mL，分3次餐前服。

（3）屙幽腕清热散：功劳木500g，生石膏250g，知母250g，玄参250g，共研细末。每次20g，水煎服或沸水冲泡代茶。

（4）紫茉莉煎剂：紫茉莉块根100g。水煎2h，每日1剂，分3次服。

2.补虚法

（1）屙幽腕补阴膏：葛根300g，石斛200g，玄参150g，生地150g，何首乌15g，山药15g，女贞子150g，金樱子150g，五味子150g，水煎，浓缩后，加等量蜂蜜，文火炼成膏状。每次10g，温开水冲服，每日3次。主治屙幽腕后期阴衰者。

（2）猪横脷汤：猪横脷50g，土沙参15g，枸杞子10g，玉竹15g，大枣20g。将猪横脷洗净，切块，与其他药共炖服，每日1剂。

## （二）外治法

（1）壮医药线点灸疗法：取膻中、足三里、劳宫、肾俞、鱼腰、命门等穴，每日施灸1次，7天为1个疗程。

（2）刮痧疗法：取头部、背部、骶部、足部，在上述部位刮痧，每周2次。

## （三）疗养法

（1）清热利湿，生津通便：淡竹叶、麦冬各30g，金银花15g，生石膏30g，粳米70g。将生石膏加水先煎25min，加淡竹叶、金银花同煮15min，加入生大黄再煎1～2min。取汤与粳米同煮成粥食用。

（2）糖尿病并发高脂血症、高血压症：山楂30g，粳米60g，山楂煎水取浓汁后加入粳米煮粥食用。

（3）尿量频多，阴阳两虚：山遗粮10g，桂心10g，桑白皮10g，粳米100g。水煎以上药材半小时，加入粳米同煮成粥食用。

（4）养心阴，止烦渴：山药60g，小麦60g，粳米30g，加水熬成粥食用。

（5）滋肝养肾，明目安神：桑葚30g，糯米100g，冰糖适量，加水熬成粥食用。

（6）中消：鸡内金15g，鲜菠菜根100g，同熬煮成汤，分2次食用。

（7）上消：瓜蒌根30g，冬瓜250g，食盐2g，加水熬煮成汤，作为正餐汤菜食用。

（8）下消：枸杞子15g，春茧9g，猪胰1个，加水煎汤，每日1剂，分2次食用。

# 三、瑶医医养法

## （一）内治法

（1）清热润肺，益气生津：三叶木通25g，生石膏30g，黄芪15g，山药30g，天花粉15g，生地、知母、玄参、麦冬、怀牛膝、茯苓、泽泻各10g，甘草5g。水煎服，每日1剂，分3次服。

（2）凉血清热，健脾生津：成非咪（金丝草）60g，别表（白果）20g，十涯磨（天冬）20g，铜矛双（黄精）20g。水煎服，每日1剂，分3次服。

（3）滋肾固本，补益肝肾，活血通络：红九牛30g，一身保暖25g，铜矛双20g，肉苁蓉、制何首乌、金樱子、山药各15g，赤芍、山楂、五味子、佛手各10g，甘草

5g。上药研细末，水泛为丸，每次服6g，每日3次，30天为1个疗程。

（4）益气健脾，生津止渴：黄花倒水莲、黄芪、菟丝子、党参各30g，竹书咪（玉竹）25g，山药30g，天花粉20g，生地25g，天冬15g，麦冬15g，山萸肉、玄参、茯苓、泽泻各12g，当归9g，甘草5g。水煎服，每日1剂，分3次服。

（5）利尿消肿，平肝利胆：玉米须50g，沉香30g，生地25g，花粉25g，麦冬18g，薏苡仁20g，五味子15g，升麻10g，白术25g，甘草20g。水煎服，每日1剂，分2次服用。

（6）补肝肾，滋阴降火：十大功劳10g，甜茶10g，山药15g，山萸肉10g，生地10g，熟地10g，牡丹皮10g，泽泻、茯苓、葛根、苍术、天花粉各15g，肉苁蓉12g，金樱子、巴戟天、薏苡仁各15g，牛膝10g，黄芪20g，太子参20g，桂枝10g，熟附子10g，桑寄生15g。水煎服，每日1剂，分3次服。

## （二）外治法

（1）瑶医刺血疗法：用三棱针点刺金津穴、玉液穴、承浆穴，使之微出血。可治疗糖尿病之口干多饮。

（2）瑶药熏洗法：用柚子枫25g，黄花倒水莲、钻骨风各30g，水煎，趁热先熏蒸手足，待药液温度适宜后擦洗手足，每日2次，每次30～40min。可治疗糖尿病合并周围血管病变。

（3）瑶医药灸疗法：将灵芝切成条状，在灯火下点燃后隔柑子叶灸。上肢取手三里、曲池、外关等穴，手指取关节、指尖，下肢取血海、阳陵泉、足三里、内庭、涌泉等穴，均取双侧，每穴5焦。每日1～2次，10天为1个疗程。可治疗糖尿病合并周围血管病变。

## （三）疗养法

（1）降血压，抑菌：将水菖蒲的根块洗净，在瓦罐内用酒磨至酒稠，做成菖蒲酒，适量饮用。在饮酒之前，按传统将酒涂在患者前额、太阳穴、手背、各大关节上，并使揉搓部位发热为止。此酒可对糖尿病引起的血压升高、伤口不易愈合能起到一定作用。

（2）补虚扶正，利尿止渴：冬瓜500g，鹅肉100g，薏苡仁15g，山药15g。冬瓜切块，鹅肉洗净，切块，先将鹅肉放入锅内炒后，入清水炖15min后，加入冬瓜、薏苡仁、山药同炖熟，即可食用。具有补虚扶正、利尿止渴的功效，主治糖尿病所致的身体虚弱，精神不振，食纳不佳。

（3）滋阴润燥，补益脾肺：猪胰1个，大枣250g，盐适量。将猪胰洗净，沥水，切成小块，炒熟，再加盐适量，加入红枣小火炖烂即可。每日1次，可佐餐食用，亦可单用饮汤，食猪胰、大枣，2周为1个疗程。具有滋阴润燥、补益脾肺的功效，主治I型糖尿病的口渴多饮，面色萎黄，精神不佳。

（4）健脾，止渴，降糖：南瓜粉250g，玉米粉（黄玉米最好）250g，山药粉

50g，炒黑豆50g，共煮成粥。食用前加麻油25g（无油者用30～50g芝麻代之），食盐少量，调匀，每餐1碗。有条件者，在热粥中加一些鲜菠菜，效果更佳。

## 四、调摄与养护

### （一）日常养护

（1）适当控制饮食，尤其是甜食。

（2）饮食宜清淡且富有营养，多食膳食纤维高的食物。

（3）根据理想体重制定每日所需总热量，合理分配食物组成。

（4）每周定期监测体重。如体重变化超过2kg，应报告医生并协助查找原因。

### （二）健康指导

（1）日常运动应以有氧运动为主，不宜空腹运动。为防止低血糖，运动后应注意补充水分，如有不适，及时停止运动。

（2）调节情绪，不宜过于急躁，减少性生活。

（3）建立有规律的生活作息。

（4）注意生活起居，适应气候的变化，避免外邪侵袭。

# 第三节　高血压

## 一、概述

现代医学认为高血压（hypertension）是指以体循环动脉血压（收缩压和/或舒张压）增高为主要特征（收缩压≥140mmHg，舒张压≥90mmHg），可伴有心、脑、肾等器官的功能或器质性损害的临床综合征。高血压是最常见的慢性病，也是心脑血管病最主要的危险因素。正常人的血压随内外环境变化在一定范围内波动。在整体人群中，血压水平随年龄逐渐升高，以收缩压更为明显，但50岁后舒张压呈现下降趋势，脉压也随之加大。

壮医学中将高血压称为"头晕旋转"（Uekcienq），是由于风、火、痰、虚、瘀引起"巧坞"失养，出现以头晕、眼花为主症的病证，中医学称为"眩晕"，眩晕主要表现为眼花或眼前发黑，晕是指头晕或感觉自身或外界景物晃动、旋转。二者常同时出现，轻者闭目即止，重者如坐舟车，旋转不定，不能站立，或伴恶心、呕吐、出汗，甚至昏倒。西医学中的高血压病、低血压病、美尼尔氏病、椎基底动脉供血不足、脑动脉硬化症等，以头晕为主症者，该病因情志不遂，长期忧郁恼怒，肝失条达，肝气郁结，气郁化火，肝阴暗耗，风阳升动，上扰"巧坞"而为病；年老肾精亏虚，髓海不足，或体虚多病，损伤肾精肾气，或房劳过度，阴精亏虚，均可致"巧坞"失养而发病。病后体虚，久病体虚，脾胃虚弱，或失血之后，耗伤气血，或饮食不节，忧思劳倦，均可致气血两虚，"巧坞"失养而发病；饮食不节如嗜酒过度，过食肥甘厚腻，损伤脾胃以致健运失司，水湿内停，积聚生痰，"巧坞"功能失调而发病。

瑶医学中将高血压称为"禅更病"，瑶文病名称为nziaamhhmaehhnang，相当于中医病"眩晕"，常见于现代医学的高血压病。禅更病，即以血压升高，并伴有头晕、头痛、头重为临床主要表现的一类疾病，疾病发展到后期可影响及心脏、肾脏、脑。禅更病的发生与饮食习惯有关，盐和饱和脂肪酸摄入越高，平均血压水平和患病率也越高。

本病也具有一定的地域性，高纬度寒冷地区的患病率高于低纬度温暖地区，高海拔地区高于低海拔地区。其患病率随年龄增长而升高，而女性在更年期前患病率略低于男性，但在更年期后迅速升高，甚至高于男性。

## 二、壮医医养法

### （一）内治法

1.肝火型高血压（祛毒）

（1）人字草50g，地胆草25g，双钩藤30g，甘草15g。水煎服，每日1剂。

（2）西瓜藤60g，茶叶6g，冰糖20g。水煎服，每日1～2次。

2.气血亏虚型高血压（补虚）

（1）黑芝麻25g，枸杞25g，首乌25g，杭菊花15g。水煎服，每日1剂，分2次服。

（2）老南瓜150g，大青叶30g，冰糖30g。水煎服，每日1～2次。

3.肝肾阴虚型高血压（补虚）

苍耳子15g，白菊花30g，五味子6g。水煎服，每日1剂，分2次服。

### （二）外治法

（1）壮医灸法：药线点灸攒竹、百会、风池等穴，隔姜灸耳穴、听宫穴，每日1次。

（2）壮医按摩疗法：以双手指屈成爪状，从前端发际推向后枕部，反复操作，并配合揉按颈项10min，以患者舒适为度。

（3）壮医针挑疗法：分别在天一环穴（Th）、天二环穴（TT2）、解毒区各选取1～2组穴位进行挑治。可轻挑、点挑，也可令每穴放血1～2滴。每5天治疗1次，4次为1个疗程，中病即止。

（4）壮医药线点灸疗法：取攒竹、百会、风池、太阳穴。随症配穴：伴胸闷呕吐者，加天突、内关、足三里穴；高血压者，加下关元、曲池、足三里穴；气血不足者，加脾俞、足三里、气海穴；肝阳上亢者，加风池、肝俞、肾俞、行间、侠溪穴；

痰浊内阻者，加丰隆、中脘、内关、解溪、头维穴。每日点灸1次，10日为1个疗程。

（5）壮医竹罐疗法：狗肝菜60g，金银花30g，板蓝根45g，钩藤30g，加水适量，按药物竹罐疗法中煮罐的步骤完成准备工作。取穴经外奇穴印堂、足太阳膀胱经肝俞、脾俞、足少阳胆经风池、侠溪穴、足厥阴肝经太冲穴、足阳明胃经足三里、丰隆穴、足太阴脾经三阴交穴。取以上穴位，采用三棱针点刺拔罐法，留罐10～15min。左右侧穴位交替使用，每日治疗1次。

（6）壮医滚蛋疗法（热滚法）：天麻、川芎、钩藤、僵蚕各等量，取煮好的温热蛋1只，趁热在患者头部、额部、颈肩部反复滚动热熨。每天治疗1次，根据患者病情，至症状缓解以及蛋黄表面隆起的小点减少或消失为止。

## （三）疗养法

### 1.高血压伴有气血亏虚

（1）龙眼大枣粥：龙眼肉30g，大枣5枚，粳米100g。将带壳龙眼剥去果皮，去核取肉；粳米淘洗干净。锅内加清水旺火烧开后，加入粳米、大枣、龙眼肉，旺火烧开后用小火熬煮，至米烂成粥食用。

（2）栗子桂圆粥：栗子20个，桂圆肉30g，粳米100g，白糖适量。将栗子在皮上轻轻划个"十"字，入水稍煮，捞出去皮，切成小碎块。粳米淘洗净。锅内加清水烧开后下粳米及栗子块，旺火烧开，小火熬煮至将熟，放入桂圆肉，再煮成粥，加白糖，即可。

### 2.高血压伴有瘀血内阻

木耳粥：木耳25g，粳米200g，大枣10枚，冰糖适量。将木耳温水泡发后，去蒂，洗净；粳米淘洗干净。锅内加适量水，放入木耳，旺火烧开，小火焖煮至六成熟倒入粳米、大枣，旺火烧开，小火熬至成粥，出锅前加入适量冰糖即成。

### 3.高血压伴有肝阳上亢

（1）绿豆100g，粳米100g，冰糖少许。绿豆洗净后置于暖瓶热水泡发一晚，同粳米煮熟加入冰糖适量即可。

（2）山栀子、钩藤各30g，红杜仲、天麻、川芎各10g，乌鸡1只，米酒100mL。炖服。

### 4.高血压伴有手足麻木

香蕉根300g，地龙10g，加水煎煮后取药汁服用，活血化瘀效果较好。

### 5.高血压伴有手足发凉，知觉减退

用米醋20mL，加入适量冰糖煮开后饮用。每日1次，软化血管效果较好。

### 6.高血压伴有尿色黄赤量少

玉米须30g，加水煮开15min后，倒出药汁，加入冰糖调味服用。每日3次。利尿

效果较好。

## 三、瑶医医养法

### （一）内治法

（1）清泻肝火，滋补肝肾：钩藤30g，葛根45g，毛冬青60g，天麻30g，杜仲15g，川牛膝15g，生地15g，桑叶10g，菊花10g，黄芩10g，苦丁茶30g，夏枯草15g。水煎服，每日1剂，分2次服。

（2）化痰降浊，补肾平肝：豨莶草15g，罗布麻叶15g，黑九牛30g，半夏12g，白术20g，茯苓20g，陈皮12g，菖蒲10g，天麻30g，双钩钻30g（后下），杜仲30g，菊花10g，葛根20g，苦丁茶30g，川牛膝15g。水煎服，每日1剂，分2次服。

（3）活血通络：金锁匙25g，九层风25g，桃仁10g，红花10g，赤芍10g，川芎15g，川牛膝15g，双钩钻15g（后下），葛根20g，当归10g，熟大黄6g，葱白2根（连须），黄酒50mL。水煎服，每日1剂，分2次服。

（4）补肾平肝：一身保暖30g，紫九牛25g，天麻15g，双钩钻15g（后下），生石决明30g（先煎），杜仲15g，川牛膝15g，生地15g，桑叶10g，菊花10g，葛根20g，夜交藤30g。水煎服，每日1剂，分2次服。

（5）滋补肝肾，平肝潜阳：九层风30g，黄花倒水莲30g，天麻15g，钩藤15～30g（后下），杜仲15g，川牛膝15g，枸杞子20g，生地15g，山茱萸10g，黄芩10g，菊花20g，苦丁茶30g，生地15g，白芍15g。水煎服，每日1剂，分2次服。

### （二）外治法

#### 1.降压浴

豨莶草、罗布麻叶、夜交藤（首乌藤）、牡蛎（打碎）、吴茱萸各200g。加水2500mL，煮沸40min，倒入盆内（滤留渣，备用复煎），先洗躯干、四肢5～10min，然后浸泡两脚10min。每日2次（第2次用复渣）。

注意：宜坐着淋浴、泡浴，特别注意室内通风，不要关紧门窗，以免因热气太重引起药晕。

#### 2.药推疗法

（1）鬼针草30g，救必应30g，豨莶草40g。将上述药材碾碎，用鲜芦荟搅拌，再用纱布将药泥包成长条状，蒸10min即可，取出后推一推额头、颈部等部位，即可起到一定的降血压作用。

（2）橘叶2片，生姜适量，食盐少许，先将上药共捣烂，轻症者以少许开水浸泡，重症者先以净水煮沸5min，并将上药捣烂，用水煮沸，然后倒在干净纸上放地面晾冷，待药变温以纱布包之，即行推刮。操作时两手拇指、食指各捏药姜一片或药姜一撮，两手对持，用力适中，由印堂开始缓缓向上推过神庭，达顶百会，继往后推至大椎止。再从印堂由内向外上推至两侧头维穴。复由印堂向外推至两侧太阳穴，如法推刮8次即可。此法可治疗眩晕。

**3.药枕疗法**

（1）杭菊花500g，冬桑叶500g，野菊花500g，辛夷500g，薄荷200g，红花100g，冰片50g。上药除冰片外共研细末，再加入冰片，装入枕芯，做成药枕，令病者枕之。3个月为1个疗程，每日使用不少于6h。本枕亦可治疗高血压、动脉硬化、脑震荡引起的眩晕，脑血栓后遗症引起的头部不适等。

（2）菊花1000g，牡丹皮200g，川芎400g，白芷200g。上药共研细末，装入枕芯，做成药枕，令病者枕之。3个月为1个疗程。体胖、午后潮热者，牡丹皮可加至300g；头痛遇寒即发者，另加细辛200g；对白芷气味不适者，可酌减白芷用量。本枕可治疗高血压之眩晕、内耳眩晕症等。应该注意的是，癫痫患者不宜使用本枕。

（3）生石膏适量，打碎，装入枕芯，做成睡枕，令病者使用。

**4.脐药疗法**

胆汁制吴茱萸500g，龙胆草醇提取物6g，硫黄50g，醋制白矾100g，朱砂50g，环戊噻嗪0.175g。上药共研细末，装瓶备用。每用0.2g左右填脐窝，外敷棉球并以胶布固定。每周换药1次。本法适用于高血压，头晕头痛，属肝热者效佳，虚则不宜。

## （三）疗养法

（1）痰湿壅滞之高血压眩晕：适当饮用菖蒲酒，有开窍祛痰的作用。

（2）因寒湿所致之高血压眩晕：瑶族的打油茶中重用生姜，取其辛散，祛风逐寒疏通经络，茶叶健脾醒神，清利头目，味苦能降，制生姜之辛燥。发中有收，相得益彰。

（3）高血压伴有高血脂、肥胖者：取花生仁50g，浸泡在食醋中，7日后取花生仁服用。每天晚上临睡前取醋浸花生仁数粒，嚼碎吞服。降脂效果较好。

（4）清热滋阴：取豨莶草30g，地骨皮9g，水煎服。

（5）肝阳上亢型高血压：山楂6g，金银花、白糖各10g。金银花洗净，去杂质；山楂洗净，去核，切片。把金银花、山楂、白糖放入炖杯内，加水200mL。把炖杯置武火上烧沸，再用文火煎煮10min即成。可清热解毒，降低血压。

（6）肝阳上亢、肝火亢盛之高血压所致头胀头痛、目赤胀痛、心烦难寐之症：桑叶、野菊花各6g，桑叶研成粗末，与野菊花同入茶杯中，用沸水冲泡，加盖闷10min，代茶频饮。可平肝清肝，养目明目。

（7）气血两虚型高血压患者：党参10g，三七5g，鸡肉100g，食盐少许。将党参及三七切成片或打碎，与鸡肉一起放入炖盅内，加开水适量，隔水炖90～120min，加入食盐等调味即成。饮汤食肉，可常服。可补益气血，活血通络。

## 四、调摄与养护

### （一）日常养护

（1）减少引起头痛的因素，为患者提供安静、温暖、舒适的环境。

（2）避免摔倒等引起受伤头晕的情况，头晕严重者应尽量卧床休息。

（3）避免用过热的水洗澡或蒸气浴，更不宜大量饮酒。

（4）预防直立性低血压，应避免长时间站立，在直立性低血压发生时采取下肢抬高位平卧。

### （二）健康指导

（1）食盐摄入量逐步降至每日6g，尽量少食用高盐食品，减少油性食物摄入，不吃肥肉及动物内脏。

（2）减少膳食脂肪，每日食用油25g以下；瘦肉50～100g，鱼虾类50g以下。

（3）每日食用新鲜蔬菜400～500g，水果100g。蛋类每周3～4个，奶类每日250g，少吃糖类和甜食。

（4）规律运动，没有严重心血管疾病的患者，每周应进行3～4次中等强度的运动，每次30min左右。运动形式可以根据自己的爱好灵活选择，如步行、快走、慢跑、游泳、气功、太极拳等。应注意量力而行，循序渐进。

（5）控制体重，减少总的食物摄入量；增加新鲜蔬菜和水果的摄入；增加足够的活动量，至少保证每天摄入能量与消耗能量的平衡。

（6）指导患者正确服药，强调长期药物治疗的重要性，用降压药物使血压降至理想水平后应继续服用维持剂量，对无症状者更应强调。

（7）戒烟戒酒，如饮酒则少量；每日饮白酒50mL以下，葡萄酒100mL以下，啤酒250mL以下。

（8）根据患者的总危险分层及高血压水平决定复诊时间。高危患者至少每月复诊1次；低危或中危患者，可每1～3个月随诊1次。

# 第四节　慢性胃炎

## 一、概述

慢性胃炎系指不同病因引起的各种慢性胃黏膜炎性病变，是一种常见病，其发病率在各种胃病中居首位。常见类型有慢性浅表性胃炎、慢性糜烂性胃炎和慢性萎缩性胃炎。慢性胃炎缺乏特异性症状，症状的轻重与胃黏膜的病变程度并非一致。大多数患者常无症状或有不同程度的消化不良症状，如上腹隐痛、食欲不振、餐后饱胀、反酸等。慢性萎缩性胃炎患者可有贫血、消瘦、舌炎、腹泻等，个别患者伴黏膜糜烂时上腹痛较明显，并可伴有出血症状，如呕血、黑便。症状常常反复发作，无规律性腹痛，疼痛经常出现于进食过程中或餐后，多数位于上腹部、脐周，部分患者疼痛部位不固定，轻者间歇性隐痛或钝痛、严重者剧烈绞痛。

壮医学将慢性胃炎称为"心头痛"，是指由外感寒邪、内伤饮食情志，导致谷道运行失常，气结心头而出现以胃脘部近心窝处痛为主要临床表现的一种病证。中医属"胃痛、胃脘痛"，西医属"急慢性胃炎、消化性溃疡、胃痉挛、胃下垂、胃黏膜脱垂症、胃肠神经官能症"等范畴。壮医认为，本病的病因病机为寒客谷道，外感寒邪，或过服寒凉，寒邪凝滞于谷道，致谷道不和，气机不畅，而致心头疼痛；饮食损伤，恣纵口腹，饥饱失调，暴饮暴食，或过食辛辣煎炒，损伤谷道，谷道失于和降，致气结不通，即出现疼痛；情志失调，忧思恼怒，情志不遂，气机阻滞，谷道不和，气结心头而致胃心头疼痛；谷道失养，劳倦过度，或大病、久病，或年高体虚，致阴阳耗损，谷道失于濡养而疼痛。临床表现为胃部疼痛，或隐隐作痛，或疼痛难忍，或痛如刀割，或痛如针刺，或痛如火灼，或攻撑作胀，痛处或喜按或拒按。

瑶医将慢性胃炎称为"革施扪"，是以上腹部近心窝处经常发生疼痛为主要症状的一种病证。其疼痛性质可表现为胀痛、隐痛、刺痛、灼痛、闷痛、绞痛等，但其中以胀痛、隐痛、刺痛为多见。其疼痛或持续，或时痛时止，多因饮食不节，情志不畅，寒暖失宜，劳累等因素诱发或加重。常伴有食欲不振、嗳腐吞酸、恶心呕吐等症状。常包括现代医学中的急慢性胃炎、胃溃疡、十二指肠溃疡、胃出血、急性胃肠炎、胃肠痉挛、胃神经官能症、反流性食管炎、胃下垂等病。

## 二、壮医医养法

### （一）内治法

（1）凉血解毒散瘀、消炎止痛：水田七30g。水煎服，每日1剂，分2次服用。

（2）活血化瘀止痛：透骨消20g。水煎服，每日1剂，分2次服用。

（3）滋阴清热解毒：刺黄连（十大功劳）根30g。水煎服，每日1剂，分2次服用。

（4）祛风散寒，消食化滞：樟树果30g。水煎服，每日1剂，分2次服用。

（5）健胃温肾，行气散结：木姜子（山苍子）树皮30g。水煎服，每日1剂，分2次服用。

（6）清热解毒，消肿止痛：七叶一枝花根茎适量晒干研粉。每次服1.5g，每日3次。

（7）清热利湿，和中健脾：毛叶石楠、黄藤、盐肤木、海金沙、七爪风各50g，冰糖30g，泡酒6000mL，一个月后服用。每日服用20～30mL。

（8）活血通络，清热凉血：金不换、两面针、七叶莲、百解藤、大总管各等量晒干研末。每日3次，每次3g。

## （二）外治法

（1）壮医外敷法治胃寒痛：艾叶200g，揉碎与酒适量炒热，用棉布包裹，热敷脐部；连须葱头30个，生姜15g，捣烂炒热装入布袋热熨胃脘部。

（2）壮医针挑疗法：鹰嘴环穴。令患者伸臂握拳，使肘窝部静脉血管怒张；在鹰嘴环穴选取1组穴位进行轻挑、浅挑，使出血。每3日治疗1次，7次为1个疗程，至痊愈为止。

（3）壮医陶针疗法：在腰环穴选取2～3组穴位进行点刺。每5日治疗1次。

（4）壮医药线点灸疗法：取中脘、胃俞、足三里穴，每日点灸1次或多次，10日为1个疗程。

（5）竹罐疗法：救必应30g，海螵蛸20g，两面针16g，鸡骨消30g，香附18g，重楼20g，加水适量，按药物竹罐疗法中煮罐的步骤完成准备工作。取足太阳膀胱经：膈俞、肝俞、胆俞、脾俞、胃俞，任脉：中脘、关元，足阳明胃经：天枢。髂后上棘下方压痛点。背部膀胱经采用多罐法，留罐5～10min。取中脘、关元、天枢等穴。采用针刺加拔罐法，留罐10min。髂后上棘下方压痛点采用刺络拔罐法，用三棱针快速点刺1～3下后拔罐，留罐10min。煮罐时，放数条毛巾于药水内与罐同煮，启罐后，可用镊子将锅中的毛巾取出拧干，敷于腰部所吸拔的部位上，凉则换之，反复2～3次。每日治疗1次，待症状缓解后，隔日治疗1次。

（6）滚蛋疗法（热滚法）。

方法一：生姜30g，葱白16g，艾叶16g，共捣烂，按滚蛋疗法中准备材料的步骤完成准备工作。本法适用于寒毒胃痛。

方法二：山楂、神曲、鸡内金各适量，按滚蛋疗法中准备材料的步骤完成准备工作。取煮好的温热蛋1个，趁热在患者腹部、背部反复滚动热熨，以上腹部任脉上脘穴至下脘穴为重点。滚蛋后，令患者静卧即可。每天治疗1次，根据患者病情，至症状缓解以及蛋黄表面隆起的小点减少或消失为止。本法适用于消化不良引起的胃痛。

（7）刮疗法。背部：刮足太阳膀胱经，由肝俞穴处沿脊柱两侧向下，经脾俞穴刮至胃俞穴处。前胸部：刮任脉，由上脘穴刮至下脘穴处。上肢：刮手厥阴心包经，由曲泽穴处沿前臂前侧正中线，经郄门穴刮至内关穴处。下肢：刮足阳明胃经，由足三里穴处沿小腿外侧向下刮至丰隆穴处；刮足太阴脾经：由阴陵泉穴处沿小腿内侧向下，经地机、三阴交等穴刮至公孙穴处。先刮背部，然后刮前胸部任脉，再刮四肢。背部用重手法，前胸部及四肢的手法应轻柔。隔2～3天治疗1次，5次为1个疗程。

（8）佩药疗法：苍术、藿香、佩兰、薄荷、白芷、肉桂、高良姜各10g。将上述各味药做洁净处理，除去杂质，于烘箱60℃下干燥后，在洁净区内将药材混合粉碎至1000目（采用微粉粉碎法），将粉碎的药粉包装成袋，外加透气性强的布袋包装后制成香囊。每天佩戴香囊1个（白天把香囊挂在胸前，距鼻腔15cm左右，晚间置于枕边），连续佩戴7天。

（9）敷贴疗法：高良姜适量，捣烂，加少许盐，烘热敷在胃脘部，用胶布固定即可。每天换药1次，中病即止。

（10）梅花针疗法：取胃俞、脾俞、肝俞，手足阳明胃经上的结节、条索和反应点。将上述部位按常规方法消毒好，采用事先消毒好的梅花针使用中等力度叩击，以叩击部位泛红即可。隔2～3天治疗1次，5次为1个疗程。

（11）壮医鲜花叶透穴疗法：中脘、梁门、足三里及胃俞、脾俞、新鲜荷叶、线香。将新鲜荷叶剪成大小适合的小片，把叶片放在选定的穴位上，点燃线香隔叶片灸灼。灸灼致叶片干即可换叶片，每个穴位灸灼2～3片叶片。每天治疗1次，5次为1个疗程。

（12）壮医药刮疗法：取胃脘部、足三里穴。生姜、葱白、川椒各20g，热酒适量。取生姜、葱白、川椒切碎和匀布包，蘸热酒即可刮拭。每天治疗1次，7次为1个疗程。

（13）壮医热熨疗法：取胃脘部。苏木、香附、桃仁各200g，鲜大风艾30～50g。上药加黄酒少许，炒热后热熨。每天4～5次，每次20～30min，中病即止。

### （三）疗养法

（1）温补脾胃：洗净猪肚1个，胡椒10粒，生姜5片。炖烂，每日早晚就餐吃。

（2）祛风散寒、行气止痛：假蒌全草30g，狗肉适量。加水炖汤，分2次服。

（3）清热凉血、抑酸止痛：狗肝菜叶30g，切碎，鸡蛋2个去壳。同炒熟，分2次服。

## 三、瑶医医养法

### （一）内治法

（1）疏肝解郁，和胃止痛：大钻（厚叶五味子）10g，小肠风（山蒟）15g，林寨亮（救必应）10g，慢惊风（九龙盘）15g，针旁咪端（小金花草）15g，工林咪（石上柏）15g。上药精选，烘干，共研细粉，每日2次，每次5g。

（2）益气养胃，散瘀止痛：九龙钻（九龙藤）30g，大钻（厚叶南五味子）20g，小钻（南五味子）15g，小肠风（山蒟）9g，铜达且紧（大蓟）15g，别己台（白及）10g。上药精选，烘干，共研细粉，每日2次，每次5g。

（3）行气消胀，散淤止血：鸡穿裤（毛痧草）30g，白蜡树皮15g，飞龙掌雪20g，六月雪10g，九节风10g，黑老虎20g，草决明20g，桑寄生20g，白花蛇舌草20g。水煎服，每日1剂，分3次服，饭前半小时服用。

（4）清热活血，解毒利湿：蚁哄毛（毛冬青）20g，鸡穿裤30g，牛尾蕨30g，藤梨根20g，飞龙掌雪20g，黑老虎20g，桑寄生20g，金耳环5g，半枝莲20g，白花蛇舌草20g，独角莲10g，草决明20g。水煎服，每日1剂，分3次服，饭前服。

（5）车前草、救必应、杜仲、白点称、千里光、华泽兰、木姜子、五爪风（掌叶榕）、酸藤子、走血风、四块瓦、如山虎、山慈菇、沉杉各适量。水煎服，分2次服用。如属寒痛加黄花倒水莲、走马风、一身保暖（结香）、牛大力根、瘦猪肉各适量。

（6）椿芽子、金针菜、黄钻、细辛、石菖蒲、大钻、黄连、四方钻、山豆根、毛冬青、麻风草、田基黄、红天葵（紫背天葵）各适量。水煎服，每日1剂。

（7）健脾益胃，清热解毒：六月雪、三姐妹、地胆头、九里明、九龙胆（金果榄）、罗汉果、北细辛、荜茇、七叶一枝花、山菠萝各6g。水煎服，每日1剂。

## （二）外治法

（1）瑶医神火灸法：取质量较好、直径0.2～0.4cm，长度5～8cm的小钻或制断肠草、杜仲藤数条，以药条的一端在灯火上点燃取暗火，右手拇指和食指持近燃端，小指、无名指轻抵在患者肌肤上，快速用暗劲轻点胃俞、脾俞、中脘、内关、足三里等穴位。一般点燃一次可以在一个穴位附近灸数次（呈梅花状）或者点燃一次灸数个穴位。

（2）瑶医脐药疗法：蓖麻子、五倍子。共研捣如膏敷脐部，外用关节镇痛膏6～8张固定，每天早、中、晚各热熨一次，第四天去掉，通常6次为度（孕妇、吐血者忌用），可治胃下垂引起的胃痛。

（3）瑶医火攻疗法：采用经过加工炮制的药枝，点燃熄灭后，用暗火包裹于牛皮纸内间接灸患者胃脘部，来刺激身体相应部位（穴位），以达到治疗气虚下陷、胃下垂、胃寒所致的胃痛。

## （三）疗养法

（1）健脾益胃：适当饮用菖蒲酒，此酒有镇痛、解痉等作用。

（2）行气健胃：以香枫叶、黄姜汁蒸糯米饭。

（3）利湿消食：将鸡屎藤叶与事先泡过的糯米一起打成糯糊，用布袋吊好，滴干水，做成直径5cm大小的饼面，用油煎熟，食饱为度，可治疗胃胀胃痛。

（4）健脾养胃：萝卜猪肚汤。猪肚1个，鸡腿肉200g，酸菜50g，白萝卜400g，红萝卜30g，萝卜叶、葱段、姜末、花椒、精盐、醋、鸡精各适量。把猪肚用醋、精盐清洗干净，切成小块。红萝卜、白萝卜、鸡腿肉均切成小丁，用开水焯后捞出。酸菜洗净，控干水分，切成丝。用鸡精和猪肚汁做成上汤。把猪肚、鸡丁、姜末、葱段和花椒放入锅内，加入上汤，用中火煮30min，再放入红、白萝卜丁和酸菜，加盖用中火煮15min，撇去浮沫，调味后放入萝卜时即可。适用于慢性萎缩性胃炎患者。

（5）滋阴润肺，生津养胃：洋参银耳鸡蛋。西洋参3g，银耳10g，鸡蛋2个。把西洋参洗净，烘干之后研成末。银耳用温水泡发。鸡蛋打入碗中，搅成蛋液。把银耳放入锅中，加入适量的清水，用大火煮沸，再转用小火煨酥，加入鸡蛋液，边煮边搅拌，最后加入西洋参末，拌匀即可。本方适用于萎缩性胃炎患者。

（6）健脾胃，强筋骨：薏苡仁莲子羹。薏苡仁30g，莲子20g。把薏苡仁洗净，莲子去心，一同放入锅中，加入适量的清水。用大火煮开后转用小火，煮至莲子肉烂熟即可。本方适用于老年慢性浅表性胃炎患者。

（7）清肠胃，下气消食：菊花陈皮茶。白菊花3g，陈皮6g，绿茶3g，红糖适量。把陈皮洗净后切成丝，与白菊花、绿茶一同放入杯中，加入开水，加盖。待10min后加入适量的红糖调味即可。本方适用于慢性浅表性胃炎患者。

（8）健脾胃，促消化：陈皮鸡。陈皮20g，香附15g，鸡肉、食用油、料酒、醋、精盐、葱末、姜末各适量。把鸡肉（最好是嫩公鸡肉）洗净，剁成小块。用醋炒香附，再与陈皮一同放入砂锅中，加入适量的水，熬煮取其汁。锅内注油烧热，下入鸡肉块爆炒，加入药汁及适量清水，用大火烧沸，转用中火至药汁收干，放入葱末、姜末、料酒、精盐，调好口味即可。本方适用于慢性浅表性胃炎引起的脾胃虚弱、肝胃不和、食少不化等患者。

## 四、调摄与养护

### （一）日常养护

（1）生活要有规律，饮食要有节制，不要过饥过饱，或暴饮暴食。

（2）不宜吃过冷、过热、过甜、过硬、辛辣及有刺激性的食物。食物选择有营养易消化的细软食物为主。多吃含植物蛋白、维生素的食物。如果出现上腹不适等症状，则应避免食用带有刺激性的食物，如大蒜、葱、芥末等，以防止病情加重。进餐时应养成细嚼慢咽的习惯，一日三餐做到定时定量。

（3）饮食注意细嚼慢咽，饭菜宜软、温。适量进食新鲜水果。避免进食能刺激胃酸分泌的食物。

（4）保持精神愉快，避免劳累过度。心情不安和脾气急躁容易引起胃黏膜障碍和胃机能障碍。

（5）忌烟酒，过量吸烟可引起胆汁返流，使胃黏膜受损，酒精可直接破坏胃黏膜屏障，引起黏膜损伤。

（6）忌食变质、不洁食物，变质、不洁食物含有细菌，食入后易在胃中繁殖，加重炎症反应。

（7）保健方面。可进行自我按摩，即用手掌在相应穴位揉按。研究表明，按摩脘腹部，能促进胃肠蠕动和排空，使胃肠分泌腺功能增强，消化能力提高，并有解痉止痛的作用。练习气功也是防治胃病的保健方法。气功可调节大脑皮质的功能状态，抑制兴奋灶，对精神因素引起的胃炎效果明显。

### （二）健康指导

（1）饮食宜低盐，一定要吃早餐。

（2）适当体育锻炼，增强体质。

（3）保持心情愉悦，积极治疗。

（4）根据胃药说明，按时服药。

（5）胃炎患者应定期更换牙刷，保持牙刷清洁，防止细菌进入人体引发胃溃疡、胃炎。

（6）定期复查。

（7）戒烟酒。

（8）保持规律的作息习惯，保持充足的睡眠。

（9）餐后不宜做剧烈运动，宜选择散步、赤足走等。

# 第五节　冠心病

## 一、概述

冠状动脉粥样硬化性心脏病是冠状动脉血管发生动脉粥样硬化病变而引起血管腔狭窄或阻塞，造成心肌缺血、缺氧或坏死而导致的心脏病，常常被称为冠心病。但是冠心病的范围很广泛，还包括炎症、栓塞等导致管腔狭窄或闭塞。世界卫生组织将冠心病分为无症状心肌缺血（隐匿性冠心病）、心绞痛、心肌梗死、缺血性心力衰竭（缺血性心脏病）和猝死5种临床类型。临床中常分为稳定性冠心病和急性冠状动脉综合征。

壮医将冠心病称为"阿闷"，是指龙路阻滞不通而导致的以心前区突然疼痛甚则痛引肩背、喘息、不得平卧等为主症的一种疾病。阿闷相当于中医的胸痹、真心痛等范畴。壮医认为，阿闷的发生是由于风、湿、痧、瘴等毒邪入侵人体或者体虚气血淤滞，龙路火路阻塞不通所致。风毒、寒毒、湿毒、热毒等邪毒的入侵，停滞于脏腑、骨肉之间，阻滞龙路或火路，使人体内天、地、人三气不能同步；情志不舒，脏腑功能失调，阴盛阳衰或阳盛阴衰，气机不畅，阻滞龙路或火路，三气不能同步；平时劳累过度，失于调养，身体虚弱，气血不足，气行不畅，阻滞龙路或火路，三气不能同步。由于气机阻滞胸部火路、龙路而出现卒心痛。

瑶医将冠心病称为成风醒病，瑶文病名Buerngh mamx fim zorngc baengc，相当于中医的胸痹、真心痛，相当于现代医学的冠心病、心绞痛、心肌梗死。成风醒病主要是由于正气亏虚，饮食、情志、寒邪等所引起的以痰浊、瘀血、气滞、寒凝痹阻心脉，以膻中或左胸部发作性憋闷、疼痛为主要临床表现的一种病证。

本病是威胁中老年人生命健康的重要病证之一，多由于外感或内伤引起心脉痹阻，其病位在心，但与肝、脾、肾三脏的功能失调有密切关系。瑶医审病分为盈亏两个方面。多种因素均可以导致心脉痹阻不畅，不通则痛为病机关键。以上病因病机可同时并存，病情进一步发展，可见瘀血闭阻心脉，心胸猝然大痛，而发为真心痛；心阳阻遏，心气不足，鼓动无力，而表现为心动悸，脉结代，甚至脉微欲绝。

## 二、壮医医养法

### （一）内治法

**1.祛毒法**

（1）闷砂仁汤（砂仁宽胸汤）：广砂仁10g，郁金10g，五灵脂10g，川芎5g。水煎服，每日1剂，分2次服。主治阿闷轻症。

（2）阿闷散寒汤（沉香温胸汤）：土沉香10g，八角茴香5g，山蒌10g，泽兰10g，枳壳10g、砂仁5g。水煎服，每日1剂，分2次服。主治寒毒侵犯引起的阿闷。

**2.补虚祛毒法**

（1）阿康复散（三参养胸散）：田七（三七）20g，太子参25g，丹参25g，当归15g，桃仁15g，红花10g。诸药晒干或烘干，研细为末。每日3次，每次20g，沸水冲泡代茶饮服。主治阿闷患者，久病之后，体质虚弱者。

（2）百壳牛奶方：五指牛奶30g，瓜蒌壳10g，百部10g。水煎服，每日1剂，分2次服。

（3）天青地白止痛汤：天青地白10g，臭牡丹10g，满天星10g，少年红、血党各10g，配猪脚150g。炖服，每日1剂。

### （二）外治法

（1）针挑疗法：取阿是穴、丰隆、肺俞、期门等穴。用三菱针或大头针轻挑、浅挑，微出血即可。2～3天挑1次，3次为1个疗程。

（2）壮医药线点灸疗法：取阿是穴、天池、天溪、期门、肩前、屋翳等穴。每天施灸1次，每个穴位灸1～2壮，中病即止。

（3）佩药疗法：苍术、吴茱萸、艾叶、肉桂、砂仁、白芷或石菖蒲、冰片、丹参、三七。将各味药洁净处理，去除杂质，放入烘箱在60℃下干燥，在洁净区内将药材混合粉碎至1000目（采用微粉粉碎法），包装成10g/袋，外加透气性强的特制布袋包装后制成香囊。把香囊挂在胸前膻中穴，每周换药1次，连续佩戴8周。

### （三）疗养法

（1）消气除满：桔梗0.9g，贝母0.9g，巴豆0.3g。将上药捣末，装入烟斗内，点火吸入。

（2）冠心病，心绞痛：薤白15g，瓜蒌20g，白酒15mL，加水200mL，煎成100mL，一日分2次服。

（3）活血散瘀：三七粉粥。准备三七粉（田七粉）3g，大枣5枚，粳米100g，冰糖适量。粳米、大枣洗净一同放入锅中，加入清水1000mL，武火烧开，改用文火熬煮，粥将熟时，放入冰糖、三七粉。每日2次，温热服用。

（4）宁心安神：白茯苓粥。准备白茯苓，粳米，冰糖适量。将白茯苓研成细末，每次加茯苓粉15g、粳米60g，加水熬粥，粥成后再加冰糖。每日1次，温热服用。

## 三、瑶医医养法

### （一）内治法

（1）行气通痹、和血舒脉：刺连20g，过江龙15g，水杨梅20g，延胡索20g，两面针20g，千里光15g，龙胆草10g，了刁竹15g，柴胡15g，木香10g，苏木15g，白解15g。水煎服，每日1剂，每日2次。

（2）活血化瘀，通脉止痛：九层风20g，五层风20g，毛冬青20g，金锁匙20g，当归15g，熟地黄15g，桃仁10g，红花10g，枳壳15g，柴胡20g，甘草10g，川芎15g，牛膝10g。水煎服，每日1剂，每日2次。

（3）补益心气，鼓动心脉：吊水莲20g，过塘藕15g，白解20g，毛冬青20g，钩藤15g，茯苓20g，七叶莲20g，柏子仁20g，莲子15g，三七10g，延胡索20g，枣仁20g。水煎服，每日1剂，每日2次。

（4）行气利水，温通心阳：槟榔6g，三叶木通10g，芭蕉叶10g，一针两嘴10g，山菠萝10g，六月雪10g，杜仲10g，龙骨草10g，白纸扇10g，路边菊10g，水菖蒲10g，马莲鞍10g，千年健10g，厚朴10g，乌姜10g，猴结10g。水煎服，去药渣，入猪心1个蒸服，每日1剂。

（5）心脏病：①猫儿刺10g，见风消10g，芭蕉蕾10g。水煎至400mL，分3次温服。②芭蕉蕾10g，水牛奶15g，金边罗伞10g，谷精草6g。水煎至400mL，分3次温服。

### （二）疗养法

（1）活血止痛：玄参、当归、菖蒲、花椒、桂枝、薤白、冰片、三七各适量。上药干燥、粉碎、过筛，混合搅拌均匀，做成药袋，置于左胸前，并时时以鼻嗅之。

（2）宽胸散结，祛瘀止痛：淫羊藿20g，青背龙5g，活血莲18g，柏树叶18g，白果叶15g，小救驾5g。加水煎煮成浓汁后取汁服用，每日3～4次。

（3）宽胸散结：皂角刺适量，研成细末后与猪心共炖服，每日1～2次。

（4）胸闷胸痛：芭蕉心25g，山楂子25g，骨肉鸡15g，海荷花15g，冰糖50g，加水炖服。

（5）风湿性心脏病：杉树寄生30g，山胡椒根15g，路边荆18g，山楂子25g，大蓟根18g，乌药15g。加水煎煮成浓汁后取汁服用，每日3～4次。

（6）消胀除满、利尿强心：胡葱蔸、万年青、老鼠瓜、桃子米各适量。加水煎煮后取汁内服，每日2次。

## 四、调摄与养护

### （一）日常养护

（1）有冠心病的患者，不能疲倦，也不能多睡。白天劳累过度、晚上熬夜都会加重心脑血管负担和能量消耗，对身体不利，因此应按时休息。

（2）45岁以上的患者日常要做到"四个半"：第一，早上要起床时，先别忙起，张开眼睛睡半分钟；第二，起来坐半分钟以上；第三，下床时不要马上落地，在床沿坐半分钟再下床；第四，白天蹲在地上或大便起身时先用手压着双膝或扶着墙壁上头前下弯，先起下半分钟再直立。

（3）心脏病人宜多吃马铃薯，马铃薯含糖高达15%～25%，超过大部分蔬菜，含蛋白质也比其他蔬菜多；还富含维生素C、钾、钠、铁，尤其是钾，每100克马铃薯就含钾502mg。心脏病都有浮肿现象，每天服用利尿剂消肿时，又易于引起钾流失，而马铃薯含钾多，刚好补充钾的不足。

（4）吃核桃可预防心脏病，核桃油脂的70%是亚油酸等多价不饱和脂肪酸、亚油酸，具有将胆固醇排出体外、使多余的胆固醇不易被吸引的作用，因此吃核桃能减少胆固醇，预防心脏病的发生。

### （二）健康指导

（1）有心脑血管病的人早晨一定要吃东西。人经过一夜睡眠，腹中是空的，这时血液中血小板活性增加，血小板的凝结性和黏稠度也随之增高。血液黏稠度增高，血流缓慢，冠状动脉血流量减少，患有动脉硬化和血管疾病的人容易造成心脏病发作，阻塞脑血管则发生缺血性中风。吃早饭不但是保证营养平衡的需要，更是预防心脏病和缺血性中风的有力的自我保健措施。

（2）合理膳食，宜摄入低热量、低脂、低胆固醇、低盐，多食蔬菜、水果和粗纤维食物，避免暴饮暴食，注意少量多餐。

（3）控制体重，适当运动，运动方式以有氧运动为主。

（4）避免诱发因素。与患者一起分析引起心绞痛发作的诱因，如过度疲劳、情绪激动、寒冷刺激等。调节饮食，禁烟酒。保持排便通畅，切忌用力排便。保持心境平和，改变焦躁易怒、争强好胜的性格等。

（5）根据患者的活动能力制订合理的活动计划，鼓励患者参加适当的体力劳动和体育锻炼，最大活动量以不发生心绞痛症状为度，避免竞赛活动和用力屏气的动作，避免精神过度紧张和长时间工作。

# 第六节　中风后遗症

## 一、概述

中风发病急骤，表现为突然昏倒，不省人事，伴有口眼歪斜，半身不遂，言语不利，或不经昏仆而仅见口眼㖞斜，半身不遂，言语不利等。本病病情凶险，具有发病率高、死亡率高、致残率高、复发率高的特点，部分患者可留下后遗症。多见于40岁以后的中老年人。由于本病发生突然，起病急骤，"如矢石之中的，若暴风之疾速"。临床症状不一，变化多端而疾速，有晕仆、抽搐，与自然界"风性善行而数变"的特征相似，故古代中医医家取类比象而名之为"中风"；又因其发病突然，亦称之为"卒中"。

中风后遗症，是指中风病趋于好转后遗留下的一些症状，中医又称"偏枯"，多因病变发生的部位及严重程度不同而有差异。但常见的有半身不遂、言语不利、口眼㖞斜等。壮医称为"脑充血"后遗症，属于壮医的巧坞病、龙路病或火路病范畴。其病因病机主要是肝肾阴亏、肝阳上亢或风邪阻络、气虚血滞、脉络瘀阻等，引起龙路、火路及其网络的部分通道不畅或闭塞不通，导致三道两路受阻。天、地、人三气不能同步所致。

瑶医将此病称为内风症，瑶文病名Butv buerng，相当于中医病"中风后遗症""偏瘫"，现代医学称为急性脑血管疾病后遗症。瑶医认为内风症指的是中风患者经抢救治疗6个月后仍有半身不遂、口眼㖞斜、言语不利等临床症状的一类疾病。由于正气亏虚，饮食、情志、劳倦内伤等引起气血逆乱，产生风、火、痰、瘀，导致脑脉痹阻或血溢脑脉之外为基本病机，以半身不遂、口舌㖞斜、言语謇涩或不语、偏身麻木为主要临床表现的病症。根据脑髓神机受损程度的不同，有相应的临床表现。本病多见于中老年人。四季皆可发病，但以冬春两季最为多见。

## 二、壮医医养法

### （一）内治法

（1）散瘀止痛、破血通经：刘寄奴、钻地风、九节风各15g，吹风散、牛耳风各10g。水煎服，每日1剂，分2次服，15日为1个疗程。

（2）涎盛者用鲜竹沥水清热化痰，每次服50mL，每日3次。

### （二）外治法

1.壮医针挑疗法

（1）治疗脑出血偏瘫患者。取穴：太阳、曲泽、阳交。轻挑，点挑。每5天治疗1次，7次为1个疗程。

（2）治疗脑栓塞偏瘫患者。取穴：太阳、曲泽、解溪、委中。轻挑、点挑。每5天治疗1次，7次为1个疗程。

2.壮医针刺疗法

取穴：天宫穴（TTg）、地井穴（DDj，双侧）、手背二环2穴（TSBh2-2，双侧）、手背二环4穴（TSBH2-4，双侧）、足面一环7穴（DZMh1-7，双侧）、足面一环8穴（DZMh1-8，双侧）、右侧内三杆穴（DNSg）、左侧前上桩穴（DQsz）、膝二环7穴（DXh2-7，双侧）、膝二环10穴（DXh2-10，双侧）、健侧的"以应为腧"穴。操作方法：取1寸、2寸、3寸毫针，用"8"字环针法，留针30min。每7天治疗2次，一般3个月为1个疗程，可针1～3个疗程。

3.壮医药线点灸疗法

半身不遂者上肢可取肩髃、曲池、手三里、外关、合谷等穴，下肢可取环跳、阳陵泉、足三里、解溪、昆仑等穴。口眼㖞斜者，取地仓、颊车、合谷、内庭、太冲等穴，再依病部酌取牵正、水沟、四白、下关等穴。每天点灸1次，疗程视具体病情而定。

4.壮医竹罐疗法

透骨消30g，伸筋草90g，红花30g，加水适量，按药物竹罐疗法中煮罐的步骤完成准备工作。经外奇穴：华佗夹脊穴。足太阳膀胱经：由大杼沿脊柱两侧向下至肾俞、承扶、委中、承山。手阳明大肠经：肩髃、臂臑、曲池、手三里、合谷。足少阳胆经：环跳、风市、阳陵泉、悬钟。足阳明胃经：髀关、伏兔、梁丘、足三里、丰隆。足太阴脾经：阴陵泉、三阴交。华佗夹脊穴与背部膀胱经穴位交替使用，采用密排罐法，留罐10～15min。余穴取患侧穴位，每次选取2～3个上肢穴位，2～3个下肢穴位，针刺得气出针后拔罐，也可用梅花针扣刺拔罐，留罐10～15min。于煮罐时，放数条毛巾于药水内与罐同煮，启罐后，可用镊子将锅中的毛巾取出拧干，轻敷于所吸拔的部位上，凉则换之，反复2～3次。每天治疗1次。

5.壮医滚蛋疗法（热滚法）

天麻、钩藤、丹参等适量，与洗净的带壳鸡蛋同煮至蛋熟。取煮好的温热蛋1只，趁热在患者头部、额部、面部、颈部、四肢反复滚动热熨。每个部位来回滚动20多次。滚蛋后，令患者注意防寒，避免受风即可。每天治疗1次，根据患者病情，至症状缓解以及蛋黄表面起的小点减少或消失为止。

6.壮医刮疗法

头面部：刮拭头部两侧，从头部两侧太阳穴开始，经率谷、浮白、头窍阴等穴刮至风池穴处，刮拭前头部，从神庭穴开始，经上星、囟会、前顶等穴刮至百会穴。刮拭后头部，从百会穴开始，经后顶、强间、脑户、风府等穴刮至哑门穴处。全头刮拭，以百会穴为中心，呈放射状向全头发际处刮拭。口眼㖞斜者可加刮面部阳白、四白、迎香、地仓、颊车等穴。背部：刮足太阳膀胱经，由天柱穴处沿脊柱两侧，经大杼、肺俞、心俞、肝俞、脾俞、胃俞等穴刮至肾俞穴处。胸腹部：刮任脉，由中脘穴处刮至下脘穴处，由气海穴处刮至关元穴。上肢：刮手阳明大肠经，由肩髃穴处沿上肢前侧向下刮至合谷处；刮手少阳三焦经，由臑会穴处沿上肢后侧向下刮至阳池穴处；刮手厥阴心包经，由肘部前侧曲泽穴处沿前臂前侧正中向下刮至手心劳宫穴处。下肢：刮足阳明胃经，由髀关穴处沿大腿外侧向下，经伏兔、梁丘、犊鼻、足三里等穴刮至丰隆穴处；刮足少阳胆经，由环跳穴处沿大腿外侧，经风市、阳泉等穴刮至悬钟穴处；刮足太阳膀胱经：由承扶穴处沿下肢后侧向下，经殷门、委中、承山等穴刮至昆仑穴处；刮足三阴经（足太阴脾经、足厥阴肝经、足少阴肾经），由血海穴处沿下肢内侧，经阴陵泉、三阴交、太溪、照海等穴刮至太冲穴处。刮拭顺序：先刮头面部，然后刮背部，再刮胸腹部，最后刮四肢。

7.壮医针刺拔罐法

在大椎穴用三棱针刺后加拔罐出血少许，每日1次，15日为1个疗程。

### （三）疗养法

（1）先用毛巾浸冷水敷百会穴，后用灯心草蘸麻油烧灸双侧太阳穴及百会穴，再用铜板在磨刀石上磨，取第二次磨出的水滴在百会穴上。

（2）用绣花针挑少许硫黄粉（似芝麻大小）于灯上燃烧，立即刺入患处皮下或穴位（不可太深），反复多次，治半身不遂。

（3）针刺或灸人中、百会、合谷、足三里、后溪、外关、涌泉、昆仑穴，可针刺少商穴放血少许，每日1次。

（4）大风艾、五月艾、五色花、水泽兰、九里香、韭菜根各100g，捣烂加醋炒热或蒸热装入布袋外敷患侧。每日2～3次，15～30日为1个疗程，治疗口眼歪斜或面瘫。

## 三、瑶医医养法

### （一）内治法

（1）化痰祛瘀，活血通络：半枫荷30g，穿破石25g，沉樟30g，走马胎25g，扁骨风25g，麻骨风25g，白背风30g，见风消30g，下山虎20g，五指毛桃30g。水煎服，每日1剂，分2次服。

（2）益气养血，化瘀通络：双钩藤30g，地龙12g，赤芍18g，川杜仲20g，牛膝18g，川芎15g，红花10g，桃仁15g，黄芪30g，党参20g，当归尾18g，防风15g，熟附子15g，细辛8g，大枣15g，生姜2片，肉桂6g（去粗皮，研粉）。水煎服，每日1剂，分2次服。

（3）滋养肝肾：赖筛笼（丝瓜）络10g，鸭灶咪（牛膝）10g，双亮（桑）枝30g，五爪风（粗叶榕）30g，半荷风（半枫荷）15g，巴卡紧（五加皮）15g。水煎服，每日1剂，分2次服。

（4）边风樟（檫树）根皮30g，酒炒，加水煎服。

## （二）外治法

（1）瑶族庞桶药浴疗法：松筋藤、麻骨风、甘松、钩藤、走马胎、半枫荷、大发散、小发散、血风藤、千年健、独脚风、下山虎、穿破石、小钻、大钻各100g，沉樟150g。水煎，外洗或浸泡瘫痪侧肢体，每日1剂。

（2）瑶医药物灸法：取三阴交、足三里、外关、涌泉、昆仑等穴，每日点灸1次。肝肾虚、筋骨痿软者可选用能补肝肾、强筋骨的杜仲藤施灸。

（3）瑶医火针疗法：用桐油火针或酒精火针，取人中、百会、合谷、足三里、后溪、外关、涌泉、昆仑等穴，强刺激，每日1次，7日为1个疗程。

（4）瑶医药罐疗法：取艾叶、杜仲、防风、麻黄、木瓜、川椒、穿山甲、土鳖虫、羌活、苍术、独活、苏木、红花、桃仁、透骨草、千年健、海桐皮各10g，乳香、没药各5g，布包加水煎煮而成药液。将大小不同的竹罐在煮沸的药水锅内煮2～3min，取出并甩尽药水，然后迅速置于瘫痪处使吸住皮肤，7～10min后取下，以出现瘀斑或充血为度。每日或隔日1次，10次为1个疗程。疗程间隔3～5日。

（5）瑶医竹筒梅花针法：五爪风30g、舒筋藤30g、生草乌20g、飞龙掌血30g、两面针30g，置药瓶中，加入75％酒精或白酒500mL，浸泡10天，去渣待用。常规消毒，将浸泡好的药酒涂在叩打部位上，用竹筒梅花针蘸上药酒叩打。操作部位可选择：局部叩打（在有病部位及其四周，亦可选择针灸穴位）；脊髓中枢叩打（自头后下方颈椎至尾椎骨止及脊柱两侧）；末梢叩打（自上而下从上肢自肘至指尖，下肢自膝至趾端），叩打时应按先中枢、次局部、后肢端，按从内到外、由上至下的顺序进行。

（6）瑶医熏蒸疗法：可用于中风症的口眼歪斜者，取去壳巴豆4～8粒，投入50度白酒250mL中置火上煮沸后，将白酒盛于小口瓶中，趁热熏健侧劳宫穴（左病取右，右病取左）20min，每日1次，10次为1个疗程。

（7）瑶医脐药疗法。

①马钱子50g，芫花20g，明雄2g，川乌3g，胆南星5g，白胡椒2g，白附子3g。先将马钱子放砂锅内，加水和一撮绿豆，放火上煎熬，待绿豆熟，将马钱子捞出，剥去皮毛，弄成小碎块，放入盛有沙的铁锅内加热，并不停地用木棒搅拌，直至马钱子发出的"嘣嘣"声消失，马钱子呈黄褐色时（切勿炒黑，黑则无效），取出与诸药共研为末，过筛，每取药末10～15g，撒在2cm×3cm的胶布中央，分别贴于神阙、牵正二穴上，2日换一次，一般5～10日见效。适用于内风症口眼喎斜者。

②银朱10g，枯矾12g，降香3g，艾绒60g。共研细末，用皮纸制成艾条，早晚熏灸脐部，盖被至微出汗。适用于内风症半身不遂，或风湿痛者。

（8）瑶药敷贴疗法：将松香30g，红蓖麻子（无刺）30g，海参肠10g，研成泥，投入锅中煎熬数分钟，待大量蓖麻油漂浮水面时，起锅落炉，使蓖麻子渣沉淀。再将松香末投入，使遇热软化浮面与蓖麻子油相混。最后将海参肠末撒在软化的松油上，拌匀，将药挑出，投入另一盆凉水中冷却，稍有硬感捞出，将其搓成直径2～3cm粗的条形，剪成每块长约1cm的块状。用时将膏药摆在直径约3cm的布上，再在置于热具上加热软化后贴于患侧的对侧（健侧）面部的颊车、地仓、太阳穴等穴位上，每次贴1～2穴，每块贴3天，脱落可加热重贴。可用于曰梅麻（相当于口眼㖞斜、面神经麻痹）。

## （三）疗养法

（1）黑木耳6g。用水泡发，加入菜肴或蒸食。可降血脂、抗血栓和抗血小板聚集。

（2）芹菜根5个，大枣10枚。水煎服，食枣饮汤，可起到降低血清胆固醇的作用。

（3）吃鲜山楂或用山楂泡开水适量，冷却后当茶饮。它能扩张血管，具有降血压和促进胆固醇排泄的作用。若中风并发糖尿病患者，不宜添加蜂蜜。

（4）香蕉花5g，水煎代茶饮。可预防中风及脑血管意外。

（5）芹菜适量，洗净去根，捣烂取汁。每日服3次，每次3汤匙，7天为1个疗程。有清内热、降压安眠的作用，主治中风，可软化血管。

（6）小米麻子粥：冬麻子、薄荷叶、荆芥穗各50g，小米150g。将冬麻子炒熟去皮研细；砂锅内放水先煮薄荷叶、荆芥穗，而后去渣取汁，再将麻子仁、小米同放汁内，加水煮成粥即可。每日1次，空腹食用。有滋养肾气、润肠、清虚热的作用，可用于中风以及大肠滞涩便秘患者的辅助治疗。

## 四、调摄与养护

### （一）日常养护

（1）中风后遗症患者进食时间应合理安排，如早餐安排在早上六七点之间，午餐安排在12点左右，晚餐安排在晚上六七点钟之间。每餐间隔五六个小时，符合胃的生理排空时间。消化能力差的患者可晚上再加餐。

（2）中风后遗症患者要合理安排进食量，一般提倡"早吃好，午吃饱，晚吃少"的原则，每餐进食至微饱即可，具体进食量根据个人体质、活动强度、性别等因素决定。一般每日主食量为300～500g，切忌暴饮暴食。

（3）中风后遗症患者要进食易消化的食物。尤其长期卧床的中风患者，进食易消化的食物如汤类、粥类食物，可减轻患者胃肠道的负荷，避免引起胃肠道功能紊乱，促进营养物质的吸收。

（4）中风后遗症患者不宜进食刺激性的食物与饮料，如酒、公鸡、甲鱼等，这些食物容易引起中风的复发，加重病情。

（5）中风后遗症患者要限制脂肪、糖、盐的过多摄入。肥肉、牛油等含脂肪与胆固醇较高，如蛋黄、鱼子、动物内脏等所含饱和脂肪酸可使血液中的胆固醇含量明显升高，促使动脉粥样硬化，增加血液黏稠度。同样，食盐过多，也可以增加血液黏稠度，使血压升高，对中风的病情极为不利。食糖过多，会增加体内脂肪的合成，因此控制糖类饮食的摄入有利于中风后遗症患者的恢复和预防其他疾病的发生。

（6）中风后遗症患者提倡高蛋白质饮食。豆制品、蛋清、瘦肉、各种谷类富含蛋白质，可以预防因长期低蛋白饮食造成的记忆力减退、肢体无力、水肿、贫血、抵抗力低下等。

（7）中风后遗症患者宜多吃含碘丰富的食物，如海带、紫菜、虾米等。碘可以减少胆固醇在动脉壁的沉积，防止动脉硬化的发生。

（8）中风后遗症患者宜多吃水果和蔬菜，水果和蔬菜中含有丰富的维生素和微量元素，如维生素C、钾、镁等物质，可以降低胆固醇，增强血管壁的致密性，防止出血；还可以促进肠蠕动防止便秘。钾、镁对血管还有保护作用，多吃新鲜蔬菜和水果，还可以软化血管，除脂降压。

## （二）健康指导

（1）发病后注意做好患者思想工作，避免其情绪急躁，以防病情加重。

（2）要密切观察昏迷患者的病情变化，特别要注意患者的神志变化，并注意保持其呼吸道通畅，及时清理患者呕吐物。

（3）长期卧床患者要勤翻身，保持衣物、床单干燥卫生，积极按摩受压的皮肤，改善局部血液循环，防止褥疮发生。

（4）鼓励患者咳痰，或助吸痰，保持呼吸道通畅，防止肺部感染、口腔感染等。

（5）进食应以流质为主，进食宜慢，以防窒息。

（6）鼓励患者保持心情舒畅和情绪稳定，避免精神刺激。

# 第七节　老年痴呆、健忘

## 一、概述

## （一）痴呆

痴呆，瑶文病名Ngorngx，相当于中医的"痴呆"、现代医学的痴呆综合征，包括痴呆、血管性痴呆、正常压脑积水、脑肿瘤、麻痹性痴呆、中毒性脑病等，是以呆傻愚笨为主要临床表现的一种神志疾病。痴呆多由七情内伤、久疾年老等病因，导致髓减脑消、神机失用而致。痴呆以内因为主，常见七情内伤、久病不复、年迈体虚等致气血不足，肾精亏虚，痰瘀阻痹，渐使脑髓空虚，脑髓失养。其基本病机为髓减脑消，神机失用。其病位在脑，与心肝脾肾功能失调密切相关。其证候特征以气血、肾精亏虚为本，以痰浊、瘀血之实邪为标，临床多见虚实夹杂之证。轻者可见寡言少语，反应迟钝，善忘等症；重者表现为神情淡漠、终日不语、哭笑无常、分辨不清昼夜、外出不知归途、不欲食、不知饥、二便失禁等，生活不能自理。本病可发生于各个年龄阶段，但以老年阶段最常见，起病隐袭，发展缓慢，渐进加重，病程一般较长。

## （二）健忘

健忘是记忆力减退、容易忘记的一种病症，临床表现为记忆力减退，遇事善忘，精神倦怠，思维迟钝，可伴有心悸气短、纳呆腹胀、腰膝酸软、精神恍惚、头重胸闷、舌强语塞等症。多因思虑过度，伤及心脾或因心肾内耗，髓海空虚，脑失所养所致；也可因痰浊、瘀血扰心所致。

# 二、壮医医养法

## （一）外治法

（1）壮医药线点灸疗法：取百会、内关、下关元、大赫、命门、心俞、肾俞、足三里、三阴交等穴。每天点灸1次，疗程视具体情况而定。一般10日为1个疗程，须连灸3个疗程。

（2）壮医竹罐疗法：肉苁蓉50g，益智仁60g，远志35g，菟丝子50g，土黄芪50g，土人参5g，何首乌50g，加水适量，按药物竹罐疗法中煮罐的步骤完成准备工作。取足太阳膀胱经：心俞、脾俞、肾俞；督脉：命门、腰阳关；任脉：气海、关元、中极；足阳明胃经：足三里；足太阴脾经：三阴交；足少阴肾经：太溪。每次选取2~3对背俞穴，1~2个任脉、督脉穴位，1~2个下肢穴位，针刺得气出针后拔罐。每日治疗1次，10次为1个疗程。

（3）壮医刮疗法。头面部：刮拭前头部，由神庭穴处经上星、囟会、前顶等穴刮至百会穴；全头刮拭，以百会穴为中心，呈放射状向全头发际处刮拭。背部：刮足太阳膀胱经，由厥阴俞穴沿脊柱两侧向下刮至心俞穴处，由膏肓穴处沿脊柱两侧向下刮至神堂穴处；刮志室穴。上肢：刮手厥阴心包经，由郄门穴沿前臂前侧正中向下，刮至手心劳宫穴处。下肢：刮足阳明胃经，由足三里穴刮至丰隆穴；刮足少阴肾经，由三阴交穴沿小腿内侧刮至太溪穴。先刮头部，然后刮背部，再刮四肢。手法应轻柔，以出现痧斑为佳。隔2~3日治疗1次，5次为1个疗程。

（4）壮医佩药疗法：藿香、佩兰、肉桂、高良姜各10g，冰片2g。将上述各味药做洁净处理，除去杂质，于烘箱60℃下干燥后，在洁净区内将药材混合粉碎至1000目（采用微粉粉碎法），将粉碎的药粉包装成袋，外加透气性强的布袋包装后制成香囊。每天佩戴香囊1个（白天把香囊挂在胸前，距鼻腔15cm左右，晚间置于枕边），连续佩戴7日。

（5）壮医足浴疗法：肉苁蓉50g，益智仁60g，远志35g，菟丝子50g，土黄芪50g，土人参50g，何首乌50g。上药加水1500mL，煎煮20min后，把药水倒入盆中。先用药水的蒸气熏脚，待温度合适后再泡脚。每次浸泡时间为20～30min。每日治疗1次，30次为1个疗程。

（6）壮医敷贴疗法：肉苁蓉、益智仁、菟丝子、何首乌各5g。共研成细末，加适量醋调成糊状，敷在肚脐眼上，用胶布固定即可。每次贴敷6h，隔7～10h贴1次，5次为1个疗程。

（7）壮医鲜花叶透穴疗法：取百会、四神聪、内关、下关元、大赫、命门、心俞、肾俞、足三里、三阴交穴。材料准备：新鲜荷叶、线香。将新鲜荷叶剪成大小适合的小片，放在选定的穴位上，点燃线香隔叶片灸灼。灸灼至叶片干即可换叶片，每个穴位灸灼2～3片叶片。每日治疗1次，5次为1个疗程。

## （二）壮医疗养法

（1）龙眼肉粥：粳米6g，桂圆15g，大枣10g，白砂糖30g。将粳米和桂圆、大枣分别淘洗干净。加入清水，先用武火煮沸，再用文火煎熬30min，以米熟烂为度，加入白砂糖调味。每日早晚各服1次，趁热食用，不宜过量。本方适用于心脾两虚型健忘。若以小米易粳米，则成小米桂圆粥，健脾功能更强，适用于心脾两虚型健忘。

（2）莲子粥：粳米100g，莲子20g。将莲子泡发胀后，在水中用刷擦去表层，抽去莲心，冲洗干净后放锅内，加清水在火上煮烂熟，备用。将粳米淘洗干净，放入锅中，加清水煮成粥，粥熟后掺入莲子，搅匀。空腹趁热食用，可宁心安神。

（3）柏子仁粥：柏子仁10～20g，粳米50～100g，蜂蜜适量。柏子仁捣碎，同粳米共煮，粥成时加入蜂蜜。每日早晚各1次，趁热食用，不宜过量。本方可养心安神。

（4）芝麻黑豆粥：黑米100g，黑芝麻50g，黑豆50g，白砂糖15g。黑豆、粳米分别淘洗干净；黑豆用冷水浸泡3h，粳米浸泡0.5h，捞起沥干水分；黑芝麻淘洗干净备用。砂锅中加入约2000mL清水，将黑豆、粳米、黑芝麻依次放入。先用旺火烧沸，然后转小火熬煮；待米烂豆熟后加入白砂糖调味。每日早晚各服用1次。本方适用于肝肾亏虚型健忘症。

（5）泡脚疗养法：当归20g，人参5g，茯神15g，远志15g，白术30g，木香5g，用布包好备用。将上药加水煎煮，去渣取液，取适当温度，置盆中，浸泡足部，每次20～30min，每日1次。可不断加热水，以保持水温，每日1包，10日为1个疗程。

（6）养老泡脚汤：生地、桑寄生各20g，远志15g，熟地15g，菟丝子15g，杜仲5g。煎汤取汁，浸泡双足。每日2次，每次15～20min。

（7）聪耳明目汤：磁石15g，生牡蛎30g，生龙骨30g，酸枣仁15g，远志10g，熟地10g，肉苁蓉15g。煎汤取汁，浸泡双足。每次20min，每日2次。

## 三、瑶医医养法

### （一）内治法

（1）活血化瘀，开窍醒脑：苏木20g，九层风20g，五层风20g，毛冬青20g，金锁匙20g，赤芍15g，麝香10g，当归15g，地黄15g，桃仁10g，红花10g，枳壳15g，老葱10g，鲜姜5g，大枣6枚。水煎服，每日1剂，每日2次。

（2）补肾益智，健脾化浊，豁痰开窍：金锁匙15g，丹参20g，天麻15g，龙胆草10g，二丑15g，白解20g，枣仁20g，远志15g，知母15g，鬼点火20g，郁金15g，木香15g，顺风耳20g，通草10g，地龙15g，半夏10g。水煎服，每日1剂，每日2次。

（3）补肾益髓，填精养神：吊水莲20g，水杨梅15g，过江龙15g，七叶莲20g，毛冬青20g，钩藤15g，刺连15g，石菖蒲15g，苏木15g，蜈蚣3条，僵蚕10g，白芍20g，三七10g，天麻15g，白解20g。水煎服，每日1剂，每日2次。

### （二）疗养法

（1）核桃芡实粥：粳米150g，核桃30g，芡实30g，莲子20g，冰糖20g。粳米淘洗干净，放入清水中浸泡半小时，捞出沥水；核桃、芡实去杂质，洗净用清水浸泡变软，去心；锅中加入约1000mL清水，放入米、核桃仁、芡实、莲子，先用旺火烧开，然后改小火煮至米烂粥稠，下冰糖调匀即可。每日早晚各服1次，适量食用。

（2）枣桃粥：糯米200g，大枣（干）15g，核桃仁60g。核桃仁捣碎，大枣去核，与糯米同煮成粥。每日早晚各服1次，适量食用。

（3）桃姜汁红粥：粳米150g，核桃50g，大枣30g，生姜25g，赤砂糖20g。粳米洗干净，用清水浸泡3h，捞出，沥干水分，大枣洗净去核；核桃仁洗净，切碎；生姜去皮，捣姜汁备用。糯米放入锅中，加入约1500mL清水，烧沸后转小火煮至软烂，加入赤砂糖，继续煮15min，温热服用。每日早晚各1次。

（4）杜仲炖猪肾：杜仲100g，猪肾2个（去杂，洗净）。先将杜仲煮熟取汁，再将猪肾放入，加入适量调料后一起炖煮。佐餐服用，每日1次。

（5）核桃猪肾粥：核桃仁50g，猪肾2个，粳米100g。上药加入适量调料后一起煮粥，温热服用，每日2次。

（6）健脾养心枕：山柰、檀香、荆芥、防风、当归、川芎、白芷、茯神、远志各15g，龙骨、牡蛎各30g。将上药烘干，共研粗末，装入枕芯，制成药枕，令患者睡卧及休息时枕之。上药烘干时间不宜过长。患者侧卧疗效更好。

（7）伏龙枕：远志、茯神、生龙骨各30g。远志、茯神粉碎，生龙骨粉碎后用布袋装好，三药共纳入枕中，制成药枕，令患者睡卧及休息时枕之。

（8）调神枕：黄连10g，川芎、白芷、绿豆各150g，晚蚕沙10g。上述药物加工切碎做枕芯用，令患者睡卧及休息时枕之。每日用时间不少于8h，1个月为1个疗程，一般2～4周能见效。

（9）黑豆枕：取干燥黑豆适量，放入枕中，枕芯大小高低要适宜、外罩枕套，令患者睡卧及休息时枕之。

## 四、调摄与养护

（1）帮助料理患者的日常生活。痴呆老人在卫生、饮食、大小便、起居等日常生活方面自理能力差，需要家属督促或协助。痴呆患者应按时起床、就寝、进餐，使之生活接近正常规律。维持良好的个人卫生习惯，可减少感染的机会。给予患者卫生指导，采取措施制止不卫生行为，如随地大小便、捡地上的东西吃等。饮食应保证患者营养物质的供给。经常关心患者的冷暖，随季节增减衣服。

（2）保证患者的安全。痴呆老人不宜单独外出，以防走失。日常生活中注意防止烫伤、跌倒、坠楼，防止患者进食时窒息。家务事不宜让患者独自承担，以防其忘了关煤气、电源引起火灾等意外情况。保管好家中药品、剪刀等危险品，防止患者自杀。

（3）加强患者的功能训练。进行个人日常生活能力训练、拉家常、做家务、社交都可改善或延缓患者的智力衰退。家属应多与患者交流，鼓励患者广交朋友和参加社会活动。通过交谈，患者的言语、思维等能力得到训练。瘫痪的患者要加强肢体功能康复训练，防止关节挛缩、肌肉强直。早中期痴呆患者可在家属带领下做些力所能及的家务，如拖地、擦桌子、择菜等。功能训练应注意劳逸结合，不要让患者感到疲劳。

（4）改善家庭环境。家庭设施应便于患者生活、活动和富有生活情趣。家庭和睦温暖，使患者体会到家人对他的关心和支持，鼓励患者树立战胜疾病的信心，避免一切不良刺激。

（5）开展一些有益的文体活动，如养花、养鱼、画画、散步、打太极拳、编织等，使患者充分感受到生活的乐趣，保持轻松、愉快的心情。

（6）健忘症患者多摄取维生素B、维生素C及维生素E，有助于改善脑部功能；应多食富含矿物质和氨基酸的食物，包括钙、铜、碘、铁、镁、锰、钾、锌、卵磷脂、叶酸、烟酸、核酸等，有助于改善大脑功能及血液循环的物质；多食鱼类食品如三文鱼、沙丁鱼、青鱼等；鱼肉脂肪中含有对神经系统具有保护作用的$\omega-3$脂肪酸，有助于健脑，防止患老年痴呆症；忌食过咸、煎炸、长时间曝于阳光下的食物，以及精制的甜食糖类、乳制品等。忌喝浓茶、浓咖啡等。

# 第八节　失眠

## 一、概述

失眠亦称不寐，是指无法入睡或无法保持睡眠状态，导致睡眠不足，又称入睡和维持睡眠障碍，为各种原因引起入睡困难、睡眠深度或频度过短、早醒及睡眠时间不足或质量差等。

壮医中"夜不睡"是以经常不能获得正常睡眠为特征的一种病证。其病情轻重不一，轻者入睡困难，或睡中易醒，或醒后不能再入睡；重者彻夜难眠。相当于中医学的"失眠""不寐"，西医学中神经官能症、更年期综合征等以失眠为主的临床表现。壮医认为其病因病机有四。第一，饮食不节，暴饮暴食，宿食停滞，脾胃受损，酿生痰热，壅遏于中，痰热上扰，胃气失和，三气不能同步而发病。第二，情志内伤，肝郁化火，或五志过极，心火内炽，皆能扰动"巧坞"，致"巧坞"功能失调而发病。第三，患者病后、年迈久病血虚，产后失血，年迈血少，引起心血不足，心失所养，心神不安而发病。第四，禀赋不足、心虚胆怯，素体阴虚，兼因房劳过度，肾阴耗伤，不能上奉于心；或肝肾阴虚，肝阳偏亢，火盛神动，心肾失交，致三气不能同步而发病。治疗原则是平衡阴阳，调理气机。

不寐，瑶文病名maiv nqormh，相当于中医病"不寐"、现代医学的失眠。瑶医认为不寐多由情志所伤或由情志不遂，肝气郁结，肝郁化火，邪火扰动心神，心神不安，权塞化火而不寐；或由五志过极，心火内炽，心神扰动，醒火盈盛而不寐；或由思虑太过，损伤心脾，心血暗耗，神不守舍，脾虚生化乏源，醒横两亏，营血亏虚，不能奉养心神而不寐；或胃不和则卧不安也；或由过食肥甘厚味，酿生痰热，扰动心神；或由饮食不节，脾胃受伤，脾失健运，气血生化不足，心血不足，心失所养而不寐；或心虚胆怯素体阴盛，兼因房劳过度，肾阴耗伤，不能上奉于心，水火不济，心火独亢；或肝肾阴虚，肝阳偏亢，火盛神动，心肾失交而神志不宁。基本治疗方法是盈亏平和，调整脏腑气血阴阳，使气一万化，辅以安神定志。

## 二、壮医医养法

### （一）内治法

（1）养心安神，祛风通络：夜交藤、松针各30g，大枣15g。水煎服，每日1剂，每日1次，睡前服。

（2）凉血凝心：酢浆草100g，或含羞草15g。水煎服，每日1剂，每日1次，睡前服。

（3）清心除烦、滋阴清热：竹叶心30g，十大功劳20g，灯心草3g。水煎服，每日1次。

（4）五味子、大枣、酸枣仁各50g，浸泡于米酒1000mL中，30天后可饮用，于每晚睡前服10～20mL。

（5）夜交藤15g，鸡血藤20g，白术10g，茯苓10g。水煎服，每日1剂，分2次服。

（6）浮小麦30g，炒酸枣仁20g。水煎服，每日1剂，分2次服。

（7）嫩竹叶卷芯30g，灯心草3g。水煎服，每日1剂，每日1次，睡前服。

（8）鲜花生叶100g，五味子6g。水煎服，每日1剂，每日1次，睡前服。

（9）夜交藤30g，合欢皮30g，川楝子10g。水煎服，每日1剂，分2次服。

（10）柏子仁15g，桑葚子30g，桃仁15g。水煎服，每日1剂，分2次服。

## （二）外治法

（1）花生叶适量，晒干做成枕头睡。

（2）耳针或压丸神门穴、肾俞。

（3）艾灸印堂、百会、神门、三阴交、太阴、头维穴，每日1次。

（4）药线点灸攒竹、神门、三阴交，伴头晕头痛者，加灸百会；伴心悸者，加灸中冲、劳宫、内关。

（5）按穴位：取膏肓、肝俞、心俞、脾俞、肾俞、中脘、关元、气海、足三里、三阴交等穴，每次选4～5个穴位，用中指摸准穴位，由轻至重，分别压按每穴2～3min，每日早晚各1次。

（6）揉头面：以两手食指屈成弓状，紧贴印堂，由眉间向前额两侧推揉30～40次，再以两手拇指掌面，紧按两侧鬓发处，由前向后推抹，以局部酸胀温热为度。

（7）拔罐：用壮医药物竹罐疗法，取足三里、三阴交、大椎、心俞、脾俞等穴，进行拔罐治疗。

（8）贴敷疗法：取神门、心俞、肾俞、脾俞、奇门等穴，用炒酸枣仁、柏子仁、夜交藤各6g，共研细末，加入蜂蜜少许调成糊状，取黄豆大小贴于穴位，每5日换药1次，连用4次为1个疗程。

## （三）疗养法

（1）枸杞粥：枸杞子60g，大米120g。将枸杞子洗净，除去杂质备用。将大米淘洗干净，下锅煮至半熟，倒入枸杞子一同煮熟即可。

（2）安眠茶：枸杞子、桂圆肉各20g，百合30g，木耳、酸枣仁各10g，冰糖适量。将百合、枸杞子、桂圆肉、酸枣仁洗净；木耳发透，撕成瓣状；冰糖打碎。酸枣仁炒香，放入锅内，加水适量，文火煎30mL，滤去酸枣仁，留其汁液。将木耳、百合、桂圆肉及酸枣仁汁液放入炖锅内，加水2000mL，置小火上炖熬1h，加入冰糖使溶即成。每晚当宵夜食用。

（3）养神茶：炒决明子250g，黑桑椹120g，麦冬、枸杞子、桂圆肉、木耳各60g，甘菊、夏枯草、橘饼、何首乌、五味子各30g，共研为粗末。每次15g，每日2次，开水冲泡，代茶饮。

（4）安眠益寿茶：木耳、枸杞子、沙苑子、菟丝子各10g。将以上原料捣碎，共装入消毒纱布袋内，扎口，放入茶壶内，沸水冲泡，代茶饮。

（5）黄芪炖鸡：小公鸡1只，黄芪30g。先将小公鸡杀后去内脏及毛、爪放入砂锅中，加水及葱、生姜、碘盐、陈皮、料酒各适量，用文火炖至烂熟，即可食用。

（6）太子参肉桂茶：太子参10g，肉桂3g，炙甘草3g。用滚开水冲泡后代茶饮用。

（7）人参莲肉羹：红参片5g，莲子肉10枚，冰糖30g。先将红参、去心莲子放入碗内，加水浸泡，再加入冰糖。然后将碗置于蒸锅内，隔水蒸炖1小时，喝汤、吃莲肉。

（8）龙眼酒：龙眼肉100g加入低度白酒500mL中，浸泡2周。每晚饮用15mL。不会饮用白酒者，可将龙眼肉浸泡于葡萄酒中饮用。

## 三、瑶医医养法

### （一）内治法

（1）清心泻火，宁心安神：救必应15g，顺风耳20g，丹参15g，刺五加15g，夜交藤20g，合欢皮20g，地骨皮20g，茯神20g，龙齿30g（先煎），酸枣仁20g，五味子15g，白解20g。水煎服，每日1剂，午休、晚睡前服用。

（2）清肝泻火，镇心安神：水杨梅20g，救必应20g，九层风20g，龙胆草15g，黄芩15g，山栀子15g，泽泻15g，当归15g，车前子（包）15g，柴胡20g，远志15g，夜交藤15g，合欢花15g，生地15g，甘草5g。水煎服，每日1剂，午休、晚睡前服用。

（3）补益心脾，养心安神：吊水莲20g，顺风耳20g，水杨梅20g，党参20g，酸枣仁20g，柏子仁20g，山栀子15g，夜交藤20g，灯心草10g，合欢皮15g，朱砂0.5g（水飞），茯神20g，何首乌15g，白解15g。水煎服，每日1剂，午休、晚睡前服用。

（4）滋阴降火，清心安神：吊水莲20g，鸡穿裤15g，一身保暖20g，生地30g，山药15g，山萸肉15g，茯苓15g，泽泻15g，牡丹皮10g，黄芩10g，阿胶5g，白芍10g，酸枣仁20g。水煎服，每日1剂，午休、晚睡前服用。

（5）安神助眠：炒酸枣仁10～15g，捣碎，水煎服，每日1剂，晚上临睡前服。

（6）定心养阴安神：炒酸枣仁10g，麦冬6g，远志3g，水煎服，每日1剂，晚上临睡前服。

本病大多病程较长，病情复杂，治疗难以速效，而且病因不除或治疗失当，易使病情更加复杂。属心脾两虚证者，如饮食不当，或过用滋腻之品，易致脾虚加重，化源不足，气血更虚，又食滞内停，往往导致虚实错杂。故本病需综合治疗。

### （二）外治法

#### 1.瑶医传统手法按摩

（1）患者俯卧，术者用滚法于背部，操作3～5分钟，醒横双亏者加按心俞、脾俞；肾虚者加按揉肾俞、关元俞，点按神门、足三里、三阴交穴。

（2）每晚睡前按揉百会穴50次，擦拭肾俞50次，按摩脐下气海、关元各50次，揉按足三里、三阴交穴各50次，擦按涌泉穴100次，仰卧于床上做细而均匀的深呼吸30次，全身放松意守丹田即可入睡。

**2.瑶医艾灸疗法**

取百会、神门、三阴交。心脾两虚加心俞、脾俞；心肾不交加心俞、肾俞、涌泉；胃腑不和加中脘、足三里、内关；肝火上扰加胆俞。每次每穴灸10～15min，7次为1个疗程，每日1次，睡前灸治。

**3.瑶医拔罐疗法**

取心俞、膈俞、肾俞、内关，采用按摩后拔罐疗法，各穴先按揉10～15min，再拔罐，留罐20min。每日1次。

## （三）疗养法

（1）健脾养心散：肉桂5g，当归15g，茯神15g，神曲20g。诸药共研细末，贮瓶备用，取3～10g填在肚脐，外以纱布固定。

（2）五味子散：五味子20g，地骨皮30g。将上药共研细末，洁净水调成糊状，敷于脐窝、盖以纱布，胶布固定。

（3）吴茱萸、肉桂各10g，安定1片，研为细末后，用酒弄热。晚上临睡前，用热水洗脚后，贴于申脉、照海、涌泉等穴，每晚1次，10次为1个疗程。适用于肝肾阴虚、肝阳上亢所致的失眠症。

（4）珍珠粉、朱砂粉、大黄粉、五味子粉适量拌匀，每次取3g，用鲜竹沥水调成糊状，分成2份，涂于小块的医用胶布上，贴于左右涌泉穴，每晚睡前贴1次，9日为1个疗程。

（5）参龙二仁茶：党参5g，龙眼肉5g，酸枣仁5g，柏子仁5g。将酸枣仁、柏子仁捣碎，党参切成小碎片，与龙眼肉一起置于茶杯内，用沸水冲泡，加盖焖20min。代茶饮用，每日1剂。

（6）青薇茶：青蒿12g，绿茶6g，白薇3g。上药共研粗末，白开水冲泡，代茶饮。

（7）浴面操：静坐在椅子上，身心放松，闭目，双手掌置于鼻子两侧，从下颌部向上搓面部至前发际。自下而上，再自上而下反复搓面部50～60次。手法宜轻柔，不能过分用力，适用于各型失眠。

（8）梳头疗养：操作时准备木梳一把，于清晨起床后、午休后和晚上睡觉前梳头，从前额经头顶至枕部。初时每分钟20～30次，以后逐渐加快速度；梳时用力要均匀、适当，不要刮破头皮。如无木梳，可用手指代替梳子梳头，每天治疗的次数和时间，视情况而定。

# 四、调摄与养护

## （一）日常养护

（1）三餐适当。早餐要吃好，应吃体积小而富含热量、色香味美的食物，如豆浆、牛奶、鸡蛋、面包等；午餐要吃饱，因为午餐前后人体消耗能量比较大，所需热量最高；晚餐要吃少，因为晚餐后不久要睡觉，所需热量较少。

（2）食要定时。肠的消化也受生物钟的控制，每天按时吃饭、睡觉，建立正常的生活节奏将有助于睡眠。食物宜清淡、富有营养。应多吃清淡而富有营养的食物，如奶类、谷类、蛋类、鱼类、冬瓜、菠菜、苹果、橘子等，保证摄入充足的维生素C、维生素E等营养成分。

（3）补充营养。水分可维持脏腑的正常功能，润滑肠道，利二便，促进体内有害物质的排泄。补充色氨酸，鱼类、蛋类、肉类、牛奶、酸奶等富含的色氨酸，是大脑制造血清素的原料，可以令人精神放松、心情愉悦，从而引发睡意。补充褪黑素，睡眠与大脑松果体分泌的褪黑素有关，黄瓜、西红柿、香蕉和胡萝卜中含有与褪黑素结构相似的物质。补充B族维生素，维生素B等有助睡眠，富含B族维生素的食物有酵母、全麦制品、花生、核桃、绿叶蔬菜、牛奶、动物肝脏、牛肉、猪肉、蛋类等。补充叶酸，缺乏叶酸可以导致失眠，绿色蔬菜中叶酸含量非常丰富。补充蛋白质，失眠可消耗大量的能量，及时补充营养有利于疾病的康复，建议以高蛋白、高纤维、高热能饮食为主，并注意食用润肠的食物，以保持大便通畅。补充淀粉，淀粉类食物（如面包、空心粉、马铃薯等）有促进睡眠的作用，可以快速使大脑产生传导睡眠的神经化学物质。

（4）过饱或过饥不宜入睡。睡觉前不要吃得过饱，否则会妨碍睡眠；也不宜在饥饿时上床睡觉，否则会提高人体的警觉性，从而使人难以入睡。尽量少饮用含咖啡因的饮料，如咖啡、茶、可乐类饮料，可多喝些水果汁、蔬菜汁。

（5）失眠患者宜经常运动，睡觉前2~3h适当运动能促进睡眠。晨练有助于改善失眠症状，但不宜过度运动。

## （二）健康指导

（1）本病在治疗和用药的同时，须注意患者的精神状态，劝其解除烦恼，消除思想顾虑，避免情绪激动。

（2）患者平常宜忌食辛辣、煎炒等刺激之品，睡前不吸烟、不饮酒、不喝浓茶等。

（3）患者应参加适当的体力劳动，加强体育锻炼，增强体质，养成良好的生活习惯。

（4）失眠患者忌随意服用安眠药，老年重症失眠患者宜适当服用褪黑素。

（5）睡前宜用热水泡脚，上床后不宜思考问题，睡眠时头部温度不宜过高，枕头高度适中，午休时间不宜过长。

# 第九节 痹病

## 一、概述

壮医认为，痹病指闭阻不通的一种病理现象，凡因风、塞、湿、热毒邪等外邪侵袭经络，闭阻经络，导致气血闭阻不能畅行三道两路阻滞不通引起肢体肌肉、关节、筋骨等酸痛、麻木、重着及屈伸不利甚至关节肿大变形或灼热等症状的病症，称为痹病。根据其病邪偏胜及症状特点，可分为行痹、痛痹、着痹、热痹四个类型。风邪善行而数变，故风盛痹痛游走不定而成。行痹寒邪凝滞，故塞盛疼痛剧烈而成痛痹；湿盛黏滞重着，故湿盛疼痛，剧烈麻木重着，痛有定处而成痛痹。痹病包括西医学的风湿热、风湿性关节炎、类风湿性关节炎、骨关节炎、痛风、纤维组织炎及神经根炎等。该病好发于手、腕、足等小关节，反复发作，呈对称分布。早期关节红肿热痛和功能障碍，晚期关节可出现不同程度的僵硬畸形，并伴有骨和骨骼肌的萎缩，极易致残。类风湿性关节炎的全身性表现除关节病变外，还有发热、疲乏无力、心包炎、皮下结节、胸膜炎、动脉炎、周围神经病变等。

瑶医将痹病命名为"风敌症"，相当于西医的风湿、类风湿性关节炎，中医的历节风、骨骱痹，属于"痹症"范畴。瑶医学始终认为风湿类疾病的病因无非自外而来、由内而生两种。风敌症主要是由于人体感受了寒、热、风、湿等异常气象，或者感受了瘴气、疫毒、蛊毒等，诸病入脉，使得机体三元失谐，加之水土、饮食、劳累、房室、先天禀赋、虫兽伤害、外伤等因素，进而导致气运不畅而停滞于肌肉关节，导致百体筋脉阻塞，九窍不通，气血不能万化，盈亏失衡。其中，湿盈引起寒湿凝滞，而寒湿凝滞是风敌症的常见证型。或者素体经络气血亏损，盈亏失衡，进而外邪侵袭，气滞于关节肌肉，阴寒凝滞筋脉而成。另外，瑶医还认为中邪亦可导致本病的发生。治疗原则是以解毒除蛊法、穿经走脉法、添火逼寒法、祛风散邪法、兼多应杂法为主。

## 二、壮医医养法

### （一）内治法

（1）祛风湿，利筋骨：豨莶草、臭梧桐各15g。水煎服，每日1剂，分2次服用。

（2）祛风通络，止痹痛：络石藤、秦艽、伸筋草、路路通各12g。水煎服，每日1剂，分2次服用。

（3）活血通脉，祛湿止痛：海风藤、老草、五加皮、常青菜、桑枝各9～12g。水煎服，每日1剂，分2次服用。

（4）通经活络：蚂蚁粉或蚂蚁蛋10g，蜜糖调服。每日1剂，分2次服用。

（5）祛湿驱寒，舒筋活血：七叶莲、威灵仙、九节风各12克，通城虎、丢了棒、宽筋藤各10g，过江龙15g。水煎服，每日1剂，分2次服用。

（6）祛风利湿，强筋骨：防风、走马胎、千斤拔、过江龙、吹风散、大罗伞、九节风、九里香、九龙藤各10g。水煎服，每日1剂，分2次服用。

（7）祛风湿，补肝肾：桑寄生、五加皮、钩藤、水泽兰、血风藤各10g。水煎服，每日1剂，分2次服用。

（8）强筋骨，益气血：铁罗伞树皮60g。水煎服，每日1剂，分2次服用。

（9）祛风除湿，疏通两路，止痛：红吹风15g，九节风15g，八角枫10g，半枫荷15g，吹风藤15g，麻骨风15g。水煎服，每日1剂，分3次服用。

（10）祛风除湿，清热止痛：七叶莲15g，五加皮15g，宽筋藤15g，丢了棒10g，通城虎15g，救必应10g，走马胎10g。水煎服，每日1剂，分3次服用。

## （二）外治法

（1）龙须藤、追风散、羌活、独活、燕尾草、泽兰、爬山虎、冰糖各50g，细辛15g，金银花60g，米酒3000mL，浸泡1个月后内服，每日1次，每次10～20mL，并用适量外擦。

（2）四方木皮100g，八角枫根30g，梨根30g，米酒500mL，浸泡15天后可用。内服，每次10～20mL，每日2～3次，并用适量揉擦患处。

（3）按翅子藤根茎150g浸泡米酒500mL的比例，浸泡15日可用。每次饮10～20mL，每日2～3次，并用适量揉擦患处。

（4）壮医药物竹罐疗法：杜仲藤、三钱三、五爪风、八角枫、牡丹皮、五加皮各40g，伸筋草、石菖蒲各20g，鸡屎藤30g，用布包好，加水500mL煮沸后，投入药罐煮20min左右，取出药趁热在痛处拔罐，取后针刺1～3针，再重复在原处拔罐1次。

（5）熨浴：①伸筋草20g，丢了棒、山霸王、十八症、棵独实、红鱼眼、枫荷桂各30g，粉碎后装入布袋包好，先浸入1500～2000mL水中20min后，加热煮沸15min，将药袋趁热（以能适应的热度为宜）反复熨烫患处，15min后再用药水浸浴洗患处，每日1～2次，10日为1个疗程。

②七叶莲、山花根、臭茉莉适量，捣烂加醋炒热，装入布袋敷痛处。

（6）壮医针挑疗法。取穴：患侧反应穴。慢挑、深挑、点挑，挑净纤维样物，使出血。如属痼疾，则须配合拔罐疗法，于挑口加拔罐吸出黑色瘀血。每2～3日针挑和拔罐1次，至痊愈为止。如果病情较轻，可用轻挑、浅挑、疾挑、跃挑，不必挑出纤维样物。

（7）壮医药线点灸疗法。手部：阳溪、阳池、阳谷、手三里。足部：昆仑、太溪、中封、丘墟。肩部：肩前、曲池。膝部：膝眼、犊鼻、足三里、梁丘。踝部：申脉、照海、昆仑、丘墟。趾端：患处梅花穴。腰骶部：关元、命门、膀胱俞、白环俞、环跳。每日点灸1次，20日为1个疗程。

（8）壮医竹罐疗法：闹羊花30g，黄九牛60g，八角枫60g，五指枫60g，桑寄生60g，枫树叶120g，火炭母60g，过江龙60g，宽筋藤100g，麻骨风60g，大接骨丹100g，土牛膝60g，尖尾风100g（均为鲜品），水适量，按药物竹罐疗法中煮罐的步骤完成准备工作。取穴督脉：大椎、身柱、至阳。足太阳膀胱经：膈俞、脾俞、肾俞、关元俞。任脉：气海、关元。肩部：肩井、肩中俞、肩外俞、肩前俞、肩贞、臂臑、阿是穴。肘部：肘髎、曲池、手三里、尺泽、曲泽、阿是穴。腕部：阳溪、阳池、阳谷、手三里、阿是穴。膝部：血海、梁丘、膝眼、足三里、阳陵泉、阿是穴。踝部：悬钟、申脉、照海、昆仑、太溪、丘墟、阿是穴。腰骶部：大肠俞、气海俞、关元俞、膀胱俞、白环俞、上髎、下髎、环跳、阿是穴。采用三棱针刺络拔罐法，留罐10～15min。煮罐时，放数条毛巾于药水内与罐同煮，启罐后，可用镊子将锅中的毛巾取出拧干，轻敷于所吸拔的部位上，凉则换之，反复2～3次。每日1次。

（9）壮医刮疗法。背部：刮督脉，由大椎穴处沿脊柱正中向下刮至腰阳关穴处；刮足太阳膀胱经，由膈俞穴处沿脊柱两侧向下刮至肾俞穴处。腹部：刮任脉，由气海穴处向下刮至关元穴处。上肢：刮手阳明大肠经的曲池穴。下肢：刮足阳明胃经，由足三里穴沿小腿前侧向下刮至丰隆穴处；刮足太阴脾经的血海穴。局部：刮阿是穴及局部经穴。先刮背部，然后刮腹部，再刮四肢。手法轻柔，隔天治疗1次，7次为1个疗程。

（10）壮医足浴疗法：准备生姜、独活、羌活、防风、九节风、威灵仙、桂枝各50g。上药加水1500mL煎煮20min，把药水倒入盆中。先用药水的蒸气熏脚，待温度合适后再泡脚。浸泡时间为20～30min，每日治疗2～3次，中病即止。

（11）壮医梅花针疗法：取督脉、任脉、双侧足太阳膀胱经、压痛点。将上述部位按常规方法消毒好，采用事先消毒好的梅花针使用中等力度叩击，以叩击部位泛红即可。隔日治疗1次，5次为1个疗程。

（12）壮医耳针疗法：双侧耳朵穴位，取肝、脾、肾、胃、下脚端。留针30min。每日治疗1次，5日1个疗程。

（13）壮医熏洗疗法：干姜、干辣椒、木瓜、草乌、鸡血藤、牛膝、桃仁、红花、伸筋草等适量。上药加适量水煎至沸腾，趁水温较高有蒸气时蒸头部，待水温下降到患者能耐受的温度后，再用药液淋洗或浸泡全身。每日治疗1次，5次为1个疗程。

（14）壮医鲜花叶透穴疗法：阿是穴、曲池、手三里、尺泽、曲泽、阳溪、阳池、阳谷、血海、梁丘、膝眼、犊鼻、足三里、阳陵泉、悬钟、申脉、照海、昆仑、太溪、丘墟、大肠俞、气海俞、关元俞、膀胱俞、白环俞、上髎、下髎、环跳。新鲜荷叶、线香。将新鲜荷叶剪成大小适合的小片，放在选定的穴位上，点燃线香隔叶片灸疗。灸灼至叶片干即可换片，每个穴位灸灼2～3片叶片。每日治疗1次，5次为1个疗程。

（15）壮医火功疗法：追骨风、牛耳风、过山香、大钻、五味藤、八角枫、当归藤、四方藤、吹风散等，切成15～20cm长的枝段，晒干，和生姜、大葱、两面针、黄柏、防己一同放入白酒中浸泡（酒要没过药面），7日后取出晒干备用。取穴：阿是穴、曲池、手三里、尺泽、曲泽、阳溪、阳池、阳谷、血海、梁丘、膝眼、足三里、阳陵泉、悬钟、申脉、照海、昆仑、太溪、丘墟、大肠俞、气海俞、关元俞、膀胱俞、白环俞、上髎、下髎、环跳。取一盏酒精灯和15～20cm长的上药药枝，把药枝端放在酒精灯上燃烧，待明火熄灭后，把燃着暗火的药枝包裹于两层牛皮纸内，点灸在患者上述穴位；至患者所灸部位有温热感即可，每日治疗1次，中病即止。

### （三）疗养法

（1）参蒸鳝段：党参10g，当归5g，鳝鱼500g，火腿片150g，调料适量。将鳝鱼剖去骨杂，切段，将鳝段放入沸水锅中烫一下捞出排列在小盆里，而后放火腿片、党参、当归、葱、姜、黄酒、食盐及鸡清汤，盖严，棉纸浸湿，封口，上笼蒸约1h后取出，启封后去葱、当归、姜，调味即可。可补虚损，祛风湿。

（2）瘦肉炖沙参：瘦猪肉250g，沙参30g，调料适量。将瘦猪肉洗净切丝，锅中放素油适量，烧热后，猪肉煸炒，而后下沙参（布包）及食盐、葱花、味精、姜末、料酒等，清水适量，煮至猪肉熟后，去药渣。可益气养阴除湿。

（3）西洋参煲猪腿：西洋参15g，猪腿肉500g，调味品适量。先把西洋参切片；猪腿肉洗净，剁块。取砂锅一个，把猪腿肉放入，注入清水适量，碗中的参片也同时放入，盖上锅盖，文火煲2h。每周2～3剂。可扶正以除邪痹。

（4）威灵仙炖猪蹄：威灵仙15g，猪蹄1个，料酒50mL，食盐3g。猪蹄去毛洗净，加威灵仙、料酒、适量清水，放入瓦罐煲锅内用武火煮沸，改文火炖熟，加盐即可饮汤吃肉。可祛风湿、强筋骨、止痹痛。

（5）独活黑豆汤：独活10g，黑豆60g，米酒100mL。独活、黑豆洗净，加入清水2000mL，武火烧沸，改文火煎至余液约500mL，滤渣取汁，兑入米酒。祛风湿、止痹痛、和血通脉，用于风寒湿痹、关节拘急、腰膝疼痛、经脉不利或中风后遗症等的辅助治疗。每日1剂，分2餐服完，连服7剂。本方性偏辛温，风湿热痹者忌服。

（6）老鹳草炖猪肉：老鹳草20g，桂枝9g，丝瓜络15g，猪瘦肉300g，食盐2g。老鹳草、桂枝、丝瓜络加入清水1500mL，文火煎取药汁；将猪瘦肉洗净切块，加药汁，加清水适量，炖煮至肉烂熟，加盐即可。每日1剂，连服10剂。可祛风除湿、舒筋活络。

（7）杜仲猪腰汤：杜仲15g，猪腰子2只，料酒30mL，生姜10g，葱10g，食盐2g。杜仲洗净，水煎取汁；猪腰子去筋膜，洗净，切片；猪腰、料酒、葱、姜加入杜仲汁中，加水适量，文火煨炖至熟成。温热食用，每日1剂，每剂分2餐服完，连服6剂。可补肾、祛风湿。

## 三、瑶医医养法

### （一）内治法

（1）类风湿饮液方：救必应、入地金牛、九节风、过江龙、鸟不站、臭牡丹、臭茶辣、红葛麻藤等，每日1剂，水煎分3次服；通络消肿酒10瓶，外用，每日2次；风湿泡酒方，一剂加入500mL38度白酒中浸泡1周后局部外擦。本方适用于风寒湿证，可祛风散寒，利湿通络。

（2）类风湿饮液1号方：救必应、金锁匙、刺莲、鸟不站、蓖麻根、臭茶辣、大红钻、虎杖等，每日1剂，水煎分3次服；通络消肿酒10瓶，外用，每日2次。风湿泡酒方，一剂加入500mL38度白酒中浸泡1周后局部外擦。本方适用于风湿热证，可祛风通络、清热利湿。

（3）类风湿饮液2号方：救必应、飞龙掌血、蓖麻根、臭茶辣、入地金牛、虎杖、七叶莲、小钻等，每日1剂，水煎分3次服；通络消肿酒10瓶，外用，每日2次；风湿泡酒方，一剂加入500mL38度白酒中浸泡1周后局部外擦。本方适用于本病后期，特别是长期使用激素类药的患者，可化瘀通络，滋补肝肾。

（4）穿破石、金毛狗脊、人头蕨（龙骨风）、上山虎（鲜品）适量。水煎服，每日1剂。另外，还可以将上药捣烂敷患处，每日1剂。

（5）卞可风（八角枫）侧根6g，刺手风（逐芽艾麻）9g，红梅脯咪（牛耳朵）30g。配猪肉炖服，每日1剂。

（6）枸杞根6g，马鞭草根9g，骨碎补根12g。水煎服，每日1剂。

（7）风湿旁涯别（圆盖阴石蕨）120g，米酒500mL浸泡。每次服30mL，每日3次。

### （二）外治法

（1）瑶医鲜生含服法：选用鲜品半枫荷、透骨香、钩藤、九节茶，口嚼，或经挤汁，将生药原汁直接内服或入汤剂。

（2）瑶医竹筒梅花针：常规消毒，将浸泡好的药酒（五爪风30g、舒筋藤30g、生草乌20g、飞龙掌血30g、两面针30g，置药瓶中，加入75%酒精或白酒500mL，浸泡10日，去渣待用）涂在叩打部位上，用竹筒梅花针蘸上药酒叩打病变部位及其四周，亦可选择针灸穴位。

（3）瑶医火针疗法：用桐油火针或酒精火针，在病变部位或其周围穴位处针刺，每日1次，7日为1个疗程。

（4）瑶医刺血疗法：上肢肩关节取尺泽；肘关节取曲泽、肩髎；腕关节取中渚、阳池；下肢髋关节取环跳、委阳；膝关节取足三里、阴陵泉；踝关节取足背穴位、阿是穴。本病可间隔1～2周刺血治疗1次。

（5）瑶医油针疗法：把钢针放在蛇油内浸润，再置于硫黄粉末中，以沾匀少许硫黄粉末为宜，然后用镊子夹起，于灯火上烧灼，至针尖稍红时取下，趁热迅速刺入所选的穴位，深度一般为0.1～1.1cm。在患部或根据病所选穴。肩部取肩髃、肩髎、腰俞；肘臂部取曲池、合谷、天井、外关、尺泽；背脊部取水沟、身柱、腰阳关，膝部取犊鼻、梁丘、阳陵泉、膝阳关。可数日施针1次。

（6）瑶医杉刺疗法：治疗四肢关节的炎症性病变，一般使用重度刺激，腕部的叩击力较重，使患者有明显的疼痛感，但能忍受，患部局部有如陶针刺样出血现象。

（7）瑶医杜闷倒疗法：选择15～20cm长的追骨风、牛耳风、过山香、大钻、五味藤、吹风散等，晒干后，用生姜、大葱、毛蒌、两面针、黄柏、防己与白酒浸泡，7天后取出晒干备用。使用时将其一端点燃，待明火熄灭，把燃着暗火的药枝包裹于2层牛皮纸内，在患者病变部位或者其周围穴位上施灸，或者将药枝直接在穴位上来回熨灸。骨灸：用动物的骨头烧热后，快速灸于病变部位或者其周围穴位上，常收到显著的疗效。

（8）瑶医滚蛋疗法：在病变部位取热滚法，每日3次以上，1个月为1个疗程。

（9）瑶医发泡药罐疗法：用有刺激性的了哥王根皮30g，合米粥适量压成直径1～2cm的药饼，隔纱布敷贴患处，约半小时后取下，成水泡后用消毒针点刺放出泡内液，然后取出用瑶药浸煮的药罐、甩净水珠后，趁热迅速扣盖在发泡部位的皮肤上，约10min后，取下药罐，用消毒毛巾除净渗出液，再用药水熏洗患处约半小时。

（10）瑶族庞桶药浴疗法：桑寄生20g，豨莶草、独活、牛膝、杜仲、宽筋藤各15g，当归、姜黄、续断各12g，两面针9g，麻黄6g，鸡血藤30g，加水2500mL，煮1h，滤取药液置于盆内（留渣、备用复煮），趁热加入三花酒100mL。洗躯干、四肢。每日1剂，日洗2次，第2次复渣。或用鲜大风艾叶、老姜头（打破连皮）各250g，煎水洗澡，可起到止痛之效。

（11）瑶医熏蒸疗法：①桑寄生、老桑枝各30g，当归、羌活、独活各15g，川乌、草乌各6g。加水2000mL，煎煮1h，滤取药液，再趁热加入三花酒100mL，熏痛处，每日1次，每次约30min，每次1剂。具有舒筋活络、祛风止痛的功效，适用于风湿周身骨痛、腰膝酸软。②秦艽、防风、苍术各60g，水熏蒸局部关节。③当归15g、鸡屎藤40g、川芎30g、续断100g、狗脊100g、巴戟天100g、牛膝50g、葫芦巴100g、赤芍60g、桂枝100g、两面针50g、半枫荷100g、王不留行50g。共水煎，先熏后洗，每日2～3次。治风寒湿痹。④桑枝100g、海桐皮100g、豨莶草30g、海风藤30g、络石藤50g、忍冬藤150g、鸡屎藤20g，共煎水，先熏后洗。可治关节病（痹病）。

（12）瑶医熨法。豆熨法：取蚕豆适量，入锅中用文火炒至极热，装入布袋中，熨四肢关节部。主治关节酸痛。酒熨法：用老白干（60度以上的烧酒）煨热，取棉布2小块。蘸热酒搽抹患部，布冷则换热布，轮流使用。

（13）瑶医握药疗法：桂枝10g，麻黄、防己、荆芥各5g，川芎15g，防风10g，附子3g，共研细末，葱白捣泥调和，握于手心，令微汗出，每日1次。

（14）瑶医药酒外擦：细辛、龙骨风、大钻、小钻、四方钻、满天星、穿破石各适量，浸药酒外擦。

### （三）疗养法

（1）在治疗风湿病的藤本植物药之中，佐以"水中之火"的酒类，可加强其活血之性，加快药物的吸收与起效。

（2）瑶医治疗体弱者患风湿关节痛症，以猪尿泡（猪膀胱）塞入固肾之药共烘。

（3）将鸡屎藤叶与事先泡过的糯米一同打成糯糊后，用布袋装好吊起，5～10h水滴干后，将布袋内的浆渣做成数块直径约5cm的饼面，用油煎熟即可食用，具有祛风活血、利湿消积、止痛、解毒的功效，常食此饼可治风湿筋骨酸痛、跌打瘀痛等。

（4）将多量生姜、茶叶、花生、葱须、蒜白和少许炒米一起放入石臼捣成泥状，放入锅中加食油翻炒，炒至冒白烟，淬入事先烧好的开水或炖好的骨头汤中，沸汤滚两下即可做成瑶族特有的油茶。它可驱瘴、避邪、逐湿，对本病的治疗有一定的辅助作用。

（5）缺钳朗（链珠藤）根30～50g，配猪蹄一只，酒水各半，炖服。可治疗本病。

（6）美使端（爬山虎）、石卡兰（石吊兰）各30g，炖猪脚尖服。可治风敌节松虾。

## 四、调摄与养护

### （一）日常养护

（1）适当饮用蛇酒、五加皮酒以祛风散寒除湿。

（2）适当热敷以缓解寒邪所致的肢体疼痛。

（3）一般宜进高蛋白、高热量、易消化的食物，饮食要定时适量，不可暴饮暴食。食盐摄入量应比正常人少。

### （二）健康指导

（1）本病身体虚弱是发病的基础，因此，平时应加强锻炼，增强体质。

（2）根据气候冷暖增减衣被，注意避免风寒之邪。

（3）居住地及工作地应避免长期接触潮湿之邪。

（4）避免各种诱因刺激，如寒冷、潮湿、过度劳累及精神刺激。

（5）要特别注意保暖，房间及环境温湿度要适宜，尽量不用冷水，不吹风。

（6）急性期关节肿胀，疼痛较为明显，伴有全身症状，应适当卧床休息。在症状基本控制后，鼓励患者及早下床活动，应用辅助工具，避免长时间不活动。

# 第十节　水肿

## 一、概述

水肿是以眼、头面、四肢、背甚至全身浮肿为主症的一种疾病，由于水道功能失常，水液留滞于肌肤所致，轻者出现颜面四肢浮肿，严重者出现胸内或腹内浮肿，甚至全身浮肿。水肿分为阳水与阴水两大类，中医认为是由肺、脾、肾三脏功能失调，水液潴留体内，泛滥于肌肤所致。本病临床表现主症：身体局部或全身浮肿，按之凹陷。兼症：怕冷发热，周身酸痛；或怕风发热，身发疮痍，甚者溃烂；或身体困重、胸闷、不思饮食、反胃；或胸部痞闷，烦热口渴，小便黄少；或面色（白光）白无华、头晕乏力、形寒肢冷、腰膝酸软、下身浮肿明显。均可见小便不利而量少。根据浮肿的临床表现特征，西医学中的急性肾小球炎、慢性肾小球炎、肾病综合征、急慢性肾功能衰竭、黏液性水肿、心源性水肿、营养障碍性水肿、特发性水肿等疾病与本病相似。

壮医认为本病多由感受外邪、饮食失调导致水道不通，或因劳倦过度、生育过度致使正气虚弱，水道无力运行，最终水液不能在水道中行走而溢于肌肤；感受风毒、热毒、湿毒、疮毒等，外邪侵袭人体，停留于水道，致使外邪阻水道，水道不通，水液溢于肌肤；饮食不节，损伤谷道功能，水湿内生而蕴热，或冒雨涉水、久居潮湿之地而感受水湿之邪，湿与热邪因阻水道，水道功能失调，水道不通，水液溢于肌肤；大病久病之后劳倦太过，或房劳生育过度等损伤人体正气，气虚不足，水道运行无力，水液不得外泄而溢于肌肤。

瑶医将水肿称为"蒸軒病"，瑶文病名ipc zeiv gorm。其包括中医的水肿、尿血，西医的肾炎在内。蒸軒病指主要以水肿、血尿、蛋白尿和高血压为主要表现的一种疾病，严重者可导致贫血及肾功能减退。本病男性多发于女性。瑶医认为本病是由于外感风、湿、热等邪气后，使得三元失去和谐，影响了气的万化，从而水湿不能随气机而化，进而犯溢肌肤，出现水肿；而气化功能失常以后，使得气不摄血，加之热邪侵犯，热扰血分，热蓄膀胱，损伤脉络，致营血妄行，血从尿出而出现血尿；或是因脾肾虚弱，导致气的万化功能减弱，气不化水，水湿犯溢肌肤，气不摄血，血随水行，故而发为本病。

## 二、壮医医养法

### （一）内治法

（1）利水，清热，解表：倒扣草（土牛膝）全草60g。水煎服，每日1剂，分2次服。

（2）利水消肿，清肺止咳，解毒止痛：石油菜全草100g。水煎代茶饮。

（3）消肿解毒，利水化痰：荷莲豆30g，益母草30g。水煎服，每日1剂，分2次服。

（4）肾虚水肿：空桐木、山苍树、十大功劳、九节风、过山风、枫树叶、见风消、六月雪各适量，水煎服。每日1次，剩余药液洗澡，每日1剂。

（5）利水消肿：野山桃皮刺、满天星、刺鸭脚木、大叶鸟不站、虎杖、十大功劳、水芦笛（芦苇）、九龙藤、小钻、大钻、水泽兰、耦米藤、六月雪、大力王、柚子叶、水菖蒲、十八症、麻骨风、五爪金龙各适量，水煎。每日1剂，每次服一小杯，每日服3次，剩余药液洗澡。

## （二）外治法

（1）用三棱针刺内庭、天枢、中枢各穴，待肿消后用田七粉蒸瘦猪肉服。

（2）针刺或药线点灸肾俞、膀胱俞、三阴交、气海、关元、阳陵泉等穴。

（3）田螺、车前子、大蒜适量，捣烂熬膏，外贴脐部，治急性浮肿。

（4）蓖麻子、石蒜、冰片适量捣烂，敷贴双足涌泉穴，治慢性浮肿。

（5）广角15g，或马蹄金适量，加食盐少许，捣烂敷贴肚脐，用伤湿膏固定。每日换药1次。

（6）核桃树皮250g，桃树皮500g，臭菜（鱼腥草）250g，煎水洗澡。每日3次。

（7）排钱树适量，煎水洗澡。每日1剂。

（8）木贼、芭蕉、竹梢、田中泡沫各适量，共捣烂。水煎外洗，每日数次。

（9）见风消、石菖蒲、生姜、四季葱各适量，见风消、石菖蒲水煎取液，用四季葱蘸药液，先胸后背，从上而下刮，再用石菖蒲叶蘸药液刮，最后用生姜刮，每日1剂，虚甚者可内服人参适量，睡时取半卧位。

## （三）疗养法

（1）猪胆1只，大豆适量，矮陀陀30g。将大豆放入猪胆内，阴干研末，每次服0.6～1.5g，用矮陀陀煎汤送服。每日1剂，分3次服。

（2）大冬瓜、大蒜头各200g。冬瓜切片，蒜头去皮，加水煲至软烂，内服，每日1剂。

（3）狗屎木60g，六耳铃10g，天星木6g，毛冬青4g。每日1剂，水煎代茶饮。

（4）荷莲豆、枫叶、双钩藤、牛肉各适量，水煎服。每日1剂，服2剂后改用大豆壳、玉米须、粗糖各适量，水煎代茶饮。每日1剂。

（5）铁海棠汁6滴，鸡蛋1个。在鸡蛋上打一孔，滴入铁海棠汁，用薄纸封口，置火中煨熟吃，每日早晚各服1个。

（6）桑葚薏仁粥：桑葚15g，薏苡仁20g，葡萄干20g，大米50g。将大米、薏苡仁淘洗干净，放入锅内，加适量清水，武火煮沸，加入桑葚、葡萄干，改文火煎煮，煮至米熟粥稠即可食用。养血滋阴、补肝肾、利尿。每2日1剂，可常食用。

## 三、瑶医医养法

### （一）内治法

（1）湿毒盈盛——行气散血，利湿消肿：小钻（南五味子）10g，紫九牛（翼核果）10g，得丁龙（蔓性千斤拔）10g，结端旁（黄花倒水莲）15g，肥桂青（扶芳藤）10g，红林（虎杖）10g，过山风（南蛇藤）10g，槟榔钻（大血藤）10g，五爪风（粗叶榕）15g，温罗敌（大芦）20g，八套咪（木贼）10g，人圆咪（阴行草）10g。水煎服，每日1剂，分3次温热服用。

（2）蒸亏水停——温肾助阳，化气行水：黄花倒水莲20g，槟榔钻15g，肉桂15g，干姜10g，白术20g，茯苓25g，白芍15g，地黄20g，山药15g，山茱萸15g，泽泻10g，车前子（包煎）15g。水煎服，每日1剂，分3次温热服用。

（3）利水消肿：青通（用满山香代）、天泡长、打屁藤、水桐木、泡冬瓜、见风消、古仔藤、木通、木贼（笔筒草）、乃沙尖、半边莲各12g，大通、石菖蒲各15g。水煎服，每日或隔日1剂，分2次服。

（4）清热利水：叶下珠、白茅根、车前草、葫芦茶各20g，桑白皮15g。水煎服，每日1剂。

（5）清热除湿、解毒消肿：烈报（红背菜）鲜60g，爷也旁端（金毛耳草）、心合咪（仙鹤草）各15g。水煎服，每日1剂，分2次服。

### （二）外治法

刺血疗法：取腰俞、曲泽、肾俞、委中，以三棱针直刺出血，再反复挤血、抹血直至难挤出血为止，可用于治疗慢性肾炎。

### （三）疗养法

（1）药榻法：大麦秸、小麦秸各等分，切碎，铺床上，厚约15～25cm，令患者赤身卧麦秸上。若同时盖麦秸被则更佳。本床可治慢性肾炎所致的水肿。

（2）牛奶藤12g，总管叶15g，五加皮叶12g，满山香18g，壮骨风15g，见风消25g。加水煮成浓汁后取汁服用，每日3～4次，可治水肿。

（3）丝（线）瓜籽适量，焙干研成细末。冲水酒口服，每次12～15g，每日3次。野茄子、老萝卜根、冬瓜皮、大蒜根、须爪蚂刺各适量，加水煎煮后取汁洗浴全身，每日2次。

（4）四季葱蔸25g，允茅草根30g，冬瓜皮45g，白解18g，夏枯草45g，泽兰12g，乌药12g。加水煎煮成浓汁后取汁服用，每日3～4次，可治水肿。

（5）玉米须粥：玉米须30g，冬瓜皮30g，赤小豆30g，粳米50g。将玉米须、冬瓜皮洗净，煮汤去渣，取汁。赤小豆、粳米淘洗干净，放入锅内，加适量开水，文火煮熟，加入玉米须和冬瓜皮汁，煮沸即可。每日2剂，7剂为1个疗程。可清热解毒，利尿消肿。

（6）芹菜大枣车前汤：鲜芹菜茎及根500g，大枣10枚，鲜车前草20g，白砂糖适量。将芹菜、车前草洗净，切细，与洗净去核的大枣同放锅内，加适量清水，煮沸后调入白砂糖即可。清热利水、降压、降脂。每日2剂，10日为1个疗程。

（7）芡实茯苓粥：芡实15g，茯苓20g，大米50g。芡实、茯苓洗净入锅，加清水适量，煮至软烂，再加入淘净的大米，煮至米熟粥稠即可。功效：益肾固精、健脾安神。每日2剂，10剂为1个疗程。

（8）车前发菜汤：车前子仁15g（用纱布包扎），发菜10g。加水适量，煎煮30min，去渣取汁，加冰糖适量，喝汤，连食3日。

（9）鸭子煲：水鸭1只（剖洗干净，切块），黄芪60g，田基黄30g。加足水，合煮至烂熟，去中药食肉饮汁。连食7日。

## 四、调摄与养护

### （一）日常养护

（1）肉眼可见血尿消失、水肿消退及血压恢复正常前应卧床休息。

（2）低盐饮食，以清淡、低蛋白、低脂肪为主。忌食各种海鲜、牛肉、羊肉、鸡肉、猪头肉、河虾、河蟹、姜、葱、韭菜、辣椒、酒、竹笋、芥菜、腌腊之品等荤腥和辛辣有刺激性食物，瑶医认为食用这些食物后，有旧病复发、新病加重的不良后果。宜清淡饮食，如冬瓜、芹菜、葫芦、赤小豆、薏苡仁、玉米须等，可常食鲤鱼、鲫鱼、蚕豆、鸭肉，多食西瓜、西红柿。宜高蛋白饮食，食含铁丰富的食物，如猪肝、淡水鱼类、乳类等。患有尿毒症者，则应低蛋白饮食。

（3）水肿严重当限制饮水量。

### （二）健康指导

（1）调节寒暖，起居有常，随气候变化增减衣服。

（2）平时宜增强体质，预防感冒，不宜过度疲劳，尤应节制房事。

（3）饮食宜易消化，清淡，忌油腻。

# 第十一节　老年皮肤瘙痒

## 一、概述

皮肤瘙痒症为一种无原发性皮疹，是以阵发性皮肤瘙痒为主症的病症。好发于身体大部分部位或全身。多发于成年人，尤其是老年人。瘙痒程度和持续时间因人而异。常因皮肤瘙痒剧烈，反复挠抓后出现抓痕和血痂，也可见湿疹样变，甚至出现皮肤肥厚或苔藓样变及色素沉着等继发皮损。本病在临床上有泛发性和局限性两种，局限性患者以阴部、肛门周围最为多见，此处所指主要为泛发性者。本病的病因主要为禀性不耐，又因六淫外邪或情志内伤所致。

本病属壮医的"风毒病"，相当于中医的"痒风""风瘙痒"。壮医认为：本病的根本原因是人体正气虚弱，风毒侵入肌肤，游走不定或结于局部，阻滞龙路火路，使道路不畅，"天""地""人"三气不能同步而发为本病。治疗以调气解毒补虚为原则，调气以舒畅三道两路气机，使阴阳升降有道；解毒以清除阻滞两路之毒邪；补虚以扶助正气，则天地人三气同步而病安。

皮肤瘙痒属瑶医"痧症"范畴，主要由于久病虚劳、元气亏虚、内生湿邪，或体虚复感风、湿、热（火）毒，毒邪侵入脉络，三元失调。气血盈亏失衡，气血不能万化，加之邪气入脉、筋脉不通，气行瘀滞，毒邪向内达脏腑，向外透皮窍，从而诱发为本病。瑶医药多通过解毒除虫治疗本病。

## 二、壮医医养法

### （一）外治法

（1）壮医药线点灸疗法：取长子、手三里、足三里、梁丘、血海、神门等穴。每日点灸1次，疗程视具体病情而定。

（2）壮医敷贴法：当归、川芎、蛇床子、地肤子、白芷、防风各10g。共研成细末，加少许蜂蜜调成糊状，热敷在肚脐眼上，用纱布和胶布固定。每次敷药7～8h，隔8～12h敷药1次，中病即止。

（3）壮医梅花针法：取大椎、风门、血海、足三里等穴及患处。将上述部位按常规方法消毒，采用事先消毒的梅花针使用中等力度叩击，以叩击部位微微出血即可。隔日治疗1次，3次为1个疗程。

（4）壮医鲜荷叶透穴疗法：取大椎、风门、肺俞等穴及患处，准备新鲜荷叶、线香，将新鲜荷叶剪成大小适合的小片，把叶片放在选定的穴位上，点燃线香隔叶片灸灼。灸灼至叶片干即可换叶片，每个穴位灸灼2～3片。每日治疗1次，5次为1个疗程。

### （二）疗养法

（1）鲜牛奶300mL，大米、大豆各50g，核桃仁、白芝麻各30g，白砂糖适量。先取大豆放入清水中泡胀，再取大米用清水浸泡1h。大豆泡好后，先与白芝麻、核桃仁及浸好的大米一起混匀，再加入牛奶及清水适量，放入小磨中磨浆，然后过滤去渣，放入锅内烧沸，加白砂糖适量调味即可饮用。每次饮用200～300mL，每日1～2次。本方具有养血润肤止痒的功效，适用于血虚风燥型瘙痒病患者。

（2）大枣7枚，花生仁（带皮）15粒，共加水煮至烂熟。每日1剂，连食10～15

剂。本方具有养血润肤止痒的作用，适用于皮肤干燥、脱屑较多的瘙痒病患者。

（3）冬瓜150g，大米50g，羊肉30g，山药100g。先将大米淘净放入锅内，加水适量煮至八成熟，再取羊肉洗净剁成末，冬瓜、山药（去皮）均洗净，同时切成丁块，一起放入粥内，继续煮至米、肉软烂，加少许食盐、味精调味即可。每次食用200～300g，每日2次。适用于湿蕴肌肤型瘙痒病。

（4）绿豆50g，海带40g，红糖适量。先将海带用清水泡发，洗去泥沙，切成细丝，再把绿豆淘净，同放锅内加水适量共煮，至豆将熟时，加入红糖适量，继续煮至豆烂熟即可。每次温服150～200mL，每日2次。本方适用于血热蕴肤型瘙痒病。

（5）粳米100g，生姜15g，防风10g。后两味水煎取汁，入粳米同煮为粥。每日1剂，分早晚服食。本方具有祛风散寒的功效，适用于瘙痒病发生于暴露部位，每遇寒冷气候则加剧者。

## 三、瑶医医养法

### （一）内治法

（1）清热凉血止痒：老君须、老枫树球、龙芽草各适量，加水煎熬成浓汁，取汁煮鸡蛋口服，每日2～3次。

（2）祛风除湿止痒：枫树菌50g，绿壳鸭蛋2个。共入锅中煮熟后吃蛋喝汤。每日1次。

### （二）外治法

（1）羊尾巴（枝、叶及花、籽），野茄子（枝、叶及籽）各适量，加水熬煮成浓汁后趁热洗澡（盆浴）。每日1～2次，连洗3日，可治疗全身瘙痒。

（2）枫树叶、猪肚木叶各适量，熬水洗澡。每日1～2次，连洗3日，可治全身长风团发痒。

（3）松针、柏子叶各适量，熬水洗澡。每日1～2次，连洗3日，可治全身长风团发痒。

（4）管仲适量，捣碎后熬水洗澡。每日1～2次，连洗3日，可治全身长风团发痒。

（5）百草霜10g，硫黄30g，五倍子15g，冰片2g，共研成细微粉末，加入茶油调匀涂抹患处。每日3～4次。

### （三）疗养法

（1）猪胰子1个，加水煮至软烂，连汤服食，每日1次，连服10日。未愈者可持续服用。本方具有降血糖作用，适用于瘙痒病伴有糖尿病的患者。

（2）蜂蜜1匙，于每日晨起时用温开水溶化后服用。具有润燥滑肠功效，用于瘙痒病伴大便秘结者。

（3）大枣20枚，泥鳅50g，洗净同煮，可加调料调味，吃泥鳅和大枣，饮汤。每日1剂，连服10日，治疗瘙痒病有效。

（4）海带100g，猪排骨300g，加调料共炖烂熟。每日1剂，20日为1个疗程。本方具有润肤止痒的功效。

（5）绿豆、薏苡仁各30g，共加水煮成粥。每日1剂，分早晚2次服用，连服10日。具有清热除湿的功效。

## 四、调摄与养护

### （一）日常养护

（1）避免食用刺激性食物，少食鱼、虾、蚌等动物性蛋白质食物，不用胡椒、芥末、辣椒等刺激性调味品，戒酒，少饮浓茶或咖啡，调理肠胃，保持大便通畅。

（2）防止皮肤过分干燥。可以沐浴，但不要过勤，冬季每周淋浴1次即可。沐浴时不宜用肥皂，最好选用含有石炭酸的药皂或含有止痒成分的止痒浴液。沐浴水温度不可过高，一般以不超过32℃的温水为宜，且不宜搓擦。浴后可搽无任何香料、无色的单纯雪花膏或润肤霜来保护滋润皮肤。

### （二）健康指导

（1）积极防治原发性疾病，如糖尿病、黄疸、肠寄生虫病，以去除加剧瘙痒病的病因。

（2）保持合理的生活起居方式有助于减轻瘙痒病患者的症状。

（3）在心理方面，瘙痒病患者应消除精神紧张，注意休息，增强战胜疾病的信心，并可根据情况改变生活环境，进行疗养，使身心得以松弛。

# 第十二节　耳鸣、耳聋

## 一、概述

老年性耳聋是指人体随着年龄的增长，听觉逐渐减退导致的感音神经性耳聋。《黄帝内经·素问》有云"年五十，体重，耳目部聪明矣。"随着社会和科学的发展，社会人口老龄化是发展的必然趋势。耳鸣、耳聋是指听觉异常的两种症状，可由多种疾病引起。耳鸣以自觉耳内鸣响为主症，耳聋以听力减退或听觉缺失为主症，两者在病因病机上大致相同。

壮医认为，耳聋的内因多由恼怒、惊恐致"咪叠"（肝）、"咪背"（胆）风火上逆，经气闭阻，三道两路不通或肝肾阴虚，精气不能上达于耳而成；外因为风邪侵袭，壅遏清窍。亦有因突然暴响震伤耳窍而引起者。

瑶医将耳鸣称为"端杯"（Noih mbueil），可由多种疾病引起。老年性耳鸣、耳聋多因久病虚劳、元气亏虚、内生湿邪，或体虚复感风、湿、热（火）毒，毒邪侵入脉络，三元失谐，气血盈亏失衡，气不能万化，加之邪气入脉、筋脉不通，气行瘀滞，而诱发为本病。

## 二、壮医医养法

### （一）外治法

（1）壮医针挑疗法：取列缺、外关、晕听区、率谷、角孙、三阳络、天容、翳风、颧髎、听宫穴。用平挑法加平刺法。每5日治疗1次。

（2）壮医药线点灸疗法：取穴翳风、听会、耳门、巨阙，加耳穴的内分泌、肝、肾、皮质反射区。每日点灸1次，20日为1个疗程。器质性损害引起耳鸣、耳聋者，不宜用本法治疗。

（3）壮医刮疗法。耳朵局部：刮耳前部，由耳和穴向下，经耳门、听宫等穴刮至听会穴；翻耳后部，由角孙穴沿耳后向下，经颅息、翳风等穴刮至天突穴。背部：刮膀胱经，由肝俞穴沿脊柱两侧向下刮至肾俞穴。上肢：刮手少阳三焦经的中渚穴。下肢：刮足阳明胃经，由足三里穴刮至丰隆穴；刮足少阳胆经的侠溪穴；刮足少阴肾经的太溪穴。顺序为先刮耳部，然后刮背部，再刮四肢。操作方法：用平补平泻法，刮至皮肤微微发红，以出痧为宜。刮疗法对于神经性耳鸣、耳聋有一定效果，但对于鼓膜穿孔、肿瘤等引起的耳鸣、耳聋难以取效。

（4）壮医耳部按摩疗法：取听宫、听会、耳门、翳风穴及耳垂处。先由内到外推按整个耳朵数次，然后按揉听宫、听会、耳门、翳风等穴，每个穴位按摩1~2min，再用拇指和食指捏住耳垂分别向下及向外轻轻拉，一拉一放重复20~30次。每日早晚各治疗1次，30日为1个疗程。

（5）壮医敷贴疗法：王不留行适量，0.6cm×0.6cm的小块胶布。取穴：双侧耳朵穴位，取肝、胆、内分泌、内耳。操作方法：将王不留行贴于小块胶布中央，然后对准耳朵穴位贴紧并稍加压力，使患者耳朵感到酸麻胀或发热为度。贴后嘱患者每日自行按压数次，每次1~2min。每次贴压后保持3~7日。

（6）壮医耳针疗法：取穴双侧耳朵穴位，取耳尖、肾、肝、胆、神门、肾上腺内分泌、皮质下。留针30min。每日治疗1次，5次为1个疗程。

（7）壮医足部穴位点按疗法：足部穴位，取脑三叉神经、肝、胆、肾、耳。采用点压揉按方法。

（8）壮医足浴疗法：川芎、黄芪、当归、鸡血藤、红花各100g。上药加150mL水煎煮20min，把药水倒入盆中。先用药水的蒸气熏脚，待温度合适后再泡脚。每次泡20~30min，每日治疗1次，30次为1个疗程。

（9）壮医梅花针疗法：取百会、神门、听宫、听会、耳门、翳风、角孙等穴，督脉、脊椎两侧。将上述部位按常规方法消毒，采用事先消毒的梅花针使用中等力度叩击，以叩击部位微微泛红即可。隔日治疗1次，5次为1个疗程。

（10）壮医鲜荷叶透穴疗法：取百会、神门、听宫、听会、耳门、翳风、角孙、脾俞、肝俞、肾俞、命门、腰阳关等穴。准备新鲜荷叶、线香。将新鲜荷叶剪成大小适合的小片，放在选定的穴位上，点燃线香隔叶片灸灼。灸灼至叶片干即可换叶片，每个穴位灸灼2~3片。每日治疗1次，5次为1个疗程。

（11）壮医针刺疗法。取穴：手背二环1穴（TSBh2-1，双侧）、手背二环4穴（TSBh2-4双侧）、手背二环8穴（TSBh2-8，双侧）、手背二环10穴（TSBh2-10，双侧）、耳环2穴（TEh-2，双侧）、耳环4穴（TEh-4，双侧）、耳环8穴（TEh-8，双侧）、耳环10穴（TEh-10，双侧）、前三杆（DQSg，双侧）、内三桩（DNSz，双侧）。取1寸、1.5寸、3寸毫针，用"8"字环针法针刺，留针30min。

## （二）疗养法

（1）羊骨粟米粥：粟米30g，陈皮3g，适量的羊骨和调料。首先把粟米和羊骨分别清洗干净，然后把羊骨放入锅中加上适量的水焯好，清洗干净后羊骨弄碎，再把羊骨和粟米一起放入锅中加上适量的水，最后加上事先准备好的调料煮成粥。每日1次，温热食用。

（2）猪肾煲黑豆：黑豆60g左右，猪肾1对，调料适量。首先把黑豆和猪肾分别清洗干净，然后猪肾去掉内膜和筋后切成小块，再把猪肾和黑豆一起放入锅中加入适量水，大火煮沸后改为小火煮好，最后加上事先准备好的调料搅匀煮熟即可。

# 三、瑶医医养法

## （一）内治法

（1）耳鸣验方：生地20g，狗脊15g，补骨脂10g，巴戟20g，白纸扇15g，山栀根20g，野六谷20g，百合10g，黄花倒水莲20g，黄芪15g，黄柏10g，黄芩10g，五爪金龙10g，大木通15g，石上柏10g。水煎至450mL，分3次温服。

（2）耳鸣验方：石菖蒲60g。水煎至450mL，分3次温服。

## （二）疗养法

（1）核桃仁汤：核桃仁6~7枚。煮汤，核桃仁带汤一起食用。

（2）黑芝麻牛奶：黑芝麻30g，鲜牛奶200mL，白砂糖10g。黑芝麻入锅用小火炒出香味，趁热研成细末；将鲜牛奶倒入锅中，加入黑芝麻细末、白砂糖，用小火煨煮，临沸腾时停火，即成。每日食用1次。本方对肝肾阴虚型老年性耳聋尤为适宜。

（3）肉苁蓉炖羊肉：羊肾1对，肉苁蓉30g。将羊肾剖开，除去白色筋膜，清洗干净，切丁；肉苁蓉洗净，切片。将羊肾与肉苁蓉一并放入砂锅内，加入清水，先用大火煮沸，再用文火炖煮20~30min，以羊肾熟烂为度。捞去肉苁蓉片，酌加适量胡椒末、味精和精盐调味。当菜或点心食用。可用于老年耳鸣耳聋、腰膝酸软、夜尿频多。

（4）黑木耳瘦肉汤：黑木耳30g，瘦猪肉100g。瘦猪肉切丁，黑木耳洗净，加生姜3片，水适量，文火炖煮30min，加盐服食。可补肾、活血、润燥。

## 四、调摄与养护

### （一）日常养护

（1）多吃维生素类食物。人体缺乏维生素类食物，特别是缺乏维生素D时，其代谢衍生物钙化醇减少，内耳听觉细胞会发生退行性病变；同时维生素缺乏可导致红细胞增加，难以通过末梢微血管，导致听觉细胞缺氧缺锌，这也和老年性耳聋有关。因此，老年人应多吃富含维生素D、铁、锌等元素的食物，如瘦肉、虾、豆类、木耳、蘑菇、各种绿叶蔬菜等。

（2）有针对性地食用蛋白质及氨基酸含量丰富的食物，如豆制品、粗粮及青椒、西红柿、大蒜等。

（3）适当多吃些补肾纳气、壮阳益精之品，如海参、河虾、黑木耳、韭菜、板栗及大豆类等。

（4）要限制脂肪的摄入。大量摄入脂类食物，会使血脂增高，血液黏稠度增大，引起动脉硬化。内耳对供血障碍最敏感，出现血液循环障碍时，会导致听觉神经营养缺乏，从而产生耳聋。因此，老年人应少吃各种动物内脏、肥肉、奶油、蛋黄、鱼子、油炸食物等富含脂类的食物。烹调方法尽量选用炖、煮，避免炸、煎。

### （二）健康指导

（1）患者对他人的依赖性增强，需要经常亲切交谈、传递信息，维持感情，以防患者与社会隔离。根据需要制订特殊的生活护理计划，包括助听器的使用，以及生活照顾和情绪支持等。

（2）与患者交往时应注意用正常的声调和嗓音交谈，宁可慢些，清楚些，而不可大声吼叫。如患者未听清楚，应进行耐心解释，或换一种方式重复讲清楚，句子应简单易懂，必要时可用笔写。如患者尚有残余听力交谈时尽量靠近一些。交谈时的态度要亲切，使之有温暖感，不要遮住口部，并要面对光源交谈，使患者能看清交谈者的口唇动作。

# 第十三节　颈椎病

## 一、概述

颈椎病又称颈椎综合征，指颈椎退行性病变后引起的一组复杂的症候群，是中老年人的常见病、多发病。本病多因风寒、外伤、劳损（落枕、长期姿势不良）等因素，导致颈椎退行性改变、增生，压迫或刺激神经根、脊髓、椎动脉或颈部交感神经等而出现。临床发病缓慢，轻重不一。初起患者感觉颈肩部疼痛不适，颈项强直；若神经根受压迫，则出现颈及肩部疼痛、颈枕部痛；若第五颈椎以下受压迫时可出现颈僵，活动受限，一侧或两侧颈、肩、臂放射痛，常伴有手指麻木、肢冷、上肢发沉无力、手中所持的器物不由自主地坠落；若椎动脉受刺激和压迫，常出现头晕、头痛、头昏、耳鸣等症状，多在头部转动时诱发并加重；若增生的颈椎压迫脊髓，则出现四肢麻木、酸软无力、颈部发颤、肩臂发抖的症状，严重者活动不便；若压迫交感神经干可出现头沉头晕、偏头痛、心慌、胸闷、肢冷、皮肤发凉，个别患者可有听觉、视觉异常，临床上多为混合症状。壮瑶医认为，本病多因机体正气虚损，外感风寒湿邪，筋骨劳倦，气血凝滞所致。

## 二、壮医医养法

### （一）外治法

（1）壮医针挑法：取穴风池、肩井、大椎、后溪、阿是穴。轻挑，点挑，使微出血。于挑口加拔罐吸出黑色瘀血。2～3日治疗1次，中病即止。

（2）壮医药线点灸疗法：取穴局部梅花穴，大椎、天柱、肩外俞、外劳、肩中俞、悬钟、后溪。每日点灸1次，10日为1个疗程。

（3）壮医竹罐疗法：艾叶、防风、杜仲、麻黄、木瓜、川椒、穿山甲、土鳖虫、羌活、独活、苍术、苏木、红花、桃仁、透骨草、千年健、海桐皮各10g，乳香、没药各5g，水适量，按药物竹罐疗法中煮罐的步骤完成准备工作。取穴经外奇穴：颈百劳；足少阳胆经：风池、肩井；足太阳膀胱经：大椎、风门。督脉：大椎。手太阳小肠经：肩中俞、肩外俞、曲垣、秉风、天宗；手阳明大肠经：曲池；局部阿是穴。根据患者病情选取6～8个穴位，采用梅花针叩刺或三棱针点刺法，留罐10～15min。煮罐时，放数条毛巾于药水内与罐同煮，启罐后，可用镊子将锅中的毛巾取出拧干，轻敷于所吸拔的部位上，凉则换之，反复2～3次。每日治疗1次，5次为1个疗程。

（4）壮医刮疗法。背部：刮督脉，由风府穴沿脊柱正中向下刮至身柱穴；刮足太阳膀胱经，由天柱穴沿脊柱两侧向下刮至肺俞穴。颈肩部：刮足少阳胆经，由风池穴沿颈项部向下刮至肩背部的肩井穴。上肢：刮手阳明大肠经，由上肢前侧向下刮至合谷穴。下肢：足少阳胆经，由阳陵泉穴沿小腿外侧刮至绝骨穴。先刮颈肩部，然后刮背部，再刮四肢。操作手法轻柔，以出痧为宜。隔日治疗1次，7次为1个疗程。

（5）壮医经筋疗法：贯彻以灶为腧的诊治法则，按常规治疗的5个施治步骤进行治疗。对颈、肩、臂、肘的筋结，分别施以解结及解锁的理筋手法，使筋结的紧张状态全面松懈，患者获得显著的舒适感，肢体活动功能明显改善。视患者的病情及承受能力，分次以固灶行针方法，分别其对颈、肩、肘的筋结病灶，加以针刺治疗，针刺后加拔火罐治疗，必要时给予辅助疗法，如属于骨性病变所致者，需以整骨法处理。

（6）壮医敷贴疗法：三七、乳香、没药、白芷、杜仲各15g，共研成细末，用少量白酒调成糊状，烘热敷在患处，用胶布固定即可。每日换药1次，中病即止。

（7）壮医梅花针疗法：取颈夹脊，患处反应点。将上述部位按常规方法消毒，采用消毒好的梅花针使用中等力度叩击，至叩击部位泛红即可。每日治疗1～2次，7日为1个疗程。

（8）壮医耳针疗法：取双侧耳朵穴位，取颈椎区、神门穴、脑户。留针30min。每日治疗1次，5日为1个疗程。

（9）壮医熏洗疗法：伸筋草、透骨草、千斤拔、杜仲、刘寄奴、苏木、威灵仙各适量。上药加适量水煎至沸腾，趁水温较高有蒸汽时熏蒸头部，待水温下降到患者能耐受的温度后，再用药液淋洗或浸泡全身。每日治疗1次，5次为1个疗程。

（10）壮医鲜花叶透穴法：取颈夹脊，患处压痛点。新鲜荷叶、线香。将新鲜荷叶剪成大小适合的小片，放在选定的穴位上，点燃线香隔叶片灸灼。灸灼至叶片干燥即可换叶片，每个穴位灸灼2～3片。每日治疗1次，5次为1个疗程。

（11）壮医火功疗法：追骨风、牛耳风、过山香、大钻、五味藤、八角枫、当归藤、四方藤、吹风散等，切成长15～20cm的枝段，晒干，和生姜、大葱、两面针、黄柏、防己一同放入白酒中浸泡（酒要浸过药面），7日后取出晒干备用。颈夹脊，患处压痛点。取一盏酒精灯和长15～20cm的上药药枝，把药枝的一端放在酒灯上燃烧，待明火熄灭后，把燃着暗火的药枝包于两层牛皮纸内，在患者上述穴位施灸，至所灸部位有温热感即可。每日治疗1次，中病即止。

（12）壮医热熨疗法：柑果叶、大罗伞、小罗伞、两面针、泽兰、香茅、曼陀罗、大风艾、五色花、土荆芥、土藿香、七叶莲、柚子叶各等量，米酒适量。取上述草药1～5种或全部，切细，捣烂，加酒炒热用布包好，熨患处。每日治疗2～3次，每次20～30min，中病即止。

（13）针刺疗法：手背一环9穴（TSBh1-9，双侧）、手背一环10穴（TSBh1-10，双侧）、手背二环2穴（TSBh2-2，双侧）、手背二环4穴（TSBh2-4，双侧）、地桩（DDz，双侧）、后下桩（DHxz，双侧）。取1寸毫针，用"8"字环针法针刺。一侧病变者取对侧穴，双侧受累者取双侧穴。先针手背二环2穴（TSBh2-2）、手背二环4穴（TSBh2-4）、手背一环9穴（TSBh1-9）、手背一环10穴（TSBh1-10），直刺入0.5～0.8寸；然后嘱患者活动颈肩部，尤以活动受限处为主，幅度由小渐大；再针地桩（DDz）、后下桩（DHxz），直刺入0.5～0.8寸，留针30min。每周治疗2～3次，2周为1个疗程，治疗1～3个疗程。

## （二）疗养法

患者取坐位或立位，以左右食指、中指、无名指分别置于颈椎棘突左右各旁开1.5寸的软组织后，拨动该处的软组织5min；做颈项各方的自主活动，包括前屈、后伸、左右侧弯、左右旋转，每个方向20次。活动时，速度不宜太快，幅度按实际情况逐步增加。随后，再按揉颈椎两侧的软组织5min。大幅度摇动肩关节，两侧交替进行，正反方向各20次。有头晕、头胀者，分别按揉风池、百会、率谷、太阳等穴，每穴30s；有恶心、呕吐者，加按揉内关、足三里穴，每穴30s；有胸闷不适者，加按揉内关、膻中穴，每穴30s，再以右掌面贴于心前区、做顺时针的环形揉动5min；有下肢症状者，锻炼下蹲、起立，再下蹲、再起立的动作。运动的次数根据自己实际情况逐步增加。

## 三、瑶医医养法

### （一）内治法

（1）活血散瘀，消肿止痛：十八症10g，走马胎15g，鸡血藤15g，牛大力20g，千斤拔20g，小毛蒌10g，狗脊15g，补骨脂10g，黄芪20g，千年健10g，过岗龙15g，龙骨风15g。每日1剂，水煎至450mL，分3次温服。

（2）活血止痛通经：熟地黄15g，丹参、桑树枝、鸡血藤各20g，归尾、鹿衔草各12g，肉苁蓉、淫羊藿各10g，乳香、没药、山乌龟各10g，大伸筋15g，八角枫大根10g。每日1剂，水煎分3次服用。

### （二）外治法

每日用一小块纱布沾上食醋放在颈部的痛点上，再用热水袋装水热敷30min，敷完再用热毛巾擦拭患处3min。早晚各1次，15日为1个疗程。

### （三）疗养法

（1）葛根、薏苡、粳米各50g，刺五加15g。原料洗净，葛根切碎，刺五加先煎取汁，与余料同放锅中，加水适量，武火煮沸，再改用文火熬成粥。可加冰糖适量。祛风、除湿、止痛，适用于风寒湿痹阻络型颈椎病。

（2）山丹桃仁粥：山楂30g，丹参15g，桃仁（去皮）6g，粳米50g。原料洗净，丹参先煎，去渣取汁，再放山楂、桃仁及粳米，加水适量，武火煮沸，再改用文火熬成粥。活血化瘀，通络止痛，适用于气滞血瘀型颈椎病。

（3）归蚕蛹粥：川芎10g，当归、蚕蛹各15g，粳米50g。原料洗净，加水适量，先煎川芎、当归，去渣取汁，再加蚕蛹、粳米，文火熬成粥。养血活血，适用于气滞血瘀型颈椎病、体质虚弱者。

（4）参枣粥：人参3g，粳米50g，大枣15g。人参粉碎成细粉，粳米、大枣洗净后入锅，加水适量，武火煮沸，文火熬成粥，再调入人参粉及白砂糖适量。补益气血，适用于气血亏虚型颈椎病。

（5）木瓜陈皮粥：木瓜、陈皮、丝瓜络、川贝母各10g，粳米50g。原料洗净，木瓜、陈皮、丝瓜络先煎，去渣取汁，加入川贝母、粳米，文火熬成粥，加冰糖适量即成。化痰除湿通络，适用于痰湿阻络型颈椎病。

## 四、调摄与养护

### （一）日常养护

饮食养护，以富含钙、蛋白质、维生素B族、维生素C和维生素E的饮食为主。如牛奶、鱼、猪尾骨、大豆、黑豆等。另外，如颈椎病属湿热阻滞经络者，应多吃些葛根、苦瓜、丝瓜等清热解痉通络的果菜；如属寒湿阻滞经络者，应多吃些狗肉、羊肉等温经散寒的食物；如属血虚气滞者，应多食黑芝麻、赤豆、龙眼、鸡肉等食物。春季人体细胞活跃、代谢旺盛，能够摄取大量的营养，患者可利用这个时节充分补充营养，调节身体机能。

### （二）健康指导

（1）让患者了解颈椎病的有关知识，提高防病意识，增强治疗信心，掌握康复的方法。观察患者治疗过程中心理情绪的变化，调节心理情绪，保持心理健康。

（2）正确有效牵引，解除机械性压迫。注意牵引时的姿势、位置及牵引的重量，并及时发现患者在牵引过程中的不良反应，如是否有头晕、恶心、心悸等。

（3）减轻颈椎局部症状。正确应用理疗、按摩、药物等综合治疗，以解除病痛。正确指导患者进行头部功能活动，坚持颈部的功能锻炼，方法为前、后、左、右活动及左、右旋转活动，指导患者两手做捏橡皮球或毛巾的训练，以及手指的各种动作。

（4）保证良好的睡姿。人体躯干部、双肩及骨盆部横径较大，侧卧时脊柱因床垫的影响而弯曲，如果长期偏重于某一侧卧位，脊柱会逐渐侧弯，轻者醒后腰背僵硬不适，需要起床活动才能恢复正常，重者可发展成脊柱病。睡眠应以仰卧为主，侧卧为辅，要左右交替，侧卧时左右膝关节微屈对置。

（5）合理用枕、枕席。枕席以草编为佳，竹席一则太凉，二则太硬，最好不用。

（6）严防急性头、颈、肩外伤。头颈部跌仆、碰击伤及挥鞭伤，均易发生颈椎及其周围软组织损伤，直接或间接引起颈椎病。

（7）保证良好的坐姿。纠正生活中的不良姿势，防止慢性损伤颈肩部软组织慢性劳损。生活中的坐、卧、看的不良姿势是形成慢性劳损的主要原因之一。

（8）选择适宜的运动项目。进行增强颈部肌力和增强体质的锻炼，以加强肌肉、韧带及肌腱等组织的韧性及抗疲劳能力。

（9）防治咽喉炎。咽喉部的急、慢性炎症也是引起颈椎病的原因之一。

（10）严禁酗酒。酒精会影响钙质在骨骼沉积，导致骨质疏松症、骨质软化症，加速颈椎退行性改变。

# 第十四节　腰痛

## 一、概述

壮医将腰痛称为"腰脊痛"，是指腰部感受风毒、寒毒、湿毒、热毒等外邪，或因外伤或由"咪腰"（肾）失充等引起气血运行失调，脉络绌急，龙路不畅，腰腑失养，火路不通，导致以腰部一侧或两疼痛为主症的一类病症。腰痛为临床常见的一种症状，可见于腰部软组织损伤，肌肉风湿，脊柱病变，内脏病变，如肾积水、肾结石等。对于因跌仆或负重扭伤引起的腰痛，无骨折及错位等情况者，应用壮医外治法治疗，可获得满意的止痛效果。

瑶医将腰痛称为"改闷"（Gaih munl），指腰部感受风毒、寒毒、湿毒、热毒等外邪，或因外伤、肾失充等引起气血运行失调，脉络绌急致人体盈亏失衡，导致以腰部一侧或两侧疼痛为主症的一类病症。老年人以腰椎退行性改变（瑶名为"改变别"）为主。

## 二、壮医医养法

### （一）外治法

（1）壮医针挑疗法：部位选择腰背部各针挑点，委中穴。腰背部各线挑点采用重挑、深挑、行挑，挑出皮下纤维样物；或用轻挑、浅挑、疾挑、跃挑手法，不用挑出纤维样物；挑委中穴时令患者俯卧，两脚伸直，医者用手拍打患者的膝窝（委中穴），使静脉显露，然后用轻挑、浅挑手法，使静脉出血，至血不流为止。每2～3日治疗1次，7次为1个疗程。

（2）壮医针刺疗法：取穴手背二环2穴（TSBh2－2，双侧）、手背二环4穴（TSBh2-4，双侧）、手背一环10穴（TSBh1-10，双侧）、内三桩（DNSz，双侧）、口环4穴（TKh-4）、口环8穴（TKh-8）、足背一环7穴（DZBh1-7，双侧）、足背一环8穴（DZBh1－8，双侧）、腿弯穴（DTw，双侧）。取1寸、2寸、3寸毫针，用"8"字环针法针刺，直刺入0.5～0.8寸，留针30min。患者如果是急性腰扭伤或腰痛严重的，针刺后可在腿弯穴（DTw，双侧）上点刺，使出血，也可以在点刺后加拔罐治疗。每周治疗2～3次，2周为1个疗程，治疗1～3个疗程。

（3）壮医药线点灸疗法：取穴人中、承山、后溪、阿是穴。随症配穴，肾结石者加三焦俞、肾俞、志室。每日点灸1～2次，疗程视具体病情而定。

（4）壮医竹罐疗法：艾叶、防风、杜仲、麻黄、木瓜、川椒、穿山甲、土鳖虫、羌活、独活、苍术、苏木、红花、桃仁、透骨草、千年健、海桐皮各10g，乳香、没药各5g，水适量，按药物竹罐疗法中煮罐的步骤完成准备工作。取督脉：命门、腰阳关；足太阳膀胱经：肾俞、大肠俞、志室、委中；足少阳胆经：环跳、阳陵泉、悬钟；局部阿是穴。根据病情选取6~8个穴位，采用梅花针叩刺加拔罐法，留罐10~15min。煮罐时，放数条毛巾于药水内与罐同煮，启罐后，可用镊子将锅中的毛巾取出拧干，轻敷于所吸拔的部位上，凉则换之，反复2~3次。每日治疗1次，10次为1个疗程。

（5）壮医滚蛋疗法（热滚法）：艾叶、防风、杜仲、透骨草、千年健各适量，按滚蛋疗法中准备材料的步骤完成准备工作。取煮好的温热蛋1个，趁热在患者的阿是穴及腰部经穴反复滚动热熨。每日治疗1~3次，可持续1个月。根据患者病情，至症状缓解及蛋黄表面隆起的小点减少或消失为止。

（6）壮医刮疗法。部位选择，面部：刮督脉的人中穴。腰背部：刮督脉，由命门穴沿脊柱正中向下刮至腰阳关穴；刮足太阳膀胱经，由肾俞穴沿脊柱两侧向下刮至白环俞穴；刮八髎，由志室穴沿脊柱两侧向下至秩边穴；局部阿是穴。下肢：刮足太阳膀胱经的委中、承山、昆仑等穴；足少阳胆经，由阳陵泉穴沿小腿外侧刮至绝骨穴；刮足少阴肾经的太溪穴。治疗时先刮面部，然后刮腰背部，再刮下肢。腰部肌肉丰厚处可适当加重手法，骶部及四肢肌肉浅薄处用轻柔手法，以出痧为宜。隔日治疗1次，7次为1个疗程。

（7）壮医梅花针疗法：部位选择双侧足太阳膀胱经、督脉。将上述部位按常规方法消毒，采用消毒好的梅花针使用中等力度叩击，以叩击部位泛红即可。隔日治疗1次，5次为1个疗程。

（8）壮医熏洗疗法：海桐皮、千年健、伸筋草、牛膝、牡丹皮等各适量。上药加适量水煎至沸腾，趁水温较高有蒸汽时熏蒸头部，待水温下降到患者能耐受的温度后，再用药液淋洗或浸泡全身。每日治疗1次，10次为1个疗程。

（9）壮医鲜花叶透穴疗法：取穴阳关、命门、小肠俞、肾俞、气海、关元、承山，压痛点。准备新鲜荷叶、线香。将新鲜荷叶剪成大小适合的小片，放在选定的穴位上，点燃线香隔叶片灸灼，灸灼至叶片干即可换叶片。每个穴位灸灼2~3片。每日治疗1次，5次为1个疗程。

（10）壮医火功疗法：追骨风、牛耳风、过山香、大钻、五味藤、八角枫、当归藤、四方藤、吹风散等，切成长15~20cm的枝段，晒干，和生姜、大葱、两面针、黄柏、防己一同放入白酒中浸泡（酒要漫过药面），7日后取出晒干备用。取穴阳关、命门、小肠俞、肾俞、气海、关元、承山，压痛点。取一盏酒精灯和长15~20cm的上药药枝，把药枝的一端放在酒精灯上燃烧，待明火熄灭后，把燃着暗火的药枝包裹于两层牛皮纸内，在患者上述穴位施灸，至所灸部位有温热感即可。每日治疗1次，中病即止。

（11）壮医热熨疗法：部位选择患处。白胡椒30~50g，枸杞子100g。上药混匀，拌酒炒热，用棉布包缝，先熨后敷于腰部患处。每日治疗4~5次，每次20~30min，中病即止。

## （二）疗养法

（1）三七地黄瘦肉汤：三七12g，生地30g，大枣4枚，瘦猪肉300g，一同放入砂锅，加适量水，大火煮沸后改小火煮1h至瘦肉熟烂放调盐适量。饮汤吃肉，隔日1剂。活血化瘀、定痛，主治气滞血瘀型急性腰椎间盘突出症。

（2）三七炖田鸡：肥田鸡2只（约200g）去皮、头、内脏，三七15g，大枣4枚（去核），同入炖盅，加适量水，大火煮沸后改小火炖1～2h。饮汤吃肉，每日1剂。益气活血、消肿止痛，主治气虚血瘀、脾胃虚弱型腰椎间盘突出症。

（3）三七猪脚筋汤：猪脚筋200g，精瘦肉50g，焯水后放入砂锅，加三七15g，大枣4枚，加适量水，大火煮沸后改小火炖1～2h。饮汤吃肉，每日1剂。活血定痛、强筋壮骨，主治气滞血瘀、肾气亏虚型腰椎间盘突出症。

（4）乌头粥：川乌（研末）5g，蜂蜜适量，生姜2片，粳米50g，一同入砂锅，加适量水，慢火熬成稠粥。早晚服食，每日1剂。祛风、散寒、除湿，主治寒湿痹阻较甚型腰椎间盘突出症。

## 三、瑶医医养法

### （一）内治法

（1）腰椎退行性改变：①千斤拔15g，猪肚木30g，九节风15g，狗脊20g，牛膝15g，杜仲15g，狼狗尾20g，金樱子20g，枸杞子20g，马尾松15g，走马胎、龙骨风10g，当归10g，甘草5g。每日1剂，水煎至450mL，分3次温服。

②千斤拔15g，川杜仲15g，狼狗尾20g，牛尾菜20g，走马胎15g，龙骨风20g，枸杞子15g，山药20g，当归15g，大枣15枚，金樱子20g，狗脊15g，川木瓜20g，鸡血藤20g，甘草5g。每日1剂，水煎至450mL，分3次温服。

（2）坐骨神经痛：①白背风20g，龙骨风20g，千斤拔15g，九节风20g，两面针10g，牛尾菜20g，狼狗尾20g，猪肚木20g，当归15g，鸡血藤20g，走马胎20g，红花5g，大枣15枚，甘草5g。每日1剂，水煎至450mL，分3次温服。

②九节风15g，千斤拔15g，牛尾菜20g，猪肚木20g，牛膝15g，木瓜15g，夏枯草20g，钩藤20g，白背风20g，毛冬青20g，两面针10g，狼狗尾20g，独活20g，续断15g，狗脊20g。每日1剂，水煎至450mL，分3次温服。

（3）腰痛：五指毛桃20g，黄花倒水莲15g，九牛藤15g，牛尾菜15g，龙骨风10g，血风藤15g，千斤拔10g，牛大力15g，刺五加皮10g，金樱根20g，甘草6g。每日1剂，水煎至450mL，分3次温服。

（4）肾亏腰痛：枸杞子20g，千金拔20g，牛尾菜20g，山药20g，淫羊藿10g，狗脊20g，党参20g，龙骨风20g，独脚仙毛20g，肉苁蓉10g，狼狗尾20g，黄精20g，川杜仲15g，金樱子20g，桑螵蛸10g。每日1剂，水煎至450mL，分3次温服。

## （二）外治法

细辛50g，红花40g，重楼60g，走马胎50g，五加皮50g。共打粉，调药酒外敷于患处。

## （三）疗养法

（1）强健腰骨：当归30g，牛尾1条，生姜，黄酒。当归包入纱布内，备用。将洗净、切段的牛尾放入锅内，注入清水，用大火除去血水，捞出牛尾放入砂锅中，倒入清水。锅内放入药包、生姜、黄酒，加盖，用大火烧开，改用小火慢炖至牛尾炖熟软后，加入适量食盐、鸡精调味，取出药包，即可起锅，食肉饮汤。

（2）枸杞叶250g（或枸杞子30g），羊肉60g，羊肾1个，粳米60g，葱白2根，盐适量。先将剁碎的羊肉、切碎的羊肾、葱段、枸杞一起放入注有清水的锅中，加入淘洗干净的粳米，用大火烧开后改小火煮成粥，放入适量食盐、鸡精调味。取出葱段，即可起锅食用。

## 四、调摄与养护

### （一）日常养护

（1）饮食有节，富有营养。多食水果蔬菜及富含蛋白质的食物，忌食辛辣刺激性食物。

（2）气滞血瘀者宜食行气活血之品，如橙子、佛手、刀豆、桃仁、油菜、黑豆等，食疗方有山楂粥、红枣桂圆粥等。

（3）湿热痹痛者宜食清热利湿之品，如冬瓜、薏苡仁等，忌食辛辣、肥甘厚味及鱼腥发物等，食疗方有牛膝叶粥（牛膝叶、大米）、防风薏米粥等。

（4）风寒湿困者宜食散寒利湿之品，如牛肉、羊肉、生姜、薏苡仁、山药等；忌食生冷食品；可适当饮用药酒如木瓜酒、五加皮酒等，食疗方如乌头粥（生川乌、粳米、姜汁、蜂蜜）。

（5）肝肾亏虚者宜食温肾壮阳、补肾滋阴之品，如枸杞子、山药、蘑菇、核桃、桂圆肉、芝麻、黑豆等，忌食辛辣食物，戒烟酒。

### （二）健康指导

（1）不要搬运力不能及的重物，搬运重物时注意先下蹲，再抬举重物，切勿直接弯腰搬运；要借助肩、膝关节的力量，防止扭伤腰部。从地板上捡东西时，无论物品轻重，都应蹲下再捡，站立时也要靠两膝支撑起来。

（2）盘腿坐时，臀下应加坐垫。因为席地而坐，会增加腰部骨骼和肌肉的负担。勿长期坐太矮的椅子和又软又低的沙发，在这种坐具上倚靠的姿势会使脊柱的生理弯曲发生改变。

（3）睡觉选择睡硬板床，不要长期卧软床，因为这样会使脊柱处于不正常的姿势，从而引起姿势性腰痛。

（4）腰部持续疼痛不能自行缓解时，一定要查明原因，排除肿瘤等病变。腰部急性疼痛时可以佩戴腰围，卧床休息以缓解疼痛，但注意不要经常佩戴，并尽量在床上做腹部上拱、腰部后仰的功能锻炼。

# 第十五节　哮喘

## 一、概述

哮喘，是支气管哮喘的简称，是由多种细胞（如嗜酸性粒细胞、肥大细胞、T淋巴细胞、中性粒细胞、气道上皮细胞等）和细胞组分参与气道慢性炎症性疾患。这种慢性炎症导致气道高反应性的产生，通常出现广泛多变的可逆性气流受限，并引起反复发作的喘息、气急、胸闷或咳嗽等症状，常在夜间和（或）凌晨发作，多数患者可自行缓解或经治疗缓解。

壮医称哮喘为"墨病"，认为本病的发生与感受邪毒，包括对花、草的气味反应过激（壮族民间称为"无形之毒"），或吸入花粉、烟尘，或吃了鱼、虾、蟹等（壮族民间称为"有形之毒"），部分人对这些物质敏感，当其进入人体后，影响身体的"嘘"（气）、"勒"（血）的正常功能而致病。另外，饮食不当、身体虚弱亦可致"墨病"。故壮医在治疗"墨病"发作时，采用调气、解毒、补虚的办法，迅速控制病情。待邪毒消除、病情缓解时则重视补虚，主张通过食疗，常服蛤蚧、胎盘等血肉有情的动物药来补虚，使人体的天地人三气同步，顺应自然。通过食疗来补虚最为常用，疗效更为显著，并可起到预防"墨病"复发的作用。

瑶医称哮喘为"虾紧"，瑶文病名称Kornx baengc。"虾紧"以喉中哮鸣有声，呼吸气促困难，甚至喘息不能平卧为主要临床特征。瑶医认为本病的发生主要是外感邪气导致肺气壅阻，气不布津，聚液生痰，宿痰伏肺，而在成"凤根"的前提下，感受了秽浊不正或暑浊之痧气、瘴毒，或是吸入了花粉、烟尘、异味气体、动物毛屑等致敏源，或是因气候变化、饮食不当或情志失调或劳累过度等诱因，导致三元失谐，使痰随气升，气因痰阻，痰阻气道进而痰气搏结，壅塞气道，气道挛急而通畅不利，肺气由此宣降失常，从而引动停积之痰，出现痰鸣气喘之象。

## 二、壮医医养法

### （一）内治法

（1）收敛降气止咳，补肺祛痰：金香炉10g，五指牛奶12g，映山红10g，矮地茶12g，夏枯草12g。水煎冲冰糖服，每日1剂，分2次服用。

（2）清热化痰止咳：满天星12g，石蚂蝗6g，陈皮5g，鱼腥草12g，人中白20g。水煎服，每日1剂，分2次服用。

（3）清热化痰，降气平喘：咳嗽草6g，卷柏6g，七叶一枝花10g，少年红10g，不出林10g，鸡肠风（败酱草）6g。水煎服，每日1剂，分2次服用。

（4）收敛止咳，补肺祛痰：牛尾草10g，枇杷叶15g，五指牛奶15g，笔筒草10g，灯心草10g，桑寄生15g。水煎服，每日1剂，分2次服用。

（5）温化寒痰，行气止咳：格树浆6mL，香附10g，桃仁10g，老姜3片，桂枝10g。水煎服，每日1剂，分2次服用。

（6）清热化痰，降气平喘：下山虎10g，少年红10g，不出林10g，满天星10g，鱼腥草10g，臭牡丹10g，罗汉果6g。水煎服，每日1剂，分2次服用。

（7）祛风化痰平喘：鼻涕虫（蛞蝓）120g。以开水稍烫放入清水中漂洗，再用谷壳淘尽其黏液，去谷壳，配猪肉60g，加水3碗煮成1碗，每日1剂。

（8）清热平喘止咳：三姐妹10g，盐肤木10g，乌桕仁6g，罗裙带根10g。水煎服，每日1剂，连服2～3剂。

## （二）外治法

（1）壮医药线点灸疗法：取穴肺俞、定喘、气户、天突、膏肓、中府、中劳宫。每次施灸3～5穴，一般每日治疗1次，必要时可多次施灸。

（2）在肺俞放血：常规消毒，用三棱针刺肺俞深0.2～0.4cm后，拔罐吸出少量血。

（3）背部大面积拔罐10～15个，每次15min，5～7日为1个疗程。

（4）灯火隔叶灸足底及手掌有关咳喘穴位，每日1次。

（5）缓解期用白胡椒粉配生姜汁制成绿豆大丸剂，用胶布固定在肺俞、心俞、脾俞，每5日换药1次，2次为1个疗程。

（6）紫色独头蒜适量，捣烂敷双足涌泉穴。

（7）艾绒麝香灸：取穴大椎、肺俞、定喘、天突、膻中、心俞、脾俞、灵台、气海、足三里。用艾绒麝香灸（顽固性哮喘用瘢痕灸），如无艾绒麝香，可用灯草明灯灸法。

（8）刮痧疗法：取胸部、背部，5日左右刮治1次，5次为1个疗程。

## （三）疗养法

（1）红薯叶250g，吉祥草10g，冰糖适量。水煎服，每日适量服用。

（2）薤白研末，每次3g，白砂糖水送服，每日3次。

（3）甜笋30g，冰糖适量。水煎服，每日适量服用。

（4）芥蓝根30g，大枣10枚，莳萝子（土茴香子）6g。水煎，加冰糖或白砂糖溶化后服用，每日1次。

（5）白菜、冰糖各适量。水煎服，每日3次。

（6）西洋菜60g，冰糖或白砂糖适量。水煎服，每日3次。

（7）鲜茼蒿菜500g，陈皮6g。水煎服，每日3次。

## 三、瑶医医养法

### （一）内治法

（1）发作期：金耳环20g，咳嗽草20g，不出林20g，钳模咪（鱼腥草）12g，满天星20g，白纸扇15g，陈皮15g，半夏15g，紫苑20g，冬花20g，甘草10g，大枣6枚。水煎服，每日1剂，分2次服。

（2）缓解期：鸡穿裤20g，黄花倒水莲25g，五指牛奶25g，罗汉果10g，矮地茶12g，钳模咪（鱼腥草）12g，柑子叶3g，蜂蜜5g，甘草3g。水煎服，每日1剂，分2次服。

### （二）外治法

（1）瑶医熨法：石菖蒲、生姜、葱白各适量，艾叶一把。上药共捣烂炒热，用布包裹，趁热贴敷肺俞穴，可治疗阴寒型"虾紧"。

（2）瑶医药衣法：白檀香、羚羊角、沉香各15g，白芷、马兜铃、木鳖仁、甘松、升麻、血竭、丁皮、麝香、艾绒各适量，麝香另研末，艾绒另捣碎，余药共研细末，拌入麝香和匀，最后入艾绒调拌，制成背心，令患者穿着使用。可治疗阴寒型"虾紧"，亦可用于后期的补虚治疗。

（3）瑶医刺血疗法：取穴太阳、尺泽、鱼际、丰隆、阳交，直刺出血，再反复挤血、抹血，直至难挤出血为止。可用于哮喘急性发作期。

### （三）疗养法

（1）鱼腥草、满天星各12g，白纸扇3g，陈皮3g，人中白20g。水煎服，每日1剂。

（2）罗汉果10g，矮地茶12g，鱼腥草12g，甘草、柑子叶各3g。水煎兑蜂蜜服用，每日1剂。

（3）叶荞灭（野荞麦）根60g，钳模咪（鱼腥草）30g。共研细末，配鸡蛋煮吃。每日1剂。

## 四、调摄与养护

### （一）日常养护

（1）在治疗本病时，支气管哮喘患者不宜吃虾、螃蟹、鳜鱼、黄鱼、带鱼、肥肉、鸡蛋和油煎食品等。因为这些食物可助湿生痰，阻滞呼吸道，加重哮喘。

（2）在本病后期，疾病出现慢性虚寒的症状时，常以温热性食物来配合有关药物，以温阳祛痰，可配食用桂圆肉、生姜、大枣等食物治疗。

（3）属于寒喘的患者不宜吃生冷瓜果。同时应忌烟酒。避免易于诱发的各种因素，减少发作的机会。

（4）支气管哮喘实喘者，饮食宜清淡，应多吃梨、橘子、枇杷等新鲜水果及白萝卜、刀豆、丝瓜等蔬菜，并可服蜂蜜、芝麻，使大便通畅，减轻喘促。属于虚喘者则可进食滋养补益性食物，如蚱蜢、百合、山药、核桃仁、甜杏仁、鸡肉、海蜇、青蛙、鸭肉、燕窝等。

## （二）健康指导

（1）饮食忌生冷、肥腻、辛辣之物，以及虾、蟹等食物，多吃新鲜果蔬，以杜绝生痰之源，防止情志刺激和过度疲劳。也不宜吃容易产生气体的食物，如豆类、红薯、土豆、汽水等，这些食物产生的气体可引起腹胀，致使膈肌膨升，挤压胸腔，加重喘促。

（2）注意预防，加强锻炼身体，提高抵抗能力，注意气候变化，做好防寒准备，防止外邪诱发哮喘。

（3）患病期间应注意休息，避免接触刺激性气体、灰尘，忌烟酒。

# 第十六节　荨麻疹

## 一、概述

荨麻疹俗称风疹块，是由于皮肤、黏膜小血管扩张及渗透性增加而出现的一种局限性水肿反应，通常在2～24h内消退，但会反复发生新的皮疹，病程迁延数日至数月。基本损害为皮肤出现风团。常先有皮肤瘙痒，随即出现风团，呈鲜红色或苍白色、皮肤色，少数患者有水肿性红斑。风团的大小和形态不一，发作时间不定。风团逐渐蔓延，融合成片，由于真皮乳头水肿，可见表皮毛囊口向下凹陷。风团持续数分钟至数小时，少数可延长至数天后消退，不留痕迹。皮疹反复成批发生，以傍晚发作者多见。风团常泛发，亦可局限。有时合并血管性水肿，偶尔风团表面形成大疱。

现代医学认为引起本病的病因复杂，主要有药物、食物、吸入物、病灶感染、肠道寄生虫病、物理刺激、昆虫叮咬及某些系统性疾病和先天遗传因素等有关。

壮医将本病归属于风病范畴，称为"笨隆病"。风毒入侵人体肌肤，游走不定或结于体内某一部位，气机不畅，阻滞龙路、火路及其网络，故皮肤出现白色或红色斑块，形状不规则，边界清楚，稍高于皮肤，瘙痒难忍，此起彼伏，迅速发生，消退亦快。

瑶医将荨麻疹称之为风热疹，相当于中医的"瘾疹"、西医的"荨麻疹"范畴，是一种以风团时隐时现为主的瘙痒性过敏性皮肤病，临床上以皮肤黏膜的局限性、暂时性、瘙痒性潮红斑或风团为特征，其发无定处，时起时消，瘙痒不堪，消退后不留痕迹。

本病多由禀赋不足，又食入鱼虾等荤腥动风之物；或因饮食失节，胃肠湿热，或素体气虚，复感风寒、风热之邪，郁于皮毛肌腠之间，营卫气血失和所致。

## 二、壮医医养法

### （一）内治法

祛风固表，清热除湿，益阴：防风10g，牡丹皮10g，浮萍20g，麦冬15g，生地20g，甘草6g。水煎服，每日1剂。

### （二）外治法

（1）壮医针挑疗法：部位选择耳背静脉，先按摩耳郭，使耳背静脉充血，常规消毒后，轻挑、浅挑，使血液自然流出。每周治疗2次，10次为1个疗程。

（2）壮医药线点灸疗法，取穴长子、血海、曲池、手三里。每日点灸1次，疗程视具体病情而定。

（3）壮医竹罐疗法：金银花50g，野菊花50g，白鲜皮30g，蛇床子30g，地肤子30g，紫花地丁30g，水适量，煮罐后进行拔罐治疗。取穴大椎、神阙、曲池、合谷、外关、血海、三阴交，局部阿是穴。神阙穴采用直接拔罐法，留罐至罐松动为止，一般为20～30min；余穴采用梅花针叩刺加拔罐法，留罐10～15min。煮罐时放数条毛巾于药水内与罐同煮。启罐后，可用镊子将锅中的毛巾取出拧干，待温度适宜后轻敷于局部阿是穴上，凉则换之，反复2～3次。

（4）壮医药线点灸疗法：取穴曲池、足三里、手三里、血海，局部梅花穴、耳部反应点施灸，每日治疗1次。

### （三）疗养法

（1）祛风除湿，清热活血：防风50g，浮萍30g，赤芍30g，牡丹皮30g，茜草40g，木贼30g。水煎洗浴，每日1～2次。

（2）清热解毒：白花草鲜叶200～300g，捣烂取汁外擦患处，每日1次。

（3）行气活血：韭菜250～300g，浸于热水中片刻取出，趁热蘸米醋稍用力擦患处，每日1次。

## 三、瑶医医养法

### （一）内治法

（1）疏风清热止痒：红背娘15g，算盘根15g，古药15g，一扫光10g，鬼针草10g，飞扬草10g，鸡穿裤10g，过塘藕10g，凤尾草10g。水煎服，每日1剂，每日3次。

（2）祛风：苦楝寄生15g，荆芥10g，防风10g，僵蚕10g，蝉蜕10g，生地30g，牛蒡子15g，牡丹皮15g，浮萍10g，甘草10g，薄荷15g，连翘15，黄芩15g。水煎服，每日1剂。瘙痒剧烈者加白蒺藜15g，钩藤15g；烦躁者加地骨皮15g，生牡蛎10g，珍珠母20g；咽痛者加板蓝根20g。

（3）祛风散寒止痒：柴胡15g，荆芥15g，防风15g，法半夏15g，生姜10g，白术10g，生姜8g，甘草6g。关节疼痛者加秦艽10g、威灵仙10g、虎杖15g。

（4）清热利湿止痒：苦楝寄生20g，生地30g，金银花30g，连翘15g，甘草10g，滑石15g，淮通15g，大黄10g，蝉蜕10g，防风10g，黄连5g，炮甲5g，地肤子10g，白鲜皮15g，苦参12g，牛蒡子10g。水煎服，每日1剂。大便稀者去生大黄，加薏苡仁30g、冬瓜皮20g；恶心呕吐者加竹茹10g，柿子10g；有肠道寄生虫者加乌梅10g，使君子10g，槟榔10g。

（5）益气补血止痒：胡麻仁15g，首乌20g，川芎10g，赤芍15g，牡丹皮10g，当归15g，生地20g，蝉蜕10g，僵蚕10g，乌梢蛇10g，地肤子10g，黄芪20g，荆芥6g，防风6g，桃仁3g，白鲜皮10g，川椒3g，水煎服。连服10剂后，以上方炼蜜为丸，每丸重9g，再服1个月以巩固疗效。

（6）化瘀止痒：牡丹皮10g，生地30g，茅根30g，僵蚕10g，紫草10g，苦参10g，白鲜皮10g，赤芍12g，土茯苓20g，知母12g，胡麻仁12g，黄柏12g，薏苡仁30g，旱莲草20g，防风6g，桃仁5g，红花2g，金银花10g，连翘15g，山栀子10g，甘草10g，水煎服。瘀血较甚者加桃仁10g，地龙10g，皂角刺15g，川芎10g。

## （二）外治法

（1）枫树叶、猪肚木叶各适量，煎水洗澡，每日1～2次，连洗3天。适用于全身长风团发痒。

（2）羊蹄白鲜皮汤：羊蹄根30g，皮硝30g，黄柏30g，白鲜皮30g，苦李根30g，扛板归30g，六棱菊30g，茶麸100g，煎水外洗，每日1～2次。

（3）蟒针疗法：根据病情需要，辨证取穴，或泄毒，或通络，或补肾。消毒双手，取蟒针，双手拇指与食指紧握距针尖三寸处，以针尖与皮肤成45°进针，然后使针体与皮肤改成10°～15°，沿蟒针穴道缓缓循行至终止穴位。每次选2～5条穴道，留针20min，退针时，用无菌棉球置于针孔处，轻按针体，右手提握针柄，慢慢将针体从穴道中拔出，用棉球按压片刻，以防出血。隔日1次，10次为1个疗程。常用穴位：肺俞透督俞、气海透曲骨、血海透冲门、足三里透解溪、脾俞透膀胱俞、阿是穴。

（4）庞桶药浴：七叶枫、红葛麻藤、半荷枫、刺连、南蛇藤、救必应、防风、艾叶各30g。用不锈钢锅将药液煮沸30min后，滤取药液置于浴盆内，用凉席围住木桶，人坐在木桶内的凳子上先熏后泡，药液量60～120L，以药液能漫过浴者的肩头（坐姿）为宜；洗浴温度38～42℃，根据浴者耐受程度及季节变化提高或降低水温，以能让皮肤发红，全身发热，汗出为宜，水温不够时需添加热液。每次泡浴15～30min为宜，7次为1个疗程。

（5）拔罐：取神阙、曲池、肺俞等穴，每日1次，10次为1个疗程。

## （三）疗养法

（1）老君须、老枫树球、龙芽草各适量，加水煎熬成浓汁煮鸡蛋口服，每日2～3次，可清热解毒止痒。

（2）枫树菌50g，绿壳鸭蛋2个，共入锅中煮熟后吃蛋喝汤，每日2～3次，可治疗身发老皮风（荨麻疹）。

（3）葱豉粥：取粳米50g，葱白3根，淡豆豉20g。先将大米加水煮沸，再放入豆豉。粥将熟时放入葱白，大火煮15min，再放入盐和味精调味，即可食用。每日早晨食用1小碗，可用于慢性荨麻疹或荨麻疹后期的日常调护。

（4）健脾冬瓜粥：取粳米50g，冬瓜150g，羊肉末50g，山药100g。先将大米煮粥至八成熟，再放入羊肉末同煮，冬瓜、山药去皮后切成小块放入粥中同煮。熟烂后加入盐、味精调味，早晚各食1碗。此粥健脾和胃、利水解毒，可以起到健脾、祛湿、润肤、止痒的作用。

## 四、调摄与养护

### （一）日常养护

（1）平时应加强锻炼身体，增强体质，保持良好的个人卫生习惯。

（2）注意饮食调理，尽量少食鱼、虾、蟹、鸡、鹅、猪头肉、母猪肉、驴肉、马肉等。

（3）忌食煎炒炙热的食物，以及辛辣刺激性食物，如辣椒、花椒、胡椒、大葱、大蒜、韭菜、芥末、茴香等。多吃新鲜水果及蔬菜。

### （二）健康指导

（1）少抽烟饮酒。

（2）勤打扫环境卫生，户内经常通风，促进空气流通。

（3）避免熬夜劳累，提高身体免疫力，积极治疗原发性疾病。

# 第十七节 月经不调

## 一、概述

月经的周期、来经期或经量出现异常者称为月经不调。月经不调包括的疾病有月经周期的异常（月经先期、月经后期、月经先后不定期）、来经期的异常（经期延长）、经量的异常（月经过多、月经过少）。月经先期是指月经周期提前7天以上，甚至10余天一行，如仅提前3～5天，且无其他明显症状者，属正常范围。月经先期的主要病因为气虚不摄或血热妄行。月经后期是指月经周期延后7天以上，甚或40～50天一行，若仅延后3～5天，且无其他不适者，不作病论。月经后期的病因主要有阳气虚衰，血源不足或气郁、寒凝、冲任受阻。月经先后不定期是指时提前时延后达7天以上，主要病机在于气血失调而导致血海蓄溢失常，其病因多由肝气郁滞或肾气虚衰所致。本病相当于西医功能失调性子宫出血范畴。

瑶医认为本病的病因病机有盈有亏，盈证主要在于血热、寒凝、肝郁，亏证主要在于气虚、血虚、阳虚。盈证多是由于感受了外邪所致。一般而言，当机体阳盛或阴虚，或过食辛辣之品，或感受热邪，则导致三元失谐，热邪盈盛于机体，热迫血脉，伤及冲任，血海不宁，而发为月经先期，一般先期月经量较多。而当机体感受了寒邪或是素体阳虚，或是过食寒凉以后，常常导致寒搏于血，血为寒凝，影响了气的万化功能，导致气血凝滞，日久诸病入脉，冲任不通，血海不能如期溢满，使得月经后期而来，一般后期月经量较少。若素体虚弱，营血不足，或久病失血，或产育过多，耗伤阴血，或脾气虚弱，后天化源不足，则导致营血亏虚，久病入脉，冲任不充，血海不能按时满溢，而出现月经后期。而妇女若情志不畅，影响了肝的疏泄条达，使气的万化失司，气血失调，血海蓄溢失调，若疏泄太过，气的万化过快，则月经先期而至，若疏泄不及，气的万化阻滞，则月经后期而来，此常常导致月经的先后不定期。

另外，气虚是导致本病发生的一个重要因素，若是先天失养，或是房劳多产，导致肾气亏虚，气的万化失司，化精不足，精血亏虚，日久导致冲任不足，血海不能按时满溢，则导致月经后期而至；而若是机体后天失养，导致脾气亏虚，万化失司，影响了气的摄血功能，使得冲任不固，经血失去统摄，往往出现经期先期而至。

## 二、壮医医养法

### （一）内治法

#### 1.实证

（1）行气活血逐瘀：结香、红背菜、月月红、红背兔耳风、小马胎、九龙盘、马尾蕨各10g，胡椒5粒，生姜3片，鸡蛋2个。于月经即将干净时水煎服，每日1剂，分2次服用。

（2）行气活血逐瘀：九龙盘、益母草、香附子、月月红各10g。配瘦猪肉炖服，每日1剂，分2次服用。

（3）行气活血：过山香、羊角散、小钻、过山枫、马连鞍、鸡血藤、穿破石、何首乌、月季各10g。配鸡蛋水煎服，每日1剂，分2次服用。

（4）行气活血：过塘藕、小钻、小马胎、一身保暖（结香）、月月红、红背菜、益母草、鸡血藤、倒水莲各10g。水煎服或取汁冲鸡蛋服，每日1剂，分2次服用。

（5）活血散瘀调经：月月红、益母草、六月雪各40g，一身保暖（结香）10g，鸡蛋2个。水煎服，每日1剂，分2次服用。

（6）活血散瘀：黄花倒水莲、九节风、过山枫、土当归、月月红、小发散、马连鞍、小马胎、红背菜各10g。配鸡蛋水煎服，每日1剂，分2次服用。

（7）凉血活血：泽兰、金边、罗伞、当归各10g，红丝草15g。配猪骨头或鸡肉适量水煎服，每日1剂，分2次服用。

（8）凉血活血：红丝线、走马胎、月月红、一身保暖、红毛毡、红背菜、小韭菜根各9g。水煎取汁煮鸡蛋或瘦猪肉，每日1剂，分2次服用。

（9）凉血活血，逐瘀通经：红牛膝、白纸扇、一身保暖（结香）、地榆、月月红各30～60g，鸡蛋2个。水煎，饭前服，每日1剂，分2次服用。

（10）凉血散瘀止血：马连鞍、月月红、益母草、九龙盘、白狗肠各10g。水煎服，每日1剂，分2次服用。

（11）凉血活血调经：月月红、益母草、红背菜各10g。水煎服，每日1剂，分2次服用。

（12）散瘀活血止痛：红铁树、不出林、仙鹤草、月月红、红丝线各10g，鸡蛋3个。水煎服，于经期第一天和月经干净后各服1剂，分2次服用。

（13）收敛活血止血：酸藤根、小金樱、九龙盘、仙鹤草、红网子藤、小马胎、红背菜、益母草各10g。配鸡蛋2个水煎服，每日1剂，分2次服用。

（14）活血止血：当归、九龙根、梅花钻、益母草、一匹绸各10g。水煎服，每日1剂，分2次服用。

（15）活血散瘀：透骨消、串巾味（聚花过路黄）各15～30g，鸡蛋2个，油、盐各适量。水煎，油盐调味吃蛋喝汤，每日1剂，分2次服用。

2.虚证

（1）益气活血：酸藤根、红背菜、十全大补各10g，穿破石、血风藤各3g，藕节炭15g。水煎服，每日1剂，分2次服用。

（2）益气活血：血藤、黄花倒水莲、土党参、马鞭草、泽兰各9g，五指牛奶12g，月月红、益母草、走马风各6g。水煎服，每日1剂，分2次服用。

（3）补阳行血：月月红根、韭菜根、走马胎各12g，老姜3片。配鸡蛋或猪脚水煎服，每日1剂，分2次服用。白带多者加血藤、五指牛奶、九重皮各适量。

（4）益气，补阳，活血：月月红、红背菜、一身保暖、韭菜根、黄花倒水莲各10g。配鸡蛋水煎服，每日1剂，分2次服用。

（5）益气活血调经：走马风、益母草、月季花、土当归、松树花各10g，鸡蛋2个。水煎服，每日1剂，分2次服用。

（6）补阳行血：韭菜根15g，山苍树根6g，小马胎、红背桐、六月雪、落地杨梅各10g，走马胎、黄花倒水莲各12g，生姜3片，鸡蛋2个。水煎服，每日1剂，分2次服用。

（7）补肝肾，调冲任，清血热：马连鞍、金银花藤、五指牛奶、杜仲、五加皮各12g。水煎服，每日1剂，分2次服用。

（8）益气，补阳，活血：人字草、金银花藤、益母草、红背菜、月月红、小马胎、金根、血党、藤血、小钻各10g，生姜3片，韭菜根15g。水煎服或取汁冲鸡蛋服，每日1剂，分2次服用。腹痛者加一块瓦10g。

（9）补益肝肾，活血调经：红背菜、月月红、马连鞍、杜仲、九龙盘、当归藤、十全大补丸各10g。酒炒，水煎取汁冲鸡蛋服，分2次服用。

## （二）外治法

（1）壮医针挑法：取穴为阳关穴至腰俞穴间任选一点，以位置较低者为好。重挑、深挑，挑出纤维样物。每月治疗1次，3次为1个疗程。

（2）壮医药线点灸疗法：取穴下关元、腰俞、三阴交。随症配穴：月经先期加太冲、太溪；月经后期加血海、归来；月经先后无定期加脾俞、肾俞、交感、足三里。每日点灸1次，10次为1个疗程。

（3）壮医竹罐疗法：益母草60g，泽兰45g，香附子30g，红花45g，千斤拔30g，玫瑰花40g。加水适量，煮罐后进行拔罐。取穴肝俞、脾俞、肾俞、气海俞、关元俞、中脘、气海、关元、足三里、血海、三阴交。将以上穴位分成几组，交替拔罐治疗。每日或隔天治疗1次，3～5次为1个疗程。可用于气滞血瘀型月经不调。

（4）壮医刮疗法。背部：刮督脉，由至阳穴处沿脊柱正中向下刮至腰俞穴处；刮足太阳、膀胱经，由膈俞穴处沿脊柱两侧向下刮至次髎穴处。腹部：刮任脉，由中脘穴处沿前正中线向下，避开神阙穴，刮至曲骨穴处。下肢：刮足三阴交经，由血海穴处沿小腿内侧向下，经阴陵泉、曲泉、地机、三阴交等穴刮至太溪穴处。先刮背部，然后刮腹部，再刮下肢。手法宜轻柔。隔日治疗1次，3～5次为1个疗程。

（5）壮医耳针疗法：取穴双侧耳朵穴位，子宫、神门、肾上腺、肝、脾、肾等反射部位。留针30min。每日治疗1次，5次为1个疗程。

（6）壮医火功疗法：追骨风、牛耳风、过山香、大钻、五味藤、八角枫、当归藤、四方藤、吹风散等，切成15～20cm长的枝段，晒干，和生姜、大葱、两面针、黄柏、防己一同放入白酒中浸泡（酒要漫过药面），7日后取出晒干备用。取穴气海、关元、归来、肝俞、脾俞、肾俞、血海、足三里、三阴交。取一盏酒精灯和长15～20cm的上药药枝，把药枝的一端放在酒精灯上燃烧，待明火熄灭后，把燃着暗火的药枝包裹于两层牛皮纸内，在上述穴位施灸，至患者感觉所灸部位有温热感即可。每日治疗1次，中病即止。

（7）壮医鲜花叶透穴疗法：取穴气海、关元、归来、肝俞、脾俞、肾俞、血海、足三里、三阴交。准备新鲜荷叶、线香。将新鲜荷叶剪成大小适合的小片，放在选定的穴位上，点燃线香隔叶片灸灼。灸灼至叶片干枯即可换叶片，每个穴位灸灼2～3片。每日治疗1次，5次为1个疗程。

## （三）疗养法

（1）收敛止血调经：爆牙郎、小马胎、酸藤根各9g，鸡蛋2个。酒炒，水煎取汁与鸡蛋调油盐煮服，每日1剂。

（2）行气活血调经：一身保暖（结香）、小韭菜根、鸡血藤各10g，鸡蛋2个。水煎服，每日1剂。

（3）收敛止血调经：枫树皮、仙鹤草各15g，鸡蛋2个。水煎服，每日1剂。

（4）补血养血调经：一身保暖（结香）、十全大补、细叶鼠曲草、红背菜、红蓖麻叶、韭菜根适量，姜3片。配鸡肉或鸡蛋水煎服，每日1剂。

（5）活血调经：大发散、过山枫、马连鞍、黄花倒水莲、走马胎、杜仲、韭菜根、臭牡丹、红天葵各10g，生姜3片。配鸡肉或鸡蛋水煎服，每日1剂。

（6）凉血活血调经：红毛毡、金樱子、马连鞍、红天葵各10g，瘦猪肉适量。水煎服，每日1剂。

（7）行气活血调经：月月红、九龙盘、一块瓦、钻骨风、黄花倒水莲各10g，韭菜根6g，生姜3片。水煎，韭菜根和生姜捣烂冲服，每日1剂。

（8）益气活血，凉血调经：月季花、红背菜、一身保暖（结香）、地榆、韭菜根、益母草、走马胎、红丝线、黄花倒水莲、血党各10g，生姜3片，百草霜6g，鸡蛋2个。水煎加油盐调服，每日1剂。

（9）活血调经：马连鞍、仙鹤草、六月雪、杜仲、大发散、野芝麻、过山枫、红痧症、百草霜各适量，生姜3片，鸡蛋3个。水煎服，每日1剂。

（10）敷贴疗法：仙鹤草根20g，鸡血藤10g，三七粉2g，共捣烂，加少许芝麻油调糊，烘热敷在肚脐上，用胶布固定即可。每日换药1次，中病即止。

（11）熏洗疗法：鸡血藤、枫叶、艾叶、仙鹤草根各适量。上药加适量水煎至沸腾，趁水温较高有蒸汽时熏蒸头部，待水温下降到患者能耐受的温度后，再用药液淋洗或浸泡全身。每日治疗1次，5次为1个疗程。

（12）热熨疗法：部位选择腹部、腰骶部。柑果叶、大罗伞、小罗伞、两面针、泽兰、香茅、曼陀罗、大风艾、五色花、土荆芥、土藿香、七叶莲、柚子叶各20g，米酒适量。取上药1～5种或全部，切细，捣烂，加酒炒热用布包好，熨腹部、腰骶部。每日治疗2次，10次为1个疗程。

## 三、瑶医医养法

### （一）内治法

（1）月经后期：来角风益母草汤。来角风15g，益母草15g，香附子10g，月月红（月季花）10g，一身保暖（结香）10g。水煎服，每日1剂，分2次服用。

（2）经期延长（血瘀）：九龙根梅花钻汤。九龙根15g，梅花钻15g，当归10g，元宝草10g，益母草10g，一匹绸10g。水煎服，每日1剂，分2次服用。

（3）经行量多（血瘀）：红毛毡金樱子汤。红毛毡、金樱子各20g，马连鞍、蜜蜂草、红天葵各10g。水煎服，每日1剂，分2次服用。

（4）月经过多（热盛血瘀）：透地龙红背菜汤。透地龙（酸藤根）、红背菜20g，十全大补15g，韭菜根、地榆炭、桃金娘、穿破石、血风藤各10g，藕节炭15g。水煎服，每日1剂，分2次服用。

## （二）外治法

（1）杜闷倒疗法：选取质量较好，直径0.2～0.4cm、长5～8cm的小钻或制断肠草、杜仲藤数条，茶油灯一盏，取穴足三里、肾俞、三阴交、关元。其中，因寒所致者以小钻或断肠草点灸，因肝肾虚所致者以杜仲藤灸之。

（2）药物点烧灸法：可用杜仲、断肠草等进行药物直接灸，取穴太冲、三阴交、气海、血海。

（3）刺血疗法：在八冲穴上直刺出血，用消毒棉花擦净，再反复用双手挤血、抹血，直至难挤出血为止。可治疗因血热导致的月经不调。

## （三）疗养法

白檀香、羚羊角、沉香各15g，白芷、马兜铃、木鳖仁、甘松、升麻、血竭、丁皮、麝香、艾绒各适量。除麝香另研末、艾绒另捣碎外，余药共研细末，拌入麝香和匀，最后入艾绒调拌，做成肚兜，令患者兜护脐腹及丹田穴，有利于月经的调节。

## 四、调摄与养护

### （一）日常养护

（1）起居有常，避免熬夜、过度劳累。

（2）注意保暖，避免小腹受寒。

（3）多吃乌骨鸡、羊肉、对虾、黑豆、海参、核桃仁等滋补性的食物。

（4）忌食寒凉、辛辣食物。

### （二）健康指导

（1）平时适当参加体育锻炼，经期不宜过度劳累和剧烈运动。

（2）节制房事及过度生育。

（3）调畅情志。

# 第十八节　自汗

## 一、概述

自汗指由于阴阳失调、腠理不固，而致汗液外泄失常的病证，其中白昼汗出，动辄尤甚者，称为自汗。一般而言，汗证以属虚者为多。自汗多属气虚不固，盗汗多属阴虚火热。肝火、湿热、邪热郁蒸者多属实证。病延日久、病情严重者，则易出现阴阳虚实错杂情况。自汗久病，伤及阴液；盗汗不愈，阳气受损，又可出现气阴两虚，阴阳两亏之证。邪热郁蒸，病久伤阴，则见虚实夹杂之候。

壮医将汗证称为"优平"。壮医认为，人体谷道、水道、气道与大自然发生最直接、最密切的联系，是人体生存的最根本保证，水道与谷道同源，自然界中的水谷营养物质进入人体后，在谷道吸收水谷精微，营养身体四肢百骸，然后从谷道排出粪便，从水道排出汗尿，因而保持了天地人三气同步平衡。若人体劳累太过、激烈运动，或因身体虚弱，体内阴阳失调引起水道功能障碍，则可导致"优平"的发生。壮医根据临床上"优平"的不同表现，分为寝汗、多汗、缩汗等症，在治疗上亦各有不同，分别采用养阴清热、补虚敛汗、调理水道的方法。

## 二、壮医医养法

### （一）内治法

（1）健脾益气固表：仙鹤草60g，党参20g，黄芪15g，炙白术30g，炙甘草6g。水煎服，每日1剂，分2次服用。

（2）益气固表：浮小麦30g，黄芪20g，大枣10枚。水煎服，每日1剂，分2次服用。

（3）祛风敛汗：伸筋草10g，小叶格15g，稔果20g，吹风散15g。水煎服，每日1剂，分2次服用。

（4）清热祛风敛汗：马鞭草15g，野马蹄草10g，灶心土20g，大钻10g，小钻10g，车前草10g。水煎服，每日1剂，分2次服用。

（5）清热祛风敛汗：天鹅抱蛋10g，鹅不食草10g，白花丹10g，蚂蟥七10g，红乌柏树茎叶10g，猴肉30g，韭菜15g。水煎服，每日1剂，分2次服用。

（6）收敛止汗：乌梅10枚，浮小麦15g，大枣5枚。水煎服，每日1剂，分2次服用。

### （二）外治法

（1）药线点灸疗法：取穴肝俞、筋缩、曲池、神门、足三里。肺卫不固者加肺俞、大椎、风门、风池、百会；营卫不和者加脾俞、百会、关元、三阴交；阴虚火旺者加涌泉、内关、肾俞；邪热郁蒸者加里内庭、脐周四穴、大肠俞；心血虚甚加血海、神门、足三里；阴虚不足者加复溜、太溪、三阴交。每日点灸1次，7日为1个疗程。

（2）耳针疗法：取双侧耳朵穴位，取肺、脾、肾、神门、内分泌、皮质下等反射区。留针30min。每日治疗1次，5次为1个疗程。

（3）熏洗疗法：防风、荆芥、生黄芪、葛根、槐花、麻黄根各适量。上药加水适量煎至沸腾，趁水温较高有蒸汽时熏蒸头部，待水温下降到患者能耐受的温度后，再用药液淋洗或浸泡全身。每日治疗1次，5次为1个疗程。

（4）鲜花叶透穴疗法：取穴大椎、风门、肺俞、心俞、气海、关元。新鲜荷叶、线香。将新鲜荷叶剪成大小适合的小片，放在选定的穴位上，点燃线香隔叶片灸灼。灸灼至叶片干枯即可换叶片，每个穴位灸灼2～3片。每日治疗1次，5次为1个疗程。

（5）针刺疗法：取臂内中穴（TBnz，双侧）、臂内前穴（TBnq，双侧）、足背中穴、天宫穴、腹三环6穴、腹四环6穴、内下桩。取1寸、2寸毫针，用"8"字环针法针刺。先针左侧臂内中穴、臂内前穴，直刺入0.8～15寸；接着针右侧臂内前穴、臂内中穴，直刺入0.8～1.5寸，针天宫穴，向前斜刺入0.5～0.8寸；再针左侧内下桩，直刺入0.8～1.5寸，针右侧内下桩，直刺入0.8～1.5寸；最后针腹三环6穴、腹四环6穴，直刺入0.5～0.8寸。留针30min。腹环穴可加用艾灸或热熨疗法。每周治疗2～3次，4周为1个疗程，可治疗1～3个疗程不等。

## （三）疗养法

（1）芭蕉树皮200～500g，水煎外洗，每日2次。

（2）郁金3g（研末），调醋敷两乳头。

（3）浮小麦30g，黄芪18g，炙甘草10g，瘦猪肉60g。水煎服，每日1剂。

（4）金雀根10g，玉米芯15g，金樱子15g，黑豆30g，瘦猪肉30g。水煎服，每日1剂。

（5）足浴疗法：麦冬、五味子、浮小麦、麻黄根、糯稻根各50g。上药加水1500mL煎煮20min，把药水倒入盆中。先用药水的蒸汽熏脚，待温度合适后再泡脚。一般每次浸泡时间为20～30min，最好用深一点的盆，小腿也一起浸泡效果更好。药水在重复使用时只需在泡脚前加热到药水沸腾即可。每日治疗2～3次，中病即止。

（6）敷贴疗法：五倍子、五味子、浮小麦各5g，共研成细末，加适量蜂蜜调成糊状，敷在肚脐眼上，用胶布固定即可。每次敷药7～8h，隔7～10h敷药1次，10次为1个疗程。

## 三、调摄与养护

### （一）日常养护

多食用新鲜蔬菜水果等富含维生素的食品，少食用虾蟹等海鲜及肥甘厚腻、辛燥之品，忌烟酒。

### （二）健康指导

（1）平时多注意调养身体。

（2）治疗期间应避免过度劳累，多饮水，注意保暖，以防感冒。

（3）汗出之时需避风，及时擦干，禁止马上冲洗冷水或游泳，以防病情加重。

# 第十九节　石淋

## 一、概述

瑶医称石淋为"化窖结球"，瑶文病名称weih gaauv gitv mbaengx，相当于中医的"石淋""尿石症"，常见于现代医学泌尿系统结石病。化窖结球是一种常见病，相当于泌尿系统的结石病，包括尿路结石、膀胱结石，输尿管结石和肾结石，临床特点以疼痛、血尿为主，若是因结石过大，阻塞水道亦可导致水肿、癃闭等疾病的发生。

瑶医认为本病由于房事不节或下阴感受湿热邪毒后，机体盈亏失衡，湿热邪气上犯膀胱，导致膀胱湿热，形成化窖结球；或是饮食不节，导致湿热内生，湿邪盈盛，进而下注膀胱、蕴结膀胱，煎熬尿液，结为砂石；或是由于禀赋不足或劳伤久病，或久淋不愈以后，脾肾气虚，影响气的万化功能，进而导致膀胱气化不利，尿液生成与排泄失常，日久便发为本病。因气化不利，结石梗阻，不通则痛；而热伤血络，可引起血尿。治疗总法主要以导滞开结法为主，并根据机体具体的盈亏表现选择泻热逐邪法、补气益元法等。

## 二、瑶医医养法

### （一）内治法

（1）盈盛热炽：金豆车前汤加减。金钱风、生豆角、车前草各30g，海金沙15g，牛膝风15g。水煎服，每日1剂，分2次服用。

（2）湿热盈盛：金钱排石汤。金钱风、鲜灯盏菜、鲜藕节、鲜扁柏、糯米各15g。水煎服，每日1剂，分2次服用。

（3）湿盛：一身保暖水莲汤。一身保暖、吊水莲、金锁匙、山药、山萸肉、茯苓各20g，肉苁蓉、菟丝子、巴戟天、杜仲、熟地、金沙藤各15g。水煎服，每日1剂，分2次服用。

## （二）外治法

刺血疗法：取穴肾俞、腰阳关、阴陵泉、阳交。以三棱针直刺出血，再反复挤血、抹血直至难挤出血为止。可用于缓解本病导致的绞痛。

## （三）疗养法

（1）湿热较盛：大黄15g（酒炒），海金沙10g，琥珀、泽泻各9g，鸡蛋5个（取蛋清），米酒30mL。用各药共研末与蛋清调匀后，以米酒冲服，每日3次。

（2）中亮（棕榈）根30～60g，钻地风（透骨消）30g。水煎服，每日1剂，分2次服用。

（3）金钱风、鲜灯盏菜、鲜藕节、鲜扁柏、糯米各15g。共捣烂取汁调蜂蜜服，每日1剂，分2次服用。

## 三、调摄与养护

### （一）日常养护

（1）大量饮水，每天饮水量宜2000～3000mL，宜分多次进行。

（2）调节饮食，以清淡、低蛋白、低脂肪为主。少喝啤酒，菠菜、豆腐、竹笋、苋菜之类亦不宜进食太多。

（3）及时治疗尿路感染，解除尿路梗阻。

### （二）健康指导

（1）妇女在月经期、妊娠期、产后应尤其注意外阴的清洁卫生，以免体虚受邪。

（2）适当运动，跑步、跳绳有利于结石的排出。

（3）避免纵欲过度，保持心情舒畅，以提高机体免疫力。

# 第二十节　腹痛

## 一、概述

腹痛，瑶医称为"扭闷"，即腹部疼痛，主要针对胃脘以下、耻骨毛际以上的部位发生疼痛而言。它相当于中医的"腹痛"，相当于西医的肠易激综合征、消化不良、胃肠痉挛、不完全性肠梗阻、肠粘连、肠系膜和腹膜病变、结核性腹膜炎、腹型过敏性紫癜、泌尿系结石、急慢性胰腺炎、肠道寄生虫等以腹部疼痛为主要表现的疾病。

瑶医认为本病的发生主要有邪盈及体亏两个方面。对于邪盈来讲，主要是因为外感邪气或内伤饮食或情志失调导致气机不畅，气的万化功能受损，进而产生痰、瘀，出现气血运行瘀滞，而诸病入脉，使得经脉痹阻，不通则痛；另外，因为过服寒凉或素体脾阳不振，导致脾阳虚损，或是因久病而肾阳不足，阳气虚而脏腑失于温煦，亏过盛而出现不荣而痛的腹痛征象。治疗以"祛因为要""风亏打盈"为主。

## 二、瑶医医养法

### （一）内治法

（1）和胃止痛。九龙散：大钻（厚叶南五味子）10g，小肠风（山蒟）15g，林寨亮（救必应）10g，慢惊风（九龙盘）15g，针旁咪端（小金花草）15g，工林咪（石上柏）15g。上药精选，烘干，共研细粉。每日2次，每次5g，冲温开水服用。

（2）养阴益胃：三钻散。九龙钻（九龙藤）30g，大钻（厚叶南五味子）20g，小钻（南五味子）15g，小肠风（山蒟）9g，铜达且紧（大蓟）15g，别己台（白及）10g。上药精选，烘干，共研细粉。每日2次，每次5g，温开水服用。

### （二）外治法

（1）火攻疗法：取断肠草、杜仲藤、骨风、牛耳风、过山香、大钻、五味藤、吹风散等药物，制成药棍或烘干研磨成粉制成药条，点灸于腹部。可治疗因风寒导致的腹痛。

（2）挑痧疗法：挑肚脐两侧，或下丹田左右，将针轻快地刺入并向外挑，每个部位挑刺3下，同时用双手挤出紫暗色的瘀血，反复5～6次，最后用消毒棉擦干净。

（3）熨法：蚕沙适量，加入少许食盐，和匀炒至极热后贮于小布袋中熨肚脐周围及四肢，可治腹痛兼吐泻症；或直接将盐炒热达55～60℃，倒入布袋内，将口扎好，置于腹部20～30min。每日或隔日治疗1次，15次为1个疗程，可治疗因寒邪导致的腹痛。

（4）药巾法：葱白、艾叶各适量，捣碎，做成药巾，系敷于腹部。

### （三）疗养法

（1）血热壅滞之腹痛：地榆15g，救必应9g，水田七6g。水煎服，每日1剂，分2次服用。

（2）风寒之邪之腹痛：当归端（藁本）15g，昌台10g。水煎服，每日1剂，分2次服用。

（3）热雍之腹痛：失长楼（七层楼）、叶撒芝麻（山芝麻）全草、林寨亮（救必应）茎各9～15g。水煎服，每日1剂，分2次服用。

### 三、调摄与养护

#### （一）日常养护

（1）剧烈疼痛者注意卧床休息。

（2）腹痛患者不宜吃生冷、油腻食物，如生冷肉类、奶类、蛋类、煎炸类、蜜饯类、鱼虾鳖蟹及生冷瓜果、冰镇食品等，也不宜吃坚果（如花生、核桃仁、松子仁、葵花子仁、西瓜子仁）、酸菜、糍粑、糯米饭等硬实黏腻难以消化的食物。不可酗酒。

（3）腹痛患者宜吃清淡、容易消化的食物，如米粥、稀饭、山药粥、莲子粉粥、薏苡仁粥、藕粉粥、栗子面粥、高粱爆米粥、木瓜红糖茶、生姜红糖茶等。

#### （二）健康指导

（1）养成良好的饮食习惯，忌暴饮暴食，忌食辛辣，注意饭前洗手，饭后不宜立即剧烈运动。

（2）注意腹部保暖。

（3）保持心情舒畅。

# 第二十一节　肝炎

## 一、概述

肝炎通常是指由多种致病因素，如病毒、细菌、寄生虫、药物、化学物品、酒精等，侵害肝脏，使肝脏的细胞受到破坏，肝脏的功能受到损害，它可以引起身体一系列不适症状，以及肝功能指标的异常。而肝炎最常见的原因是由病毒造成的，具有可传染性。在我国以乙型肝炎为多见。中医中，肝炎多与"肝着""黄疸""湿阻""胁痛"等范畴相关。

瑶医认为本病的发生，多与气候与水土湿热，嗜食肥甘厚腻，劳累过度，情志失衡等因素相关。夏秋季节，尤其在南方地区，湿温初起，天暑下逼，地湿上腾，人处气交当中，则易感湿热、痧气、瘴气、疫疠之邪，这些邪气经鼻窍侵犯人体以后，人身之气不能抵抗天地之疫气，三元失谐，疫气交蒸，酿成热毒，毒邪入脉，经经脉、血脉贯于周身，郁于肌表则见身热不扬、身重头痛，横逆犯胆则出现身目发黄、厌食油腻等现象；另外，嗜食肥甘厚腻者易生湿热，盈亏失衡也会发为本病。因劳累过度或者湿热毒邪久郁机体，逐渐耗伤正气，而发为虚、痨，呈现出正虚邪实、虚实夹杂的现象。因本病所犯之疫疠、瘴毒较为猛烈，一则入于人体后能很快化热化火，伤津耗液，导致阴虚；二则毒邪强盛而往往可经由口鼻、血液等传染他人。

## 二、瑶医医养法

### （一）内治法

（1）肝胆实热型：岩泽兰虎杖汤。岩泽兰、虎杖各30g，田基黄、白茅根、金钱风各15g。水煎服，每日1剂，分2次服用。

（2）脾虚湿盛型：满天星土茵陈汤。满天星、土茵陈（阴行草）、鸡骨草、山栀根各15g。水煎服，每日1剂，分2次服用。

（3）湿热并重型：山栀根30g，土茵陈20g，水石榴20g，小田基黄10g，金钱草20g，六月雪10g，草鞋板15g，土柴胡10g，紫苏（全草）12g，车前草10g，淡竹叶10g。水煎服，每日1剂，分2次服用。

（4）湿热并重兼脾虚型：山栀子12g，土茵陈20g，虎杖12g，小田基黄10g，饿蚂蟥30g，六月雪10g，茶镜10g，山芝麻10g，金钱草15g，鸡骨草10g，党参15g，白术15g，茯苓15g，山楂15g，麦芽15g，神曲10g，甘草10g。水煎服，每日1剂，分3次服用。

### （二）外治法

（1）山栀子50g，虎杖50g，六月雪50g，茶镜50g，大青根50g，紫苏50g，草鞋板50g，淡竹叶30g，黄柏皮500g，白解50g，山芝麻50g，党参15g，白术15g。水煮取药水泡洗全身。适用于脾虚湿盛型肝炎。

（2）脐药疗法：山栀子、桑葚各15g，桃仁、杏仁各30g。共研细末，加醋适量调成糊，敷贴于神阙穴，每2日换药1次。适用于慢性肝炎。

### （三）疗养法

（1）肝炎后期虚劳型：水石榴20g，山栀根20g，六月雪10g，金钱草10g，鸡骨草10g，虎杖10g，小田基黄10g，山板兰30g，白花蛇舌草20g，党参20g，白术15g，黄芪50g，十大功劳20g，柴胡6g，土茯苓15g，茯苓15g，当归10g，白芍20g，枳壳10g，陈皮10g，甘草10g。水煎服，每日1剂，分3次服用。

（2）小便不利型肝炎：虎杖、土黄连、枇杷树根、苦李根（长叶冻绿）、丹竹根、大田基黄（遍地金）各10g。水煎服，或配鸡肉炖服，每日1剂。

（3）热重于湿型肝炎：黄花菜、土黄连、一枝香、黄柏、虎杖、山栀子、三姐妹（细叶香茶菜）、田基黄、马连鞍、鲤鱼尾、槟榔、乌姜、七叶一枝花、八角莲各适量。水煎服，或配鸡肉炖服，每日1剂。

（4）黄疸型肝炎：田基黄、溪黄草、狗肝菜等鲜药。单用或合用，取适量绞汁含服。

（5）口苦、眼分泌物增多、面黄、恶心呕吐、食欲减少、两胁痛、腹胀不适、尿赤、舌质红苔黄：夏枯草30g，瘦猪肉100g。夏枯草洗净，瘦猪肉洗净切块，全部用料一齐放入锅内，加清水适量，武火煮沸后，改文火煮1～1.5h，加盐适量，饮汤食肉。每日1剂，分3次服用。

（6）身体虚弱、食欲不振、容易出汗、体倦乏力、小便不利：豆腐200g，泥鳅200g，姜2片。泥鳅养于清水中24h，漂去污泥，然后除去杂物。豆腐切片，起油锅，加入姜煎香泥鳅，再加豆腐微煎，加清水，文火焖熟即可。每日1剂，分3次服用。

（7）皮肤巩膜黄染、有水肿的肝炎：金钱草20g，瘦猪肉100g。金钱草洗净，瘦猪肉洗净切块，然后全部用料放入瓦锅内，加清水3碗，武火煮沸后，改文火煮成大半碗，调味，饮汤吃肉。每日1剂，分3次服用。

（8）黄疸型肝炎及小便黄赤：田基黄50g，鸡蛋2个，冰糖适量。将田基黄、鸡蛋洗净，放入锅内，加清水3碗，将蛋煮熟，去壳，继续文火煎至一碗水时，将蛋、冰糖放入，同煮片刻，饮汤食蛋。每日1次，连服5～7天。

## 三、调摄与养护

### （一）日常养护

本病患者的饮食要新鲜、易消化，并含有一定量的蛋白质、碳水化合物和维生素B、维生素C，宜低脂肪、低糖、高营养、高维生素饮食。注重一日三餐的合理搭配，食物软硬适宜、清淡。有腹水者应严格控制食盐摄入量。

### （二）健康指导

（1）本病病程长，患者应注意避免焦虑、抑郁、不安等负面情绪影响病情，保持情绪舒畅。

（2）对于重症肝炎患者，应密切观察患者的一般情况，如体温、脉搏、血压、尿量、肢体末梢循环及是否有牙龈出血、胸闷等情况。

# 第二十二节　产后风

## 一、概述

产后风是指产妇在新产后及产褥期内发生的与分娩或产褥有关的疾病。妇女在分娩时，由于产伤出血，元气受损，抗病力较弱，故容易患上各种疾病。瑶医中的产后风主要包括产后恶露不绝、产后身痛、产后腹痛、产后发热、产后体虚、产后痉病等。瑶医认为本病的发生，是因为妇女在月子里筋骨腠理之门大开，气血虚弱，气血不能万化，内外空虚，不慎风寒湿邪侵入，诸病入脉，筋脉不通，盈亏失衡所致。

## 二、瑶医医养法

### （一）内治法

（1）养血祛风，散解表邪。过山风槟榔钻汤：过山风、槟榔钻各20g，四方钻、鸭仔风、九节风、五层风、入山虎、小钻、麻骨风各10g。水煎服，每日1剂，分2次服用。

（2）清热解毒，凉血化瘀。白狗肠九龙钻汤：白狗肠、九龙钻各15g，银花藤、血风藤、黄花倒水莲、铜钻（朋烈黄）、入山虎、刺五加各10g。水煎服，每日1剂，分2次服用。

（3）活血化瘀，穿经走脉，退热。红铁树红牡丹汤：红铁树、红牡丹各15g，走马风、麻骨风、糯米风各10g。水煎服，每日1剂，分2次服用。

（4）活血化瘀，退热。藤杜仲大力王汤：藤杜仲、大力王、五爪风（掌叶榕）各15g，土常山、九季风、透地龙（酸藤根）各10g。水煎服，每日1剂，分2次服用。

## （二）外治法

（1）瑶医药浴疗法：大枫药、小肠风、酒饼藤、过江龙、天鹅风、樟木、走马胎、大血藤等72种药材，加水约50kg，煎煮半小时，煮好后将药水倒于木桶中，先用水蒸气熏蒸全身，待水温合适后，将身体泡于水中，注意要泡到脖子处。产妇自产后第3天开始药浴，整个产褥期一般使用5～6次。可用于治疗产后风（如产后腹痛、头痛、产后身痛、产后虚弱）等。

（2）瑶医药棍点烧疗法：取穴阿是穴、三阴交、足三里、关元、涌泉、昆仑等，每日点烧1次，10次为1个疗程。

（3）瑶医火针疗法：取穴阿是穴、三阴交、足三里、关元、涌泉、昆仑等，每日针刺1次，8次为1个疗程。

（4）瑶医药罐疗法：走马胎、一身保暖、艾叶、杜仲、防风、麻黄、木瓜、川椒、穿山甲、土鳖虫、羌活、苍术、独活、苏木、红花、桃仁、透骨草、千年健、海桐皮各10g，乳香、没药各5g，布包加水煎煮而成。将大小不同的竹罐在煮沸的药水锅内煮2～3min，取出并甩尽药水，然后迅速置于患处使吸住皮肤，7～10min后取下，以出现瘀斑或充血为度。每日或隔日1次，10次为1个疗程。每个疗程间隔3～5日。

## （三）疗养法

（1）熏蒸疗法：取破油纸伞点燃，以烟熏患者口鼻可治疗产后血晕，可使其神醒。

（2）熨法：葱热敷熨。取适量新鲜葱白，捣烂后放入铁锅炒热，趁热取出，用布包裹，置于患处敷贴。如取葱白适量，切碎（长1～2cm），加入酒炒热，用棉布包裹，趁热熨腹部。可治产后风由寒邪凝滞所致的少腹痛。

（3）走马胎、血风藤、箭杆风、五加皮、上山虎、下山虎、过岗龙、甘松、泽泻、钩藤、九龙藤、泽兰、麻骨风各100g。水煎，外洗或浸泡，每日1剂。可治产后瘀血阻络证。

（4）石菖蒲、大钻、小钻、四方钻、独角风叶、白纸扇、穿破石、刺鸭脚木（罗伞）、松筋藤各适量。水煎外洗，每2日1剂。可治产后瘀血阻络兼风邪侵袭经络证。

### 三、调摄与养护

#### （一）日常养护

（1）产妇产后应多吃鱼、肉、蛋、奶等高蛋白及新鲜蔬菜水果等高维生素食物，多补充高蛋白汤类，如鲫鱼汤、乌鸡汤等，以利于机体恢复及哺乳；贫血患者可多食动物肝脏、动物血、大枣、黑木耳、赤小豆、阿胶、桂圆等补血食物；忌酸、辣、刺激饮食；注意饮食卫生。

（2）保持室内空气清新、环境干净；产后多汗、阴道出血，应注意清洁卫生，经常擦洗，勤换内衣裤及卫生巾，用软毛牙刷及温水刷牙，避免坐浴，破除产后不梳头、不刷牙等旧风俗。

#### （二）健康指导

（1）保证充足睡眠和保持情绪稳定。

（2）保持会阴清洁。

# 第二十三节　痤疮

## 一、概述

痤疮是一种慢性炎症皮肤病，好发于青少年，对青少年的心理和社交影响很大，但青春期后往往往能自然减轻或痊愈，临床表现以好发于面部的粉刺、丘疹、脓疱、结节等多形性皮损为特点。痤疮与下列因素有关：①雄激素及其代谢产物如双氢睾酮等物质的增加；②皮脂腺分泌增加，毛囊管口角化增强；③痤疮丙酸菌等细菌的感染；④遗传、内分泌障碍、多脂多糖类及刺激性食物、高热气候及其他化学因素等能使本病诱发和加重。

瑶医将本病称为"酒刺"，是一种毛囊、皮脂腺的慢性炎症皮肤病。临床上以颜面及胸背出现与毛囊炎一致的丘疹、脓疱、囊肿、结节等损害，可挤出淡黄色脂栓，伴皮肤油腻为特点，好发于青春期的男女青年。酒刺的发生主要与遗传、性腺内分泌失调、皮脂分泌过多、毛囊管口角化异常及局部痤疮棒状杆菌的大量繁殖有关。属于中医学的"肺风粉刺"。瑶医认为本病多因饮食不节，过食肥甘厚味，肺胃湿热，复感毒邪而成；亦有外用化妆品刺激或沥青粘着皮肤而诱发本病。

## 二、瑶医医养法

#### （一）内治法

（1）清泻胃蕴热，凉血散结。白解犁头草汤：白解、犁头草、六月雪、鬼点火、三叉苦、了哥王、古药各10g。每日1剂，水煎，分3次服用。加减：大便秘结者加生大黄5～10g，以通腑泄泻；脓疱多者加白花蛇舌草30g、地丁15g，以清热解毒；结节、囊肿多者加皂角刺10g、夏枯草15g，以托疮透脓。

（2）清热除湿解毒。白解犁头草加味汤：白解、犁头草、六月雪、鬼点火、三叉苦、了哥王、古药各10g，茵陈30g，苍术10g，山栀子15g。每日1剂，水煎，分3次服用。加减：食重、舌苔厚腻者加山楂10g、鸡内金15g、枳实10g，以消食化滞；皮损脓疱较多者加白花蛇舌草30g、野菊花10g，以清热解毒。

（3）除湿化瘀、活血散结。了哥救必应汤：了哥王、救必应、金锁匙、臭耳根、鸟不站、鬼点火、刺连各15～30g，丹参20g，虎杖15g，陈皮10g。每日1剂，水煎，分3次服用。

## （二）外治法

夏枯桑叶汤：夏枯草15g，桑叶12g，蒲公英20g，甘草10g，甘菊花12g，山楂20g，七叶一枝花10g，大黄6g，生地20g，玄参15g，旱莲草15g，炒山栀子10g，白花蛇舌草20g，牡丹皮10g，一枝黄花15g，薏苡仁30g，天花粉15g，水煎服。另用雪胆50g，大黄15g，醋500mL，浸泡外涂脸部，每日2～3次。加减：妇女行经不畅、痛经者，加益母草15g、红花10g、桃仁10g、川芎10g，以活血通经；结节难消者加大贝10g、莪术15g、皂角刺10g、夏枯草15g。

## （三）疗养法

（1）薏苡仁、枸杞子、桃仁各15g，海带、甜杏仁各10g，绿豆20g，粳米50g。将桃仁、甜杏仁用纱布包，水煎取汁，加入薏苡仁、海带末、枸杞子、粳米同煮粥吃。每日2次。具有清热解毒、清火消炎、活血化瘀、养阴润肤的功效，适用于防治痤疮。

（2）绿豆、薏苡仁各25g，山楂10g，洗净加水500g，泡30min后煮沸至几分钟停火，不要揭盖，焖15min即可，当茶饮。具有清热解毒、健脾利湿的功效，可预防痤疮。

## 三、调摄与养护

### （一）日常养护

（1）适当限制油、辣、甜等食物的摄入量，以及高脂肪食品、腊制食品、高糖类食品的摄入量。辛辣饮食可加重痤疮，因此应禁食酒（尤其是白酒）、辣椒，少用佐料如胡椒、芥末等。

（2）适当食用能改善微循环的食物，如山楂、香蕉、蜂蜜、麦芽、黑木耳等；增强皮肤抵抗力的食物，如动物肝脏、花生、百合、薏苡仁等；抑制皮肤出油的高维生素食物，如各类新鲜水果及萝卜、番茄、黄瓜、芹菜等蔬菜；具有抗感染力的食物，如冬瓜、丝瓜、绿豆、赤小豆、葡萄等。

（3）保持情绪稳定和睡眠充足可提高机体的免疫力，从而有助于痤疮的改善和恢复。

（4）防止便秘，保持大便通畅，大便干燥可促发和加重痤疮的发生。

## （二）健康指导

（1）严禁用手挤压皮损中的有害物质，以免将其挤入周围的组织，诱导和加重炎症。挤压危险三角区的皮损，细菌还可经海绵窦逆行至大脑导致颅内感染。

（2）避免将一些护发产品如头油、发胶、摩丝等误涂在面部，以免诱发痤疮。应有选择性地使用化妆品。禁忌使用油性化妆品，以免堵塞毛孔，加重痤疮的发生。

（3）应注重皮肤清洁。

（4）在高温湿热的季节或环境下要尽量减少汗腺的分泌量，以缓解痤疮的病情。还要注意防晒。

# 第二十四节　尿血

## 一、概述

尿血是指小便中混有血液，或伴有血块夹杂而下，多无疼痛，或仅有轻微胀痛或热痛的病症。在西医看来，导致本病的发生主要是与泌尿系统疾病有关，如肾结石、肾炎、尿路感染、尿路肿瘤等，或者是血液病，如白血病、血友病。另外，过敏性紫癜也会出现与本病相关的症状。

壮医将尿血称为"肉裂"。壮医认为，"肉裂"的发生，主要是由于平素饮食不当，过食辛辣，多质灼沉积于"咪腰"（肾）、"咪小肚"（膀胱）等水道中成砂、成石，损伤其中的龙血。同时，若热毒、湿毒、火毒等邪毒入侵，蕴积于水道，水道功能障碍，气久病、热病，阴津伤耗，虚火内生，燔灼龙路，"勒"（血）不能循常道而溢于脉外弱，劳倦太过，气损阴伤，水道中的龙路功能失调。故身体虚弱、热毒、湿毒等邪毒是发生"肉裂"的主要原因。在治疗上，以祛邪毒、固龙路、止出血为原则。

瑶医将尿血称为"化蝉"，瑶文病名称wieh siqv，相当于中医的"尿血"，常见于现代医学的肾结核、肾炎、尿路感染、尿路结石、尿路肿瘤等疾病中。化蝉是指小便中混有血液或伴有血块夹杂而下的病症，其多无疼痛感。其尿中带血包括肉眼血尿及镜下血尿。

## 二、壮医医养法

### （一）内治法

（1）清热利尿：桃树叶60g，切碎，开水泡服，每日1剂。

（2）清热利尿止血：蒲黄10g，鲜扁柏叶20g，鲜藕节30g，血余炭10g，鲜韭菜头（连根）20g，鲜车前草20g，共捣烂取汁，加六一散3g，调酒服，每日1剂。

（3）收敛散瘀止血：铁树叶50g，棕榈树叶50g。水煎服，每日1剂。

（4）清热解毒止血：木棉花30g，与猪脚炖服，每日1剂。

（5）散瘀收敛止血：千斤拔全草150g，加水200mL，煎取100mL，将碎瓷片和废铁渣烧红放入其中，去渣顿服，每日1剂。

（6）清热利尿，凉血止血：田基黄15g，车前草10g，旱莲草15g。水煎服，每日1剂。

（7）清热止血止痛：铁冬青10g，观音莲10g，红爆牙郎15g，白花草（胜红蓟）10g，费菜15g。水煎服，每日1剂。

（8）行气凉血活血：仙人掌15g，鸢尾、鸡冠花、金耳环、地榆、紫花八宝各10g。水煎服，每日1剂。

## （二）外治法

（1）壮医针刺脐周四穴及三焦，轻挑，使微出血。

（2）壮医药线点灸疗法：取穴梁丘、承山、次髎。每日施灸1次，必要时可多次施灸。

# 三、瑶医医养法

## （一）内治法

（1）泻热逐邪，利水凉血：满天星60～90g，车前草30g。水煎服，每日1剂，分2次服。热盛而心烦口渴者，加黄芩、天花粉，以清热生津；尿血较甚者，加槐花、白茅根，以凉血止血；尿中夹有血块者，加桃仁、红花、牛膝，以活血化瘀；大便秘结者，酌加大黄，以通腑泄热。

（2）泻热逐邪，利水凉血：知柏地黄汤加味。地黄15g，山药15g，山茱萸12g，茯苓15g，泽泻10g，牡丹皮10g，知母10g，黄柏10g，旱莲草10g，大蓟10g，小蓟10g，藕节10g，蒲黄10g。水煎服，每日1剂。

（3）补气益元，健脾摄血：归脾汤加味。党参15g，茯苓15g，白术10g，当归10g，黄芪20g，酸枣仁10g，远志10g，桂圆10g，木香10g，熟地10g，阿胶10g，仙鹤草10g，槐花10g，甘草5g。水煎服，每日1剂，分2次服用。气虚下陷且少腹坠胀者，可加升麻、柴胡，配合原方中的党参、黄芪、白术，以起到益气升阳的作用。

（4）补气益元，固肾止血。六味地黄汤合龟鹿二仙胶加味：熟地15g，山药15g，山茱萸10g，怀牛膝15g，肉苁蓉10g，菟丝子10g，杜仲10g，巴戟天10g，茯苓15g，泽泻10g，五味子10g，赤石脂10g，仙鹤草10g，蒲黄10g，槐花10g，紫珠10g。水煎服，每日1剂，分2次服用。尿血较重者，可再加牡蛎、金樱子、补骨脂等，以固涩止血；腰脊酸痛、畏寒神怯者，加鹿角片、狗脊，以温补督脉。

## （二）疗养法

（1）茅根草100g。水煎，每日1剂，分2～3次服用。

（2）满天星60g，茅根草50g，车前草30g。捣烂，加白砂糖适量，开水冲服，每日1剂。

（3）茜草30g，苎麻120g。水煎，每日1剂，分2次服用。

以上三方皆可用于治疗热迫血行、出血量较多的尿血。

## 四、调摄与养护

### （一）日常养护

（1）起居有常，劳逸适度，病重者应卧床休息。

（2）饮食宜清淡，应食易于消化、富有营养的食物，如糯米粥、大米粥、麦面汤、新鲜蔬菜、水果，瘦肉、蛋类等；还可吃一些有治疗作用的食品，如鲜藕、荠菜、马齿苋、苋菜、仙人掌、白茅根茶等。

（3）忌食海鲜等各种发物，忌食辛辣、油腻、温热之品，如辣椒、韭菜、生葱、生姜、生蒜等）。

（4）不宜吃羊肉、鹿肉、狗肉等温热性食物，这些食物能化火伤阴、滋生湿热，使尿血加重。

### （二）健康指导

（1）戒烟戒酒。

（2）注意调摄情志，消除紧张、恐惧、忧虑等不良情绪。

（3）注意监控疾病，若出现头昏、心慌、汗出、面色苍白、四肢湿冷等症状，应及时救治，以防发生昏厥。

# 第二十五节　咳血

## 一、概述

壮医将咳血称为"陆裂"。壮医认为，"陆裂"的发生多由外感热毒、痧毒、暑毒等引起。邪毒侵入人体，蕴积于"咪钵"（肺），"咪钵"功能障碍，气道不畅，进而引起"咪钵"中的龙路网络的龙脉运行受阻，龙脉受损，血液溢于龙路网络之外，随气上逆，遂发生"陆裂"。同时，饮食不当，过食辛辣、煎炒食物，或嗜酒过度，热毒内生，火毒上攻，龙脉受损，亦可发生"陆裂"。另外，正气虚弱，痨虫入侵，阻滞气道，损伤龙路，亦可发生"陆裂"。

## 二、壮医医养法

### （一）内治法

（1）清热润肺，宁络止血：旱莲草、鲜南瓜叶、鲜桑叶各30g。捣烂取汁服，每日2次，每次1剂。

（2）清热润肺，止咳止血：红毛随10g，青丝线10～15g，救必应10g，红花地桃花10～20g，淡竹叶根15～20g，九节风根10～20g。炒至微黄，加水煎服，每日1剂。

（3）止咳止血：红铁树叶10～20g，青丝线60g，瘦猪肉120g。加水煮熟，用盐调味，早晚空腹各服1次。用于治疗劳伤"陆裂"。

（4）清热止咳，凉血止血：龙眼叶20g（水浸），止血丹10g，白鹤参（菜豆树）50g，白茅根10g，藕节10g，满天星20g，侧柏叶10g。慢火煎24h，滤去渣，浓缩至滴水成珠为度，每次9g，开水冲服，每日3次。

（5）降气止咳止血：金纽扣根10g，桑白皮10g，铁树根15g，侧柏叶10g，石仙桃10g，百部10g。水煎服，每日1剂。

### （二）外治法

（1）壮医药线点灸疗法：取穴郗门、太溪、尺泽、梁丘、风池。每日施灸1次，必要时可多次施灸，2～3天为1个疗程。

（2）壮医针挑疗法：取穴少商、百会；轻挑或浅挑。挑两手少商穴出血，然后用艾条隔着姜灸百会穴10min。每日针挑和艾灸1次，2～3天为1个疗程。

（3）大蒜头适量，捣烂敷双脚涌泉穴，每日1次。

### （三）疗养法

（1）黑墨草30g，白茅根炭60g，水煎，分2次温服，每日1剂。止血后再用大蓟、小蓟各15g，瘦猪肉120g，水煎，分2次服用。可用于咳血较多者。

（2）大风尾草根茎60g（去外皮，取白肉），切碎，加小叶猪肺1个，加水1000mL，煎至500mL，分1～2次服用，每日1剂。可用于血热咳甚者。

## 三、调摄与养护

### （一）日常养护

"陆裂"多属热毒为患，平时应少食肥甘、油腻、辛辣之品，禁食煎炸热性食物，忌烟酒。

### （二）健康指导

（1）患病期间应注意休息，多饮水，多吃新鲜蔬菜等富含维生素之品，防止情志刺激和过度疲劳。

（2）对"陆裂"重症，除应用壮医技法治疗外，还应及时配合其他方法进行急救和治疗。

# 第二十六节 咳痰

## 一、概述

现代医学认为咳痰是气管、支气管的分泌物或肺泡内的渗出液，借助咳嗽将其排出体外，常见于呼吸道疾病。

壮医认为，"比耐来"（咳痰）的发生多由气虚体弱者外感风毒、痧毒、热毒、暑毒等引起，毒阻气道，积于"咪钵"（肺）。同时，饮食不当，平时过吃辛辣、煎炒、肥甘厚味，热毒内生，生热积痰，上泛于"咪钵"；或食吃生冷，寒毒内停或内阻于谷道、"咪隆"（脾）、"咪胴"（胃）等，谷道功能不畅、可致三道功能失调，严重者三道两路气机不畅，天地人三气不能同步，湿毒浊内生，上攻于"咪钵"，阻气道、浊随气上逆乃发生"比耐来"。

## 二、壮医医养法

### （一）内治法

（1）清热化痰止咳：扛板归30g，细叶榕树叶30g，制半夏6g，陈皮6g，鱼腥草15g，松树第二层皮6g。水煎服，每日1剂，分2次服用。

（2）清热养阴，润肺止咳：石仙桃10g，榕树寄生10g，鸡屎藤10g，麻风草10g，葫芦茶10g，竹花10g，土黄柏10g，水煎服，每日1剂。

（3）降气止咳化痰：九龙根10g，十二两银10g，树上桃10g，少年红10g，佛手10g，罗汉果10g，山甘草6g。水煎服，每日1剂，分2次服用。

（4）清热化痰止咳：天鹅抱蛋10g，三月泡10g，三早春10g，大叶莲10g，一枝香10g，磨盘根10g，白纸扇10g。水煎服，每日1剂，分2次服用。

（5）清热养阴，化痰止咳：牛尾草10g，一点红10g，朝天罐10g，金耳环10g，消炎草10g，七星桃10g。水煎服，每日1剂，分2次服用。

（6）清热除湿，润肺止咳：不出林10g，信莲花10g，石上虾10g，白背风10g，少年红10g，石仙桃10g，老鼠尾10g。水煎服，每日1剂，分2次服用。

（7）清热凉血止咳：鼠曲草10g，红毛毡10g，红天葵10g，矮凉伞10g，落地杨梅10g，臭牡丹10g，爆牙郎10g。水煎服，每日1剂，分2次服用。

（8）清热凉血，化痰止咳：黄毛耳草15g，青天葵10g，毛冬青15g，山莲藕15g，鱼腥草10g，罗汉果10g，山蚂蝗10g。水煎服，每日1剂，分2次服用。

## （二）外治法

（1）壮医药线点灸疗法：取穴风门、丰隆、肺俞、足三里、膏肓、气户。每日施灸1次，10日为1个疗程。

（2）针刺：取穴丰隆、肺俞、足三里、天突等穴，每日1次。

（3）耳针：取肺反射区，每日针刺1次。

（4）竹筒灸疗法：背部拔罐10～15处，每日1次。

（5）刮痧疗法：刮背部、胸部，每2日1次。

（6）壮医热熨疗法：蛋熨，每日1次。

（7）穴位敷贴法：蜈蚣10条，全蝎1只，莱菔子5g。研细末，糊在膏药上，贴于背部肺俞穴、丰隆穴，忌酸辣、冷燥之品。

## （三）疗养法

（1）萝卜切成块状或片状，每次100～150g，加水煮熟，然后加冰糖适量，一次全部吃掉。本法适用于咳嗽轻症后期。

（2）红皮萝卜1只，洗净切碎后，加入麦芽糖2～3匙，搁置一夜，于饭后服用。本法适用于咳嗽轻症后期。

## 三、调摄与养护

### （一）日常养护

（1）"比耐来"（咳痰）多由外感邪毒及饮食不当而引起。患病期间应注意休息，多饮水，多吃新鲜蔬菜、水果，少吃肥甘厚味、辛辣食物，禁食煎炸热性食物。

（2）应翻身、拍背，及时排痰，尤其是体弱、无力咳嗽者。

### （二）健康指导

（1）禁烟，少饮酒。

（2）平时应加强锻炼，增强体质，并注意保暖防寒，防止邪毒入侵。

# 第二十七节　咽痛

## 一、概述

咽痛是一种常见的病症，多发于一年中的寒冷季节，感冒、扁桃体炎、鼻窦炎、百日咳、咽喉炎及病毒感染甚至心肌梗死均可引起咽喉疼痛。任何刺激咽喉及口腔黏膜的物质都可能引起咽喉疼痛，包括病毒、细菌感染、过敏反应、灰尘、香烟、废气、热饮料或食物，牙齿或牙龈感染有时也会累及咽喉。

壮医将咽痛称为"货烟妈"，认为本病是以咽喉疼痛为主要表现。邪毒从口鼻侵入，咽喉首当其冲，邪正交争，邪毒蕴结于咽喉，阻碍气机，引起咽核肿大疼痛，邪毒入侵"咪钵"（肺）、"咪隆"（脾）、"咪胴"（胃），引起三道两路气机阻滞，天地人三气不能同步，邪毒上攻于咽喉而引起"货烟妈"。另外，若平时过食辛辣、煎炒、肥甘厚味或嗜酒过度，亦可引起谷道功能障碍，热毒内生，火毒上攻，身体虚弱，体内的运化能力和防卫能力相应减弱，特别容易招致外界邪毒的侵袭，引起三道两路气机阻滞，三气不能同步，邪毒蕴结于咽部而导致"货烟妈"。故在治疗上以解毒祛邪、顺气止痛为治疗原则，使邪毒去除，"货烟妈"自愈。

## 二、壮医医养法

### （一）内治法

（1）清热解毒：金果榄6g，山豆根3g，马鞭草15g，甘草6g。水煎服，每日1剂，分2次服用。

（2）清热解毒：穿心莲10g，九节茶10g，一点红15g，甘草10g。水煎服，每日1剂，分2次服用。

（3）清热解毒利咽：板蓝根12g，金银花12g，紫花地丁12g，刺苋菜10g，大青叶10g，藤黄连10g，木黄连10g。水煎服，每日1剂，分2次服用。

（4）清热养阴利咽：鹅舌草10g，铁树叶10g，生地15g，细叶格10g，青藤叶10g，大青叶10g。水煎服，每日1剂，分2次服用。

（5）清热解毒，凉血利咽：一点红15g，野菊花15g，木黄连10g，金银花藤15g，蒲公英15g，板蓝根15g。水煎服，每日1剂，分2次服用。

（6）清热凉血，解毒消肿：刺苋菜10g，淡竹叶10g，大青叶10g，野菊花10g，木黄连10g，金银花10g。水煎服，每日1剂，分2次服用。

（7）清热凉血，解毒消肿：蚤休10g，紫花地丁15g，蒲公英10g，野菊花10g，九里明12g，连翘10g。水煎服，每日1剂，分2次服用。

（8）清热解毒，行气止痛：葫芦茶15g，木黄连10g，牛尾菜根15g，杉木寄生10g，板蓝根15g，薄荷6g。水煎服，每日1剂，分2次服用。

### （二）外治法

（1）壮医药线点灸疗法：取穴天突、水突、合谷、手三里、东风、鱼际、曲池、风池、少商，每日选4～5穴施灸1次，10日为1个疗程。

（2）针刺：取穴内庭、合谷、鱼际、天突、少泽、足三里、颊车、肺俞、手三里，每次针刺5～6穴，每日1次。

（3）耳针：取咽喉、肺、扁桃体区压痛点，选1～2穴，连续7～10日，轮换取穴。

（4）针挑疗法：以下疗法可任选一种，每日1次。

①部位：耳尖挑点和耳后的3个挑点及少商穴、商阳穴。轻挑、浅挑，使出血。

②部位：耳后呈紫色的静脉。轻挑、浅挑，刺破静脉，挤出紫色血。

③部位：颈部9个挑点。这些挑点很敏感，操作时要轻要慢，挑针要锐要利，每次挑2～3点。每日挑1次，轮换挑治。

④部位：腕部紫筋、少商穴。轻挑、浅挑，使其出少许血。

（5）取背部大雄、肺俞等穴，用三棱针针刺后拔罐吸出少量血。

（6）刮痧法：先提刮风府穴，然后提刮耳后颅息穴、两侧肩髃穴，以及曲池、间使、大陵、太渊等穴。背部自上而下提刮，由肺俞至胃俞，由大肠俞至膀胱俞。

### （三）疗养法

（1）含服：盐渍莲藕节切片含服，或含服草珊瑚含片、西瓜霜润喉片。以清咽、解毒、润燥。

（2）含漱：野菊花、岗梅根、薄荷、两面针各适量，水煎后取药液漱口。以清洁口腔，并有清热解毒、消肿止痛的作用。

（3）外敷：颌下部红肿，可用木美蓉叶50g，七叶一枝花30g，仙人掌30g，捣烂外敷。

## 三、调摄与养护

### （一）日常养护

应避免过食辛辣刺激、肥腻、炙灼、干硬食物，宜选择易于消化、清淡的食物，避免发音过度。平时要加强体育锻炼，增强体质。

### （二）健康指导

（1）注意保暖防寒，防止邪毒入侵。对"货烟妈"重症，除应用壮医技法治疗外，还应及时配合其他方法进行治疗。

（2）患病期间应注意休息，减少烟酒。

# 第二十八节　便秘

## 一、概述

便秘是临床常见的复杂症状，而不是一种疾病，主要是指排便次数减少、粪便量减少、粪便干结、排便费力等。必须结合粪便的性状、本人平时排便习惯和排便有无困难做出有无便秘的判断。如超过6个月即为慢性便秘。

壮医将便秘命名为"阿意囊"，认为五谷禀天地之气以滋养人体，其进入人体得以消化吸收的通道称为谷道（壮语称为"条根隔埃"），主要指食道和胃肠道，其化生的枢纽脏腑在肝、胆、胰。人体在吸收五谷精微营养物质后，从谷道排出粪便。壮医认为，引起本病的主要因素有毒和虚两个，如过食辛辣厚味，肆饮酒浆，致使邪毒等入侵谷道，引起谷道积热，热毒内生，耗伤津液，导致大便失润干结，难以排出；另外，若人体正气虚弱，气血不足，体内的运化传导吸收能力减弱，或津枯大肠失润而谷道艰涩，则大便难解。壮医在治疗上以通谷道、利大便为原则。

## 二、壮医医养法

### （一）内治法

（1）清热解毒通便：白乌柏木30g，去粗皮，开水浸泡，待出味后加入白砂糖调匀顿服。

（2）泄热通便：杏仁6g，大黄39g。水煎服，每日1剂，分2次服用。

（3）清热解毒通便：马鞭草30g，红糖适量。水煎服，每日1剂，分2次服用。服后屙泻不止者，可服热粥1碗。

（4）泻下通便：鲜乌柏二层皮30g，捣烂，开水泡服，每日1剂。

（5）行气通便：葫芦（煅，研末）30g，温开水分3次送服，每日1剂。

### （二）外治法

（1）点灸疗法：点灸神门，随症点灸。效果不显时，可加灸脐周四穴和足三里、大肠俞、里内庭。每日施灸1次或数次。

（2）针挑疗法：脐周四穴；轻挑。放出黑色瘀血，挑后用吴茱萸调开水敷脐眼。每3日治疗1次，7次为1个疗程，至痊愈为止。

（3）刮痧疗法：部位取腹部、腰部。每2～3日治疗1次，5次为1个疗程。

（4）拔罐疗法：取穴天枢、大横、大肠俞、气海、足三里（交替）。每日治疗1次，待症状缓解后，隔天治疗1次。

### （三）疗养法

（1）便秘兼有外感表证：连须葱头3个，姜1块，盐3g，豆豉15粒，共捣烂做成饼，烘热敷脐部。

（2）冷秘：老姜（如指头大小）1块，纸包煨热，蘸麻油塞入肛门内。

（3）润肠通便：生芝麻适量，研末，开水冲服。

（4）润肠通便：蜂蜜30g，黑芝麻（研末）30g，调匀分3次服用，每日1剂。

（5）便秘轻症：鲜红薯叶100～150g，煮成菜吃。

（6）预防便秘：热米汤1碗，蜂蜜20mL，鸡蛋1个。先将鸡蛋打破倒入碗中，加入蜂蜜后用筷子将鸡蛋搅成蛋浆，然后冲入热米汤，加盖焖15min后即成。每日早晨冲服1次。

（7）预防便秘：红薯150g，大米适量。将红薯洗净去皮，切小块，与大米加水共煮成粥。每日2次，作早餐或晚餐食用。

## 三、调摄与养护

### （一）日常养护

（1）患者在日常生活中，要注意饮食的合理调节，避免食用辛辣、肥甘厚味等食物；主食宜以糙米、麦类为主，宜多食产气食物，如豆类、红薯、土豆、碳酸饮料等，以促进肠蠕动；宜多食含粗纤维多的蔬菜和水果，如菠菜、蕹菜等；宜多食植物油，如芝麻油、花生油、菜油等可润肠通便；宜多食具润肠通便作用的食品，如银耳、蜂蜜、芝麻、核桃等。

（2）清晨宜空腹饮温盐开水、淡盐汤、菜汤、豆浆、果汁等；宜饮红茶。

（3）限量饮酒，多食新鲜水果、蔬菜，多饮水，选择易于消化、清淡的食物。

### （二）健康指导

（1）对于久病患者或热病之后，水谷少进而未解大便者，必须扶养"咪胴"气，渐增饮食，而不必急于通便，则大便自能正常。

（2）对习惯腹部胀性便秘，应保持精神的舒畅，进行轻便的运动，饮食调节和定时蹲厕等，以利于便秘的治疗。

（3）对便秘日久、病情较重者，在应用壮医技法治疗的同时，还应配合其他方法进行治疗。

# 第二十九节　便血

## 一、概述

血液从肛门排出，粪便颜色呈鲜红、暗红或柏油样（黑便），均称为便血。便血只是一个症状，并非一种疾病。便血多见于下消化道出血，特别是结肠与直肠病变的出血，但亦可见于上消化道出血。便血的颜色取决于消化道出血的部位、出血量与血液在胃肠道停留的时间。

壮医认为，"阿意勒"（便血）的发生，主要是外感邪毒（如热毒、湿毒、暑毒等），邪毒蕴积于谷道，谷道受纳、吸收、运化功能障碍，气机不畅，天地人三气不能同步，引起谷道的龙路网络运行受阻，龙脉受损，"勒"（血）不循常道而溢于脉外；若平时饮食不当，过食辛辣、肥甘厚味或嗜酒过度，亦可引起湿毒、热毒等邪毒内生，谷道的龙路网络运行受阻，龙脉受燔灼，"勒"不循常道而溢于脉外，随大便而下而引起"阿意勒"。另外，如先天不足，后天失于调养，或劳倦太过、或大病过后，身体虚弱，气损阴伤，谷道中龙路功能失调，"勒"不循常道而溢于脉外，从而引起"阿意勒"。

## 二、壮医医养法

### （一）内治法

（1）收敛止血，活血散瘀：椿树根皮10g，红花6g，灯心草10g。以酒煎服，每晚睡前服头煎，次日早晨服二煎。忌食生冷寒凉之品。

（2）清热收敛止血：仙鹤草15g，车前草12g，田基黄12g。水煎服，每日1剂。

（3）清热解毒止血：柠檬叶30g，熊胆树皮（铁冬青）60g。水煎顿服，每日1~2剂。忌食辛热之品。

（4）清利湿热，调气行血：九重皮20g，柠檬叶20g。水煎服，每日1剂。

（5）收敛止血：小叶紫珠根60g，猪筒骨500g。煲汤服，每日1剂。

（6）凉血止血：槐树根30g，红背菜20g，旱莲草20g，铁树叶20g，刺葡萄15g。水煎服，每日1剂。

### （二）外治法

（1）壮医药线点灸疗法：点灸中脘、梁丘、孔最、承山、次髎、中髎。每日施灸1次，必要时可多次施灸。

（2）壮医针挑疗法：取穴关元、天枢、气海、足三里、长强。轻挑、浅挑，挑出少量纤维。每3日治疗1次，7次为1个疗程。

### （三）疗养法

（1）柿子4只，烧存性，研末调白粥服，每日1~2剂，忌食酸辣之品。

（2）田七粉3g，冷开水送服。

（3）木耳粥：黑木耳30g（温水浸泡1小时），粳米100g，大枣5枚，加冰糖适量，同煮为粥。每日1次。黑木耳煲大枣：黑木耳15~30g，大枣20~30枚，煎汤服食，每日1次。

（4）鸡冠花蛋汤：白鸡冠花30g，水500mL，煎至300mL，去渣，将1个鸡蛋打入煮成荷包蛋，加白砂糖适量。每日1次。

## 三、调摄与养护

### （一）日常养护

（1）患者在饮食方面宜选择清淡、干净、易于消化的食物；尽量避免辛辣、油腻、生冷的食物，减少饮酒，以防止热毒、湿毒的入侵及内生。宜食用新鲜水果、蔬菜，如梨、橘子、柿子、柠檬、青菜等；宜食用清淡少油的荤素食物，如瘦肉、猪肝、蛋汤、菊花精、藕、藕粉、荸荠、核桃等；宜多食猪肠、白木耳、黑木耳。

（2）大量出血时禁食。小量出血时亦忌食鸡汤、肉汤、甜羹，因为这些食物能促使胃酸分泌，不利于止血；忌烟、酒、葱、蒜、韭菜、辣椒等辛辣刺激食物；忌油煎、炙炒食物。

## （二）健康指导

（1）平时要加强体育锻炼，增强体质，提高对疾病的抵抗能力。

（2）患病期间应注意休息。对"阿意勒"较严重者，除应用壮医壮药治疗外，还应配合其他方法进行治疗。

（3）在治疗"阿意勒"停止后，应针对引起便血的原发病灶，进行彻底的治疗，以防止"阿意勒"的复发。

# 第三十节　眩晕

## 一、概述

眩晕是以头晕眼花、视物旋转为主症的一种疾病。眩是眼花，晕是头晕，二者往往同时并见，故统称"眩晕"。轻者闭目即止；重者如坐舟船，旋转不定，不能站立或伴有恶心、呕吐、出汗甚至昏倒等症状。

壮医认为，"兰奔"（眩晕、头晕旋转）的发生，主要是由于长期情志失调，忧郁恼怒，气机不畅，两路不通，火毒内生，或饥饿劳倦，饮食不节，过食辛辣、肥甘厚味之品，损伤谷道，使痰毒、火毒内生，上冲"巧坞"（大脑），天地人三气不能同步而致。若病后身体虚弱，或老年肾亏，或房劳过度，气血不足，不能上养"巧坞"，"巧坞"失养，天地人三气不能同步，亦可发生"兰奔"。

## 二、壮医医养法

### （一）内治法

（1）清热平肝止眩：双钩藤10g，地胆草10g，人字草15g，甘草6g。水煎服，每日1剂，分2次服用。

（2）祛瘀活血，养血通窍：五指牛奶10g，鸡血藤15g，一索拉九牛（白薇）10g，大力王10g，黄花倒水莲15g，五加皮10g，当归10g。水煎服，每日1剂，分2次服用。

（3）祛风除湿，通窍活络：白解10g，首乌藤15g，九龙胆3g，鱼腥草3g，生石膏20g，排钱草6g，白纸扇6g，过江龙6g，栀子6g。水煎服，每日1剂，分2次服用。

（4）平肝清火熄风：望江南15g，萝芙木10g，豨莶草15g，夏枯草10g。水煎服，每日1剂，分2次服用。

（5）平肝潜阳，清火熄风：萝芙木6g，土杜仲（毛杜仲藤）10g，草决明10g，夏枯草10g，豨莶草3g，钩藤10g。水煎服，每日1剂，分2次服用。

（6）清热平肝止眩：大叶金花草15g，杜仲根藤15g，通天龙根10g，车前草10g，磨盘根15g。水煎服，每日1剂，分2次服用。

## （二）外治法

（1）在背部大面积拔罐，每次10min，每日2次，连拔3～5日为1个疗程。

（2）灯火隔叶灸百合、印堂、合谷、足三里、足部脑反射区，每日灸2～3次，连灸3～5日为1个疗程。

（3）隔姜灸耳门、听宫，每日1次，3～5日为1个疗程。

（4）壮医药线点灸攒竹、百会、风池。随症配穴：伴胸闷呕吐者，加灸天突、内关、足三里。每日施灸1次，10日为1个疗程。

（5）刮痧疗法：部位取头部、颈背部、手部、足部，隔2～3日治疗1次，5次为1个疗程。

（6）针挑疗法：取印堂、太阳穴，每3日治疗1次，7次为1个疗程，至痊愈为止。

## （三）疗养法

（1）祛风通络：千斤拔15g，过江龙10g，独角风10g，四方钻10g，当归藤10g，钩藤10g，百草霜3g，配猪骨头或鸡肉炖服，每日1剂。

（2）平肝潜阳，活血通络：红杜仲10g，天麻10g，山栀子10g，川芎10g，钩藤10g，乌鸡1只，米酒100mL，炖服，每日1剂。

## 三、调摄与养护

### （一）日常养护

"兰奔"是临床上常见的病症，尤其是中年、壮年及老年人。因此，中年以上的患者，平时应注意饮食调理，忌辛辣，节肥腻，少饮酒；戒躁怒，节房事；锻炼身体，适当参加体力活动。

### （二）健康指导

对于中年以上的患者，由热毒、痰毒炽盛引起的眩晕病情严重时可导致猝然晕倒，且有发展成偏瘫的可能，故应及时预防眩晕。

**参考文献**

［1］梁琼平，庞赵生. 瑶医临床验方集：第一辑［M］. 南宁：广西科学技术出版社，2018.

［2］李如海，李彤. 神奇独特的瑶医药［M］. 长春：吉林科学技术出版社，2017.

［3］高荣慧. 疗养护理手册［M］. 青岛：山东科学技术出版社，2014.

［4］徐莉. 疗养与保健［M］. 北京：人民军医出版社，2011.

［5］胡大一. 高血压居家调养自疗金典［M］. 青岛：青岛出版社，2010.

［6］董少龙. 壮医内科学［M］. 南宁：广西民族出版社，2006.

［7］林辰. 中国壮医外治学［M］. 南宁：广西科学技术出版社，2015.

［8］庞军，李彤. 瑶医诊疗技术临床应用规范［M］. 南宁：广西科学技术出版社，2017.

［9］黄汉儒. 中国壮医学［M］. 南宁：广西民族出版社，2016.

［10］韦英才，黄洪波. 实用壮族医药健康养生手册［M］. 香港：中国文化出版社，2016.

［11］李彤，唐农，秦胜军，等. 实用瑶医学［M］. 北京：中国医药科技出版社，2005.

# 第五章

壮瑶医特色疗法在医养结合中的应用

壮瑶医外治方法多种多样，其操作简单、便捷、安全、效验。壮瑶医外治法经过了漫长的历史发展，通过对疾病的发生、过程的了解，长此以往，形成了多种外治方法治疗和预防疾病，并已经深入壮瑶族人民的日常生活之中，至今仍是广大壮瑶族地区群众赖以防病治病的有效手段和方法之一。如滚蛋疗法，具有散寒除痧、疏通筋络及清热解毒、舒筋通脉的功效，适用于感冒初期、关节酸痛、皮肤肿胀、热证及小儿消化不良、厌食等。在广大壮瑶医工作者长期的不懈努力下，多种外治法的疗效机制、主要功效及临床规范应用等方面开展了基础与应用的研究，并取得了丰硕的成果。运用壮瑶族的外治法，在医养结合的应用中是不可或缺的重要方法之一。本章主要介绍壮瑶医的特色外治法在医养结合中的应用。

# 第一节　壮医特色疗法

## 一、陶针疗法

陶针疗法是用陶瓷片敲击或磨制成针状的医疗用具在患者体表的相应穴位按压，或刺割至皮下出血以达到治病目的的一种治疗方法。陶针疗法是古代壮医传统的医疗技术之一，具有十分悠久的历史，至今仍在壮族地区流传不衰。壮医陶针疗法通过陶瓷片刺激三道两路在体表的网结（穴位）并通过经络的传导，疏通三道两路，调整机体气血平衡，使天、地、人三气复归同步而达到治疗的目的。

### （一）操作方法

（1）准备陶针、酒精、碘酊或生姜汁、棉签、棉球。

（2）陶针疗法的操作方法较多，按刺激方式可分为点刺、排刺、行刺、环刺、丛刺、散刺、集中刺及扩散刺等，按刺激的强弱可分为重刺、轻刺、中刺、放血刺、挑疳刺等。对天部疾病、热证、阳证，用虚补实泻、重天（上）轻地（下）的手法；对地部疾病、寒证、阴证，用泻实补虚、重地轻天的手法；对人部疾病及寒热交错、虚实相兼的病症，则用人部（中部）平刺、两胁轻刺的手法。刺后用碘酊、酒精或生姜汁消毒相应部位即可。

### （二）适应证及应用

壮医陶针疗法具有止痛、止痉、镇静、消炎、通三道两路的作用。壮医陶针疗法临床常用于治疗小儿夜啼、中风、中暑、小儿急慢惊风等。操作时应将陶针清洗干净并进行消毒，局部皮肤亦应消毒，以防感染。应注意掌握刺激手法和刺激强度，以患者能忍耐为度。有出血性疾病、出血倾向者，局部有疮疡、局部皮肤溃疡者及局部有烂疮、过敏和皮肤病患者不宜使用本法。

## 二、油针疗法

油针疗法是壮医常用的针法之一，油针的制作是用普通缝衣针，穿过包有麝香等药物的小包，露出针尖，尾端插入一根小木棍作针柄。油针疗法为广西崇左市壮医文云英家祖传五代的医技，方法独特，疗效显著。油针疗法通过针具对人体体表一定部位或穴位的刺激，以及热量和药物对体表皮肤的渗透作用，疏通三道两路，调整机体气血平衡，使机体功能恢复，从而达到防治疾病的目的。

### （一）操作方法

（1）准备普通缝衣针、小木棍、麝香小包、桐油灯。

（2）将针置于桐油灯上烧至烫手（置于鼻前略闻到有药香味）后，迅速轻轻地刺入治疗点（常选用反应点及其周围的几个穴位），刺入约半粒米的深度，每个穴位刺3～5次，隔天治疗1次，5次为1个疗程。

### （二）适应证及应用

壮医油针疗法具有止痛、通经活络、调气、祛风除湿毒、通龙路火路的作用，常用于治疗风湿骨痛、慢性支气管炎、腰痛等疾病。施术前应向患者解释清楚，以争取患者配合。操作过程中应小心、谨慎、迅速，避免损伤龙路火路及内脏。针后要严格消毒针孔，防止感染。有出血性疾病或有出血倾向者、孕妇禁用本法。

## 三、神针疗法

壮医神针疗法是选用微型刀针，选择压痛最明显点入针，然后行小剥离予以强刺激，从而达到治疗效果的一种方法。微型刀针用不锈钢打制而成，包括针柄、针体、针尖三个部分，针柄呈扁方形，直径约10mm，针体直径约1mm，长65～80mm。因选用的操作器具比较特殊，其既有刀刃，又是针具，因此称其为微型刀针。一般颈、胸、背、关节等处选用短刀针，臀、腰等肌肉丰厚处选用长刀针。壮医神针疗法通过松解局部肌腱，疏通龙路火路，调整气血平衡，使天、地、人三气复归同步而达到治疗的目的。

### （一）操作方法

（1）准备微型刀针、酒精、碘酊、棉签、纱布、胶布。

（2）穴位选择：压痛点为施术处。术前对选择的压痛区及针具进行常规消毒，于痛点最明显处进针，针与皮肤成45°角刺入，深可达骨膜。当刀针刺入病变区时，患者针感最强（酸胀感），并放射至相应部位，此时即停止进针，将针按肌肉纹理走向摆动剥离数次即可出针。出针后按压局部半分钟左右以防渗血。每次针治1～3处，历时2～5min，一般针1～3次后见效，每隔4～5日针1次，10次为1个疗程。神针疗法刺激强烈，施术前应向患者解释清楚，以争取患者的配合合作。针后应严格消毒针孔，防止感染。

## （二）适应证及应用

壮医神针疗法具有通络止痛、通龙路火路的作用，适用于椎管外颈、臂、肩、背、腰、骶、腿等处组织的急慢性损伤所致的疼痛及非感染性四肢关节痛。开放性损伤者、有自发性出血或损伤后不易止血者禁用。

## 四、药线点灸疗法

壮医药线点灸疗法是采用经过多种壮药制备液浸泡过的苎麻线，点燃后使之形成圆珠状炭火星，直接灼灸患者体表的一定穴位或部位，以治疗疾病的一种方法。此疗法是由黄瑾明教授、黄汉儒主任医师等在壮医龙玉乾祖传经验的基础上发掘、整理出来的壮族民间疗法。

壮医药线点灸疗法所需设备简单，一盏灯、一根线即可施灸治病。点灸时仅有蚁咬样的灼热感，迅速消失，无痛苦。点灸后局部无疤痕，无后遗症，无副作用，安全可靠。药线点燃后无烟雾形成，无环境污染。疗效确切，费用低廉，容易学习，易于推广。药线是用苎麻搓成线，经特定壮药水浸泡加工而成，每条长约30cm。其中，一号药线直径1mm，适用于灸治皮肤较厚处的穴位及治疗癣症；二号药线直径0.7mm，适用于各种病症，使用范围广，临床上常用于治疗各种多发病、常见病；三号药线直径0.25mm，适用于皮肤较薄处穴位及小儿的灸治，如面部皮肤较薄处的灸治等通过药线点灸的刺激，疏通龙路火路气机。

邪犯人体，导致人体三道两路受阻，使天、地、人三气不能同步，人体气血平衡失调。龙路、火路是人体气血运行的通道，它们内属脏腑外络支节，贯通上下左右，将内部的脏腑与外部的各种组织及器官联结成为一个有机的整体，使人体各部的气血保持相对的平衡，保证它们的功能得以正常发挥，人体处于健康状态。一旦这种平衡关系受到破坏，就会产生各种疾病。临床实践证明，本法具有通痹、止痛、止痒、祛风、消炎、活血化瘀、消肿散结等作用。壮医药线点灸之所以能够治病，就是它以温热和药效的穴位刺激，通过经络传导，调整气血恢复平衡，使人体各部恢复正常的功能，使天、地、人三气复归同步，促使疾病转归和人体正气康复。

## （一）操作方法

（1）备好火源。使用煤油灯、蜡烛、酒精灯等均可，关键在于能将药线点燃。不宜使用含有毒物质的火源，如蚊香火等。

（2）备好药线。药线分瓶装和塑料袋装两种。当天使用多少就取出多少，未用部分密封保存，不宜频繁打开，以免药效散失。成批购回的药线宜放在阴凉干燥处，不能放在高温或靠近火炉的地方，也不宜阳光曝晒或强光照射。

（3）选好体位。一般宜选用坐位或卧位，使患者的穴位充分显露，力求舒适，避免用强迫体位。

（4）具体操作。药线点灸操作主要分四步进行：一是整线，把经浸泡后已松散的药线搓紧；二是持线，用右手食指和拇指持线的一端，露出线头1～2cm；三是点火，将露出的线头在灯火上点燃，如有火苗必须抖灭，只需线头有圆珠状炭火星即可；四是施灸，将有炭火星的线头对准穴位，顺应手腕和拇指的屈曲动作，拇指指腹稳重而敏捷地将带有圆珠状火星的线头直接点按于穴位上，一按火灭即起为1壮，一般每穴点灸1～3壮。灸时局部有蚁咬样灼热感，有时上述感觉可沿经络传导。

点灸的关键技术是顺应手腕和拇指的屈曲动作，拇指指腹稳重而又迅速敏捷地将火星线头扣压向下碰到穴位表面即行熄灭。点灸体穴时，不能像扎针一样拿着药线将线头炭火星刺向穴位，也不能将有炭火星的线头平压于穴位上。前者不但容易烧伤皮肤，而且特别疼痛；后者不能令圆珠状炭火星集中刺激穴位，无法达到预期效果。点灸耳穴时，可采用非常规手法，将药线拉直，像扎针一样拿着药线将线头炭火星直接点灸在穴位上。点灸痔疮、疱疹或其他有传染性疾病时，也可采用这种非常规手法。

## （二）适应证及应用

壮医药线点灸疗法的适用范围很广。壮族民间流传着各种各样的疾病名称，例如风证就有几十种，因此对本法的适用范围，民间说法很不一致。据调查和临床验证，本法可以治疗临床各科100多种疾病，其中对畏寒、发热、肿块、疼痛、萎痹、麻木不仁、瘙痒疗效较好。

操作时必须严格掌握火候，切忌烧伤患者皮肤。药线点燃后，一般会出现四种火候：一是明火，即有火焰；二是条火，即火焰熄灭后留下一条较长的药线炭火；三是珠火，即药线一端有一颗珠火，呈圆珠状，不带火焰；四是径火，即珠火停留过久，逐渐变小。若使用明火点灸，极易烧伤皮肤，出现水疱；使用条火施灸，很难对准穴位；使用径火施灸，药效及热量均不足，效果欠佳。因此必须使用珠火点灸，以线头的火星最旺时为点灸良机，以留在穴位上的药线炭灰呈白色为效果最好。手法要切实做到"以轻应轻，以重对重"，点灸手法是决定疗效的重要因素。壮医药线点灸疗法的施灸手法分为两种，即轻手法和重手法，轻病用轻手法，重病用重手法。施灸时，火星接触穴位时间短，刺激量小者为轻手法；火星接触穴位时间较长，刺激量较大者为重手法。因此，快速叩压，令珠火接触穴位即灭便为轻手法；缓慢叩压，令珠火较长时间接触穴位即为重手法。简而言之，就是以快应轻，以慢应重。另外，在使用前将药线搓得更紧，令其缩小，然后进行点灸，就会得到轻手法的效果；反之把两根药线接在一起使之变粗，然后用其进行点灸，自然就会得到重手法的效果。

## 五、四方木热叩疗法

四方木热叩疗法是在壮医理论指导下，采用经多种壮药制备液浸泡的四方木，将其一端在灯火上点燃，使之形成圆珠状炭火，再将四方木的炭火隔着药棉叩打患处，以达到防治疾病的治疗方法。通过四方木不断地热叩，让患者有一种舒适的温热感，随着叩击次数的不断增多，导入皮肤的热量不断增加，并深入局部皮肤组织，渗入病变肌肉、筋骨、关节，通调局部龙路火路，进而均衡气血，使天、地、人三气同步。四方木热叩疗法能使局部血管扩张，促进血液循环，使细胞的通透性加强，利于血肿的吸收，加速水肿的消散，并能加强巨噬细胞的吞噬功能，提高新陈代谢，故有消炎、镇痛、解痉的作用。在四方木热叩过程中，可局部加压于皮肤及皮下组织，产生柔和的机械压迫作用，能防止组织内的淋巴液和血液渗出，促进渗出液的吸收，并使热作用深入而持久。浸泡四方木及药棉的制备液为具有舒经活络、散瘀止痛等功效的多种壮药制备液，治疗时，药液通过温热作用加速渗入病变皮肤组织，因而有明显的镇痛、活血、消炎的作用。

### （一）操作方法

（1）取四方木50g、战骨500g、红花100g，加入60％～75％酒精3000mL，浸泡15日，取出四方木晒干备用，过滤去渣的药水即为"治骨酊"，分装备用。

（2）根据不同的发病部位选用大小适中的药棉2～3层，浸透治骨酊药水，平敷于发病部位上，外加能盖过纱布的厚皮纸1张，然后将备好的四方木的一端在灯火上燃成炭状，接着烧四方木的外层，每次烧2～3cm长，烧至四方木的外层二分之一着火，以着火深度足而叩打时不溅炭块为好，将着火端在厚皮纸上盖住药棉的范围叩打，打至局部发热。注意叩打要有节奏且用力均匀，并不断移动叩打部位，防止局部烫伤起疱。叩打至药棉药水干为合适。每日叩打1次，10次为1个疗程。

### （二）适应证及应用

本疗法具有舒筋活络、畅通气血、通调龙路火路、止痛解痉等功效。由腰腿痛、关节痛、骨质增生引起的局部疼痛，都可用四方木热叩疗法。叩打时，须不断移动叩打部位，叩打停留的时间以患者能忍受且不烫伤为度。另外须防四方木上的火星飞溅烫伤患者。孕妇及有急性传染病、开放性创口、感染性病灶等患者禁用本疗法。

## 六、无药棉纱灸疗法

无药棉纱灸疗法是用无药棉纱点燃后直接灼灸患者体表的一定穴位或部位，以治疗疾病的一种方法。该疗法是壮族民间的一种疗法，流传于广西龙州、大新等县。本法无毒、无副作用，安全可靠。壮医无药棉纱灸疗法通过温热对穴位刺激，通过龙路火路传导，调整气血恢复平衡，使天、地、人三气复归同步，促使疾病转归和人体正气康复。

## （一）操作方法

（1）采用未湿过水的普通棉纱线，以8～12根拧成一股备用。

（2）灸治时，让患者取卧位或坐位，以舒适为宜，施灸部位要求充分暴露，光线充足，按针灸穴位或局部压痛点准确取穴。操作者以左手食指、拇指、无名指压定所选穴位，用右手拇指和食指持线，线头露出指头2～3mm，点燃呈火状后，食指背侧触靠患者皮肤，对准穴位直接施灸，拇指头随线压灭暗火。每日灸1～2次即可，每次取10～20个穴位，5日为1个疗程。如疼痛未愈，停灸3日后可进行第二个疗程。灸间或灸后，以患者有小汗出或有周身热感效果较好。施灸时动作要快，手法要轻，以免烫伤患者皮肤。

## （二）适应证及应用

无药棉纱灸疗法具有通龙路及火路气机、温经通络止痛、祛风解表散寒、祛湿的作用，主要适用于感冒、风火牙痛、胸闷腹痛、各种神经麻痹疼痛等，临床上各种属于寒热交错、疼痛、麻木等表邪者及各种痧病如红帽痧、黑朝痧等。饭前饭后半小时内，饥饿、过度疲劳、有开放性创口或感染性病灶者，孕妇、年龄过大或体质特别虚弱的人群禁用本疗法。

## 七、水火吹灸疗法

水火吹灸疗法是指用清水喷淋于疖肿面上，然后用艾火对着患者肿面熏灸，一边灸一边对着肿面吹风，以治疗疖肿的方法，流行于广西上林县壮族民间，专治疖肿。壮医理论认为"毒邪"致百病，毒邪是机体发病的主要原因。该疗法通过艾灸使疖肿表面温度升高，随着艾灸时间的增长，热量不断累积，疖肿内部温度不断升高，而在表面吹风，使疖肿表面温度下降，如此外冷内热可加速毒邪排出。

## （一）操作方法

（1）准备清水、喷水壶、艾条、小风扇。

（2）用清水喷淋于疖肿表面，然后用艾火对着肿面熏灸，一边灸一边对着肿面吹风，施治时患者即有舒适感。施灸时防止烫伤患者。

## （二）适应证及应用

水火吹灸疗法具有镇痛消炎、消肿散结等功效。本疗法专治疖肿。水火吹灸疗法先用清水淋于疖肿面上，然后用艾火灸，并对着肿面吹风，交替冷热刺激。温热刺激在大脑皮层可引起抑制过程，故进行温水全身浸浴时有镇静作用，治疗后表现为嗜睡。长时间的热水浴可致疲劳、软弱、欲睡，但短时间的热水浴（40℃，1～2min）可致兴奋。温热对皮肤神经末梢也有影响。短时间热作用时兴奋性升高，反之则降低。

冷刺激有兴奋作用，如民间常用冷水喷昏迷者头脸部以帮助其苏醒。短时间的冷疗法还可提高交感神经的紧张度，对人体起强壮作用。冷刺激能锻炼周围神经系统的功能，长时间冷刺激能使神经系统的兴奋性降低，因此可用冷冻进行麻醉及在炎症部位镇痛。交替冷热刺激，还可促使氮与蛋白质代谢增加，从而加快毒邪的排出。

## 八、艾灸疗法

艾灸疗法是壮医常用的医疗技法之一，分艾炷灸和艾卷灸两种。艾炷灸是将艾绒制成大小不等的艾炷，使用时将艾炷直接放在皮肤上灸或隔药（姜、蒜、盐、蛤蟆皮等）灸。艾卷灸又称艾条灸，是将艾绒制成长条样，治疗时点燃艾卷灸灼在皮肤上或隔药灸。艾叶是岭南常见药物，具有散寒止痛、温经止血的作用。艾灸借灸火的温和热力及药物作用，通过刺激疏通龙路火路气机，通调网络，逐寒祛毒，回阳救逆，温通经脉；通过温热效应，刺激调和气血、协调阴阳，扶正祛邪，达到补虚祛邪、治疗疾病、防病保健、养生美容的目的。

### （一）操作方法

操作方法可分四种。

1.温和灸

将艾条点燃一端，靠近穴位施灸，至患者感觉温热合适后就固定不动，灸至皮肤稍起红晕即可。一般灸10～20min。

2.回旋灸

将点燃的艾条靠近欲灸的部位平行往复回旋熏灸（距皮肤约3cm），每次灸10～30min。

3.雀啄灸

将艾条点燃一端后对准穴位，如小鸡啄米般一起一落、忽近忽远地施灸，每次灸5min。

4.实按灸

将艾条点燃后裹上10层油砂纸或3～5层棉布，趁热按到选定的穴位上，使热气透到深层从而发挥治疗作用。

### （二）适应证及应用

艾灸疗法具有逐寒祛毒、回阳救逆、温通经脉、调和气血、协调阴阳、扶正祛邪、补虚祛邪等功效。病症无论寒热、虚实、阴阳、表里均可施灸，凡属消化不良，胃火衰退、浮肿、水肿、寒性胆病（目微黄，不发热，消化不良，右上腹疼痛）、疠痛、虚热、一切脉病及热病后的多数疾病均宜艾灸。头面部、心区、大血管、肌腱处，以及睛明、丝竹空、人迎、尺泽、委中等穴均应禁灸；妊娠妇女腰骶部和小腹部不宜多灸。

## 九、热敏探穴针刺疗法

壮医热敏探穴针刺疗法是借鉴腧穴热敏化技术，结合壮医对穴位的认识和针灸选穴规律进行探穴，以确定治疗取穴的一种壮医针刺疗法。探穴针刺疗法的机理是作用于三道两路在体表的网结，疏通瘀滞，调节和畅通人体气血，增强人体抗病能力，加速邪毒化解或排出体外，使三气复归同步而达到治疗的目的。壮医认为，人体内部存在谷道、气道、水道三条开放通道和龙路、火路两条内封闭通路，其中，谷道、气道、水道与脏腑相连，通过脏腑的化生调节，实现食物、气体和水液的正常消化、交换和代谢；而龙路、火路分别是人体血液的通路和信息通道，有干线、网络，遍布全身，维持人体的血液循环和信息传递处理。正常情况下，三道两路畅通，调节有度，人体之气就能与天地之气保持同步协调平衡，处于健康状态。若某种原因导致三道两路阻塞或调节失度，就会造成三气不能同步而致病。病理状态下，三道两路阻塞，必然导致龙路火路循行的体表部位气聚不通，形成类似于腧穴热敏化的状态，此时，运用腧穴热敏化探穴技术可探查龙路火路瘀滞的热敏点，为疏通龙路火路、治疗相关疾病提供更有针对性的针刺选穴。

### （一）操作方法

（1）准备壮医药艾、碘酊、棉签、针灸针。

（2）热敏探穴后，每次治疗均取所有探到的相同热敏穴，运用规格为0.3mm×25mm或0.3mm×40mm针灸针，选择适宜的体位，充分暴露针刺部位，针刺前须严格消毒，防止感染。采用单手进针法，刺入探出的穴位（热敏点），进针后直接留针30min左右，注意进针深度不宜过深，无须施行提插捻转等行针手法，以免引起疼痛，一般不行针。孕妇、精神病以及有出血倾向的患者禁刺禁灸；患者情绪紧张、不能配合治疗或过度饥饿时应慎刺灸，以免晕针晕灸。

### （二）适应证及应用

热敏探穴针刺疗法是以传统经络理论作为依据，运用热敏探穴法探寻出体表热敏点进行艾灸治疗的一种治疗方法。该疗法的特点在于能够准确找出经络敏感点（即疾病的体表反应点）进行艾灸，使其得到疏通，达到快速、有效治疗人体疾病的目的。

## 十、灼法

壮医灼法是用油桐果仁或砖头等烧热后灼于患者的一定部位上，从而达到治疗目的的一种方法，通过温热效果，使机体天地人三气息息相通，同步运行，相互交合，网络畅通，局部气血畅而止疼痛。油桐果仁灼法多用于龋齿的治疗，砖头灼法多用于足跟痛的治疗。

## （一）操作方法

（1）准备油桐果仁、镊子、酒精灯、火砖、鲜大风艾叶、酒或醋。

（2）将油桐果仁点燃，熄去明火，待其温度稍降后（70～80℃），灼烫于龋齿洞中。用火砖2～3块烧热，轮流取出迅速铺上一层鲜大风艾叶并洒上适量的酒或醋，将患足踏于其上，灼烫患部，温度以患者能忍受为度，每日2次，每次20min。

## （二）适应证及应用

壮医灼法具有调节局部气血、通网络止疼痛的功效。油桐果仁灼法多用于龋齿的治疗，砖头灼法多用于足跟痛的治疗。治疗时油桐果仁及火砖的温度以患者能耐受为度，防止烫伤。有开放性创口、感染性病灶者禁用本法。

## 十一、艾绒硫黄灸疗法

艾绒硫黄灸疗法是用艾绒和硫黄按5∶1（或根据实际需要）的比例混合，将其捏成玉米粒大小，点燃后直接灸在患者的穴位或患部，使局部产生温热或轻度灼痛的刺激，以调节人体的生理机能，提高身体抵抗力，从而达到防病治病目的的一种方法。以硫黄和艾绒为施灸材料进行施灸，患者有种舒适的温热感，随着施灸时间的不断增长，导入皮肤的热量不断增加，并深入局部皮肤组织，渗入病变肌肉、筋骨、关节，通调局部龙路火路，进而均衡气血，起到温经散寒、调和气血的作用。艾绒硫黄灸疗法能使局部血管扩张，促进血液循环，使细胞的通透性加强，利于血肿的吸收，加速水肿的消散，并能加强巨噬细胞的吞噬功能，提高新陈代谢，故有消炎、镇痛、解痉的作用。以硫黄和艾绒为施灸材料，艾绒有散寒止痛、温经止血的功效，硫黄有解毒杀虫的功效，治疗时，药液通过温热作用加速渗入病变皮肤组织，因而有明显的温经散寒、解毒排脓生肌、散结止痛的作用。

## （一）操作方法

用精制的艾绒10g配硫黄粉2g装入瓶内备用，用时将其捏成玉米粒大小，点燃后直接灸在患者的穴位上。

## （二）适应证及应用

艾绒硫黄灸疗法具有疏通经络、通调气血、温经散寒、活血止痛、解毒排脓生肌等功效。本疗法常用于治疗胃痛、风湿性关节炎、肩关节炎等，还用于治疗顽固性头痛。施灸时，防止艾火烧坏患者衣服、被褥等物，避免火灾。温度以患者能耐受为度，防止烫伤。艾绒硫黄点燃时，注意防止其脱落造成烫伤。有开放性创口或感染性病灶者、孕妇或对硫黄过敏者禁用本疗法。

## 十二、鲜花叶透穴疗法

鲜花叶透穴疗法是将鲜花或叶片置于所选的穴位上，用线香或药枝点燃隔花叶灸灼，通过鲜花芳香之气，绿叶浓厚之味，达到治病的目的。自然界的树木花卉随气物候推移具有很强的节令性，鲜花随时序而有含苞、初展、开放、盛开、敛容、落英，叶片随季节而有嫩叶、玉叶、绿叶、碧叶、红叶、金叶的变化，人体生理病机具有与当时当地环境的统一性和生物节律的同步性，采用居住环境周围自然生长的植物、庭院四旁种植的花木或居室窗台盆栽花卉直接透穴治疗，鲜花叶得天时之先、地气之厚、药效之全，与人体同步相应，同气相求，调节生机，解除病变，制约生化而使生机健壮。本疗法运用各种植物鲜花瓣鲜叶片贴于患者体表穴位，以灶香在叶上点灼，使植物花叶中的有效成分通过热气化透穴窜入穴位，通达经络，导入病位，运行气血，调整脏腑，扶正祛邪，解除病痛，使身体得以康复。

### （一）操作方法

根据病症选择治疗用穴，结合壮医关于天、地、人与花木生机同步运行的认识，按时令气候季节采用各种鲜花。凡当节令鲜花如含苞、初展、开放、盛开、敛容、落英等花瓣，及嫩叶、玉叶、绿叶、碧叶、红叶、金叶或药枝点燃隔花叶灸灼。灸灼至花瓣或叶片干度，每个穴位灸灼2～3片花瓣或叶片。灸治过程中防止烫伤。

### （二）适应证及应用

壮医鲜花叶透穴疗法具有清宣秽浊、安神定志、运行气血、调整脏腑、扶正祛邪、强身健体等功效，广泛用于壮医内、外、妇、儿、五官等临床各科，尤其在治疗失眠、疾病康复等方面有优势。

## 十三、竹筒灸疗法

竹筒灸疗法是流行于广西南部壮族地区的一种民间疗法。竹筒灸疗法是在竹筒里放置艾绒，艾绒与皮肤之间隔着野芋头片而施灸。通过点燃的艾绒间接灸灼在病位上，使患者皮肤温度缓慢升高，皮下热量不断累积，刺激龙路火路传导通路，通过火路传导刺激"巧坞"（大脑），达到畅通两路，调理天、地、人三气的作用，增强人体抵抗力，达到温经通络、补虚的作用。壮医理论认为"毒邪"致百病，毒邪是机体发病的主要原因。而导致人体发病的毒邪包括痧、瘴、蛊、毒、风、湿。毒邪侵犯人体，导致人体三道两路受阻，机体网络不通则发病。壮医在诊断疾病、治疗疾病时，喜用野芋头。如在诊断痧毒时，以野芋头一片给患者嚼，其不觉刺舌，喉痒，反觉甘甜者多为痧毒；如以辣椒或野芋头擦患者掌心，其不知瘙痒热辣者也为痧毒。壮族民间有句谚语："村边生长野芋头，感冒发烧不用愁。"民间还用野芋头来作为解毒药。壮医认为野芋头不仅有清热解毒、散瘀消肿的作用，还有吸附毒素、助毒排泄的作用，故喜用之。竹筒灸疗法使用野芋头，是通过温热作用，加快体内毒素的排泄过程，毒祛病愈，从而达到治病的目的。

## （一）操作方法

### 1.用具

用一根长约8cm、直径约4cm的竹筒，一端留竹节，另一端锯掉竹节，然后在距口径约2cm处分别开两条长方形气槽，宽约2cm，长达另一端的竹节。

### 2.操作

施灸时，先把野芋头切成厚度约2mm的薄片，粘贴于竹筒的开口端，然后填入艾绒平气槽为度，点燃艾绒，以野芋头黏的一端轻轻压在痛点或选取的穴位上，至局部有热感（以患者能耐受为度）再重压竹筒，热感消失后，三息后（约10s），即可移开竹筒，完成灸治。治疗各种痹病及腹痛、腰痛时可直接灸治痛处，咳者灸肺门穴，哮喘者灸定喘穴，感冒者灸大椎、肺门、曲池等穴。用此法治疗上述病症，效果良好。

## （二）适应证及应用

竹筒灸疗法具有调三气补虚、温经通络、止痛等功效。本法适用于治疗各种痹痛、瘰病、咳嗽、哮喘等病症。有开放性创口或感染性病灶者、孕妇或对野芋头过敏的人禁用本疗法。

## 十四、浴足疗法

浴足是壮医治疗疾病的常用方法之一，具有悠久的历史。浴足是把壮药、草药加水煮30min，过滤，待温度降至40～50℃时，用来洗足或泡足，并配合适当的手法按摩足部，以达到治疗疾病的目的。浴足具有通龙路和火路气机、清热解毒、消炎止痛、消肿祛瘀、杀虫止痒等功效，使皮肤受热均匀，腠理疏通，血管扩张，气血流畅，从而达到治病的目的。浴足时，湿润的药物能增加水的作用和皮肤的通透性，使药物通过皮肤、汗腺、细胞及其间隙等转运而吸收，以发挥治疗作用。同时通过热刺激可使全身血液循环加快，皮肤毛细血管扩张，增加汗腺、皮脂腺的排泄功能，通过汗液把体内的有害物质排出体外。浴足依据生物全息理论，即足部反射区是机体各组织器官在一个全息元中的对应部位，反射区直接反映病处特征，关联相对应的脏器，反映病处情况。浴足通过作用于足部反射区，起到治疗作用。

## （一）操作方法

### 1.药物准备

根据疾病特点准备各种壮药，加水煮30～60min，过滤，待水温降至40～50℃时，用来洗足或泡足。

### 2.按摩手法

（1）按、揉：常用手指的指腹进行刺激。根据力度分为轻（感觉非常舒适）、快（稍感疼痛）和强（相当痛，需忍耐）三种情况。拇指关节在患者足部皮肤上弯曲成直角，着力点在离指甲尖端中央2～3mm处，垂直用力按压，接着去掉按压之力、手指放松，手指伸直与患者皮肤平行。拇指按压足底时，其余4个手指支在足背上；拇指按压足背时，其余4个手指支在足底上。每做完一个动作，拇指就稍前进几毫米，不要后退，也不要左右移动，动作要不间断、有节律、轻柔地进行。揉法又分指揉法和掌揉法。指揉法是以手指螺纹面按于穴位或反射区上，腕部放松，以肘部为支点，前臂做主动摆动，带动腕部和手指做轻柔缓和的摆动或旋转，将力通过手指传达到所揉部位。掌揉法是以手掌大小鱼际肌或掌根按于穴位或反射区上，操作方法同指揉法。着力由小渐大，再由大逐渐减小，均匀、持续且轻柔地旋转回环，动作轻缓，避免触打或跳跃为操作要点。此法适用于按摩区域较大的部位。

（2）点、掐：按摩中对于穴位的刺激也是非常重要的，对于一些应急穴位，用拇指甲尖端用力点指或掐是非常有效的。

（3）推、摩：用拇指指腹在脚上沿经络走向向一个方向直线推动，同时配合中指、食指、无名指指腹的联合推、摩（在某一部位合指腹摩擦使其发热）。也可用多指及掌根、大小鱼际肌等，着力于足的一定部位行单向直线移动。一般多采用拇指推法。操作时指掌紧贴体表，用力稳健，速度缓慢均匀，应沿骨骼走向施行。足部反射区肾脏、输尿管、膀胱、结肠均需按摩时，可采用本法。

（4）拿、捏：拇指与食指配合，或拇指与其他4个手指配合将按摩部位的肌筋提起，能缓解肌肉酸痛，消除疲劳。拿捏时要用指腹来接触按摩部位，力度适中。

## （二）适应证及应用

治疗内伤发热，用桃叶、青蒿煮水洗身、洗足，能使血管扩张散热，达到清热解毒的目的。

（1）治疗高血压、头目眩晕、耳鸣、肢体麻木，用桑叶、草决明各60g，加水1000mL煮至750mL浴足，每日治疗1次，血压下降后，隔2日治疗1次。

（2）用十大功劳、九里明、王不留行煮水浴足，每日治疗1次，可促进脚部血液循环，对预防糖尿病患者代谢障碍，糖和蛋白沉积在血管内，引起动脉硬化和动脉管壁狭窄从而容易感染的各种皮肤病，如带状疱疹、脚癣等有一定的作用。

（3）治疗风湿性关节炎，用大风艾、香风散、血风藤、黑心姜，煮水浴足，每日治疗1次。

（4）治疗跌打损伤，特别是踝关节扭伤，用土三七、接骨丹、透骨消、泽兰、土牛膝煮水浴足，每日治疗1次，每次5min。

（5）治疗下肢皮炎，用虎杖、九里明煮水浴足。

对于其他疾病，可根据具体病情选用不同的药物煮水浴足，往往有较好的疗效。足部有外伤、脓疱者，有严重出血性疾病、心脏病者或孕妇禁用本疗法。

## （三）注意事项

（1）施术者在操作前应洗净双手，把指甲剪短，勿戴戒指，以免损伤浴足者的皮肤。

（2）饭后及空腹时，均不宜进行浴足按摩。在足浴过程中身体消耗很多热量，低血糖患者空腹时浴足可能会发生低血糖性休克；饭后立即浴足会因热量的刺激，使皮肤血管膨胀，消化器官中的血液相对减少，从而妨碍食物的消化和吸收。

（3）酒后不宜浴足，因为足底按摩会加速酒精进入血液，浴足者可能发生呕吐。

（4）按摩后30min内须饮温水一杯；但严重肾脏病患者，喝水不能超过150mL。

（5）按摩后由于毛细血管处于扩张状态，体温稍有升高，严禁冷水洗或用冷毛巾擦拭按摩部位。

（6）浴足时忌当风。有些老年人喜欢用热水烫脚，全身出透汗觉得舒服，但必须注意避风，不要对着风扇或空调的出风方向，否则易引起感冒、腰腿痛或长年不愈的慢性病。

## 十五、药锤疗法

药锤疗法是壮族特色疗法之一，是用杉树枝或苦楝树枝做成的药锤来捶打局部经络或穴位以达到治疗疾病的方法。壮医认为，壮医药锤疗法具有舒筋活络、止痛消炎等功效。壮医药锤疗法的治疗机理主要是通过用药锤捶打局部经络穴位，给机体经络穴位一种良性刺激，刺激经络气血的传输而起到舒筋活络、止痛消炎的作用。所用药物均为芳香化湿、舒筋活血之品，可通过皮肤表层毛孔进行吸收，以达疗效。壮药与捶打对经络穴位的刺激作用相结合，能提高疗效。

### （一）操作方法

#### 1.药锤的制作

壮医药锤用直径3～4cm的杉树枝或苦楝树枝制作，锯成长8～9cm的一截，并在中间打1个直径约为12mm的小孔，孔内装1条长42～45cm的竹柄，然后用适量棉花放入药锤粉5～10g，用布包在锤子的一端扎紧即成1个药锤。

#### 2.常用药物

药锤粉常用水泽兰、九里香、大风艾、七叶莲、九龙川、两面针研成粉末后，和少量冰片、樟脑配制而成。

#### 3.操作方法

使用时用药锤直接捶打在病变部位或穴位上，其强度以患者能耐受为度。使用药锤时，手要握住锤柄，药锤头应准确对准患处或穴位进行施术。施术宜巧、准，并且施力得当，注意强度不要过大或过小，以患者能耐受为度。

### （二）适应证及应用

壮医药锤疗法具有舒筋活络、止痛消炎等功效，主治风湿性腰腿痛、肩周炎等症，对中老年人常见的肩周炎、腰腿痛等慢性顽疾有显著疗效。皮肤有溃烂化脓或有开放性创口者禁用本疗法。

## 十六、挑痔疗法

壮医挑痔疗法是针挑疗法的一种，是在与肛门疾患有关的反应点或相关的穴位进行针挑，将皮下白色纤维样物挑断以达到治疗目的的方法。壮医挑痔疗法通过挑断相关反应点或穴位的皮下白色纤维样物，通调三道两路，调整、调节和畅通人体气血，将毒邪化解或排出体外，使天、地、人三气复归同步运行，从而使身体得以康复。

### （一）操作方法

**1.准备工作**

准备大号缝衣针或三棱针、酒精、碘酊、棉签、纱布、胶布。

**2.挑点选择**

在腰骶部寻找挑点。挑点特征为外形似丘疹，高出皮肤，有的不突起，如帽针头大小，圆形，略带光泽，呈灰白色、棕褐色或淡红色不等，压之不褪色。所选挑点要与色素痣、色素斑、毛囊炎相区别。找点困难或未能找到皮肤异点时，可在气海俞穴、大肠俞穴或上髎穴、中髎穴、下髎穴挑治，或取长强穴旁开1寸处挑治。

**3.操作步骤**

让患者反坐在靠背椅上，两手扶住背架，暴露腰骶部。常规消毒，以缝衣针或三棱针将挑治部位的表皮纵向挑破0.1～0.2cm，然后深入向表皮下挑，将皮下白色纤维样物均挑断。操作时患者稍感疼痛但一般不出血，挑到一定程度，有阻力感或出血时，说明已挑尽。挑尽后用碘酊消毒，贴上1cm²大小的胶布即可。一般每次只挑1个痔点，若患者身体较好，可多挑2～3个。一次不愈者，可隔1～2周再行挑治，挑治部位及具体方法同上述。操作时一定要注意消毒，无菌操作；同时嘱患者术后注意局部清洁，防止感染。针头应原口进、原口出，切忌在创口下乱刺、乱戳。挑治后7天内不宜做重体力劳动，忌吃刺激性食物。贴胶布时间不宜过长，第二天或第三天即可取下。

### （二）适应证及应用

壮医挑痔疗法具有止痛、消炎、通经络、调整龙路火路功能的作用。临床主要用于治疗炎性外痔、肛门瘙痒、轻度脱肛等与肛门有关的疾病。出血性疾病或有出血倾向者、孕妇、有严重心脏病者、身体过度虚弱者禁用本法。

## 十七、点穴疗法

壮医点穴疗法是医者用手指在患者体表的一定穴位和刺激线上施行点穴，点压的穴位依病情而定，点压的强度以穴位出现酸、麻、胀、重感为宜。点穴疗法的优点是穴位单一，指法简便，无论何人、何时、何地均可治疗。指压按摩法可以治疗多种疾病，而且疗效好，但是对急性病、原因未查明的病症，须请专科医师诊治。对于慢性病、现有药物不具明显疗效的病痛，还有寻求保健、消除疲劳，均可以运用点穴疗法。本法具有调整阴阳，疏通龙路火路，调和"嘘"（气）、"勒"（血），松解粘连，缓解肌肉，扶正祛毒等作用。主要用于陈旧性内伤、风湿性关节炎、肩周炎、落枕等病症。

## （一）操作方法

### 1.手法

（1）点法：以指端、肘尖或屈指骨突部，着力于施治部位即穴位上按而压之、按而点之，称为点法。它是点穴疗法中的主要手法之一。

（2）压法：压法是利用两手或一手的拇指、食指和中指同时压在2个或2个以上穴位。头部多用此法。此法可调节营卫气血功能。主治恶心呕吐、自汗、胃脘痛、头痛等。

（3）拇指压法：用拇指来按压穴位，只有在指压面部和腹部时，才会用其他手指。拇指压法为先将手臂轻松地伸直，再将拇指充分弯曲，然后将拇指的第二关节压在穴位上，渐渐把全身的力量加入。初学者多不能将拇指充分弯曲，可改为利用第二关节指腹部进行按压，也能取得较好的疗效。

（4）掐法：掐法是医者用拇指甲（或食指甲）进行抓切的方法。本法只用于手足部的指、趾甲根和指、趾关节以及急救时掐人中、涌泉穴。本法能回阳救逆、祛风散寒、温通经络，适用于头晕、气厥、热厥、癔症等疾病。

（5）按法：以单手或双手的手指或手掌着力于施治部位按而压之，称为按法。患者取仰卧位或俯卧位，医者以单手或双手的手指或手掌、单独或重叠于施治穴位，间断而缓慢地着力，深按而抑之，缓慢移动，间断按压，压而不动，提则轻缓，一起一伏，指力用腕劲，掌力用臂劲，力宜深沉。本法适用于胸背、腰及四肢穴位。

### 2.体位

患者体位是否合适，对于正确定位和顺利进行点穴有一定的影响。为了便于医者点穴操作，患者应采取较为舒适妥当的体位。

（1）仰卧位：适用于前身部的穴位操作。

（2）俯卧位：适用于后身部的穴位操作。

（3）侧卧位：适用于侧身部的穴位操作。

（4）仰靠坐位：适用于头面、上胸和肩臂、腿膝、足踝等部穴位的操作。

（5）俯伏坐位：适用于顶枕、后项和肩背等部穴位的操作。

（6）侧伏坐位：适用于顶枕部穴位的操作。

（7）屈肘仰掌位：适用于肩臂、前臂屈侧面和手掌等部穴位的操作。

（8）屈肘俯掌位：适用于肩臂、前臂、手背等部穴位的操作。

（9）屈肘侧掌位：适用于肩臂、前臂外侧面、腕掌部穴位的操作。

3.常用穴位

（1）对于颈腰椎退行性改变、肌肉劳损型痛症疾病，可局部选用阿是穴，综合运用各种手法进行治疗。

（2）其他内科疾病可按照经络循行方向取穴。

①头面颈部常用穴位：百会（督脉）、率谷（足少阳胆经）、完骨（足少阳胆经）、听会（足少阳胆经）、听宫（手太阳小肠经）、翳风（手少阳三焦经）、丝竹空（手少阳三焦经）、承泣（足阳明胃经）、四白（足阳明胃经）、迎香（手阳明大肠经）等。

②胸腹部常用穴位：天突（任脉）、缺盆（足阳明胃经）、鸠尾（任脉）、巨阙（任脉），神阙（任脉）、天枢（足阳明胃经）、气海（任脉）、关元（任脉）等。

## （二）适应证及应用

壮医点穴疗法通过按压一定的穴位来促进血液循环，可以更好地调整骨肉脏腑功能。又可以疏通龙路火路。常用于头痛、牙痛、腹痛、神经衰弱、神经性呕吐、呃逆、脑积水、先天性马蹄内翻足、急性扁桃体炎、急性喉炎等，出血性疾病、化脓性关节炎、严重的皮肤病和性病等患者禁用此法。

# 第二节　瑶医特色疗法

## 一、庞桶药浴

庞桶药浴多采用祛风毒、除湿毒、散寒邪、消肿痛的瑶药，经水煎煮后盛于药桶内用于洗澡。药液借助热力，通过人体毛细血管和经络传遍全身，以调节人体免疫功能，既可健身洁体，又可防病治病。在瑶医盈亏平衡论的指导下使用对应的药物，能更好地达到祛风除湿、舒筋活血、解毒通络、强身健体的作用，调整机体的盈亏平衡。其具有安全、简便、廉价的特点，适用范围广，是医养结合方法中有效的养生方式。

## （一）操作方法

将所需新鲜草药，分别捆成小把，放入锅中煎煮，煮沸20～30min后，滤取药液倒入浴桶中，药液量一般为20～25kg，以使药汤能泡至患者肩头（取坐姿）为宜。水温一般以38～42℃为宜。每次浸泡时间不超过40min，每日1次，10日为1个疗程。

## （二）适应证及应用

庞桶药浴是在瑶医药理论的指导下，充分利用本地区道地药材，并针对当地多发病、常见病、地方病而逐步发展起来的一种临床外治方法，兼有预防、保健等多种功效，适用于风湿性疼痛、跌打损伤、中风后遗症及产妇产后风等。洗浴时要注意及时补充体液，避免感受风寒，要一边浸泡一边揉搓、按摩全身或患部，促进血液循环，以利于药物吸收。孕妇、心脏病或心功能不全者、有出血倾向者、皮肤严重破损者、有活动性肺结核及其他传染病者、肝肾功能不全者、精神病或癫痫不能自我约束者等禁用本疗法。

## 二、佩药疗法

佩带为瑶族同胞系挂于衣带或身上的饰物，药佩则为含有芳香性、挥发性药物的香囊、香袋等服饰。药佩法就是让患者系挂药物香囊、香袋等以治疗疾病的方法。药物的有效成分如发挥油类成分，可徐徐散发出来，经肺经的呼吸进入气血循环，对心、肝、肺及一些脏腑器官起作用。此方法具有安全、简便、价廉、验捷、无副作用、适用范围广、容易学习、便于推广、无污染等优点。

### （一）操作方法

根据不同的疾病分别应用有关药物，用绛绢做成小囊，多层纱布做口罩。

1.香囊（袋）法

用绛绢做成小囊或小袋，将所选药物研末，装入囊或袋内，缝严或用胶水粘严，固定即成。使用时，令患者把香囊（袋）系挂于颈项、胸前，或内衣口袋及其他部位。每日使用6h以上，或日夜佩挂不除，直至病愈。

2.口罩法

用多层纱布做口罩，将药物研末，撒在各层纱布之间，密密缝严固定即成。使用时，令患者将口罩戴于口鼻上，每日使用6h以上。

3.项圈法

将药物加工成圆珠状、棱状等各种美观的工艺品，中心钻孔，用丝线串连，做成项圈、项链即成。使用时，令患者挂于颈项，每日使用6h以上。

### （二）适应证及应用

佩药疗法具有芳香辟秽、祛邪解毒、清热消肿、散风止痒、安神定志之效，适用于感冒、瘟疫、骨蒸、疟疾、小儿疳积、鼻炎、小儿久痢、风疹、瘿肿等疾病。缝制药佩所用的布料需选用丝绸或薄棉布，以利于药中芳香挥发成分散发，不宜使用尼龙化纤布制作，以免影响疗效。药佩需精心缝制，使其既小巧玲珑，美观大方，可作为饰物，又能散发药香，治疗疾病。药佩中中草药多含芳香挥发性成分，故在不使用时需将其置于阴凉干燥处密封保存，以免药味散发变淡，影响疗效。本疗法起效一般较缓慢，主要适用于慢性病或病情较轻者。对时邪、瘟疫病的急重者，尚需配合其他疗法治疗。使用本疗法时，如出现对药佩中药物过敏的现象，应立即中止使用。必要时尚需进行抗过敏治疗。孕妇、持续高热者、有特殊药物过敏者禁用。

## 三、茶疗法

茶疗法，亦称打油茶疗法、食物疗法和食养疗法，是指通过调节饮食来防治疾病、强壮体质的一种方法。药食同用的目的，在于加强药物的疗效，减缓药物的毒副作用，可起到引经入络、扶正祛邪等功效。在药食同用治疗疾病中，瑶医主张"同气相引"，即动植物的特殊气味与引导作用，使人体的调节功能发挥得更快、更好。茶疗方法丰富多样，配方各异，特别是瑶王御茶，最具特色，优势明显。瑶王御茶是在瑶族油茶的基础上，对油茶的各种食材进行分析和提炼，经过数百次的试验，最终研发而成的瑶医痛风茶，主要用于防治风湿性关节炎、类风湿性关节炎、痛风、高尿酸、肢体疼痛等疾病。

### （一）操作方法

先烧好开水或炖好骨头汤，后将生姜、茶叶、花生、葱须、蒜白和少许炒米（事先备好）一起放入石臼内捣成泥状，再放入锅中加食用油翻炒，炒至冒白烟，加入沸汤翻滚两下即成。饮用时，加味精、炒米、麻蛋，送食点心。

### （二）适应证及应用

茶疗法属于瑶族食疗的一种，是指通过药食同用的瑶药组方，做成茶饮，通过调节人体盈亏平衡、扶正祛邪，以防治疾病的一种食疗方法，亦可用于强壮体质。瑶医食疗与用药配合服用，可加强药物的疗效，减缓药物的毒副作用，引经入络、扶正祛邪。瑶医食疗应用范围广泛，如痛风，风湿病，产后乳汁缺乏症，肾虚腰痛，肾虚引发的小儿脑积水、智力不足、囟门退闭，老人肾亏虚，慢性塞性疾病，急性热性病，等等。服用时要注意食物与疾病、食物与药物的宜忌关系。在实践中发现有些疾病如咳嗽、红斑狼疮、慢性肾炎等患者，忌食各种海鲜等荤腥和辛辣有刺激性的食物，易引发旧病。

## 四、杉刺疗法

杉刺疗法的主要工具是杉树分枝上的叶刺。用时可取新鲜杉树一小侧枝，视病变部位的大小来选取杉树枝的长短。如病变在四肢或躯干，杉树枝可选取长枝；如病变在头面部，则选取短枝，以便准确地刺在应刺的部位。

现广西金秀瑶族仍沿用这一古老的针刺疗法，究其原因，是有社会历史根源的。由于历史上种种原因，各种生产、生活用具不便携带，很多用具都是就地取材，杉刺不但轻巧、锋利，且来源丰富，随用随取。由于金秀是瑶族聚居点，交通不便，受外族文化影响较少，直至二十世纪初叶，从该地区社会组织到生产、生活的风俗习惯，都还可以看到原始社会的痕迹。杉刺疗法作为一种古老的医疗技法，在这种环境中才得以保存下来，沿用至今。

## （一）操作方法

**1.材料选择**

选用鲜杉树分枝上的叶刺。

**2.部位选择**

根据患者病情选择颈部、肩部、胸背部、腰背部、四肢等部位。

**3.具体操作**

杉刺疗法的手法，是以右手拇指末节及食指的中节握住树枝近端，运用腕部之力使树枝远端轻轻叩击患部。其刺激强度可根据不同患者、不同疾病、不同部位而选用轻、中、重不同的刺激强度。轻度刺激：叩击时，使用轻微腕力，患者感到被刺部位有热感、瘙痒感或轻微的疼痛感，局部出现潮红或丘疹，常用于小儿发热，消化不良及颜面部疾病的治疗。中度刺激：叩击时，腕部用力稍大，使患者感觉有轻度疼痛，局部可出现丘疹及少许渗血，常用于躯干及四肢的治疗。重度刺激：腕部的叩击力较重，使患者有明显的疼痛感，但能忍受，局部有如陶针刺样出血现象。

## （二）适应证及应用

杉刺疗法具有祛风、清热、疏通经络的功效。迅速刺入穴位，以通筋脉、调气血，使机体功能恢复。该疗法具有安全、简便、价廉、效验的特点，常用于四肢关节的炎症性病变、热证、急症及麻痹症的治疗。治疗时应给患者做好充分的解释工作，消除患者的顾虑及恐惧心理。操作时取穴准确，体位适当，手法灵活。针刺（重度刺激）完毕，在针刺点处涂碘酊消毒，以防感染。皮肤有外伤感染或溃疡破损者、体质虚弱者、孕妇、婴幼儿、妇女经期及患有出血性疾病者禁用本疗法。

## 五、穿筋走脉疗法

穿筋走脉疗法是一种利用特定器械治疗下肢静脉曲张（蚯蚓风）的简单而有效的疗法，针对大小隐静脉瓣膜功能不全、交通瓣膜功能不全引起的下肢静脉曲张，瘀积性溃疡回流障碍导致的下肢肿胀、皮肤瘙痒、色素沉着、肌肉失氧萎缩等继发症状进行治疗，疗效较好。此法利用特定器械，使曲张病变的下肢血管得以恢复，以阻断病变血管内瘀血存积而对血管及周围肌肉组织产生破坏，辅助下肢血管侧支再建立，达到使缺氧性病变恢复的目的。本法具有安全、简便、价廉、效验、复发率低的特点。

## （一）操作方法

选用特定器械（由止血钳改良）、常规消毒药品、排瘀针头、针管。选择好体位和需要治疗的部位之后，在无菌环境下进行皮肤常规消毒，铺无菌洞巾，予以患者定点局部浸润麻醉，利用手术器械针对曲张病变如大隐静脉、小隐静脉、交通静脉进行针对性治疗，之后在相应部位做瘀阻血液的引流，祛瘀生新，进一步改善由下肢血液回流障碍引起的一系列相关症状。术毕，在治疗部位涂碘酊消毒，以防感染。

## （二）适应证及应用

穿筋走脉疗法适用于下肢大隐、小隐静脉曲张，以及因静脉曲张引起的下肢肿胀、瘙痒、肌肉萎缩、皮肤及肌肉溃烂。有以下情况的患者禁用本疗法：下肢深静脉回流障碍；深静脉瓣膜重度功能不全；严重心脑血管病病史；严重先天性疾病（如肺动静脉瘘）、凝血机制不良或有其他出血倾向；严重哮喘史及肺功能严重下降；恶性疾病如癌症等；体质虚弱不能耐受；妊娠期妇女。

## 六、绒火煤灸法

本疗法是采用瑶药古香木、山霸王、过江龙、山花椒根等药材制成药绒（瑶药火煤绒），将制备好的药绒捏成适宜大小的绒炷直接置于施灸部位，直接灸或隔物灸，借灸火的热力给人体以温热刺激，通过筋脉、腧穴，达到疏通筋脉、调和盈亏、调理气血、扶正祛邪的目的。具有安全、简便、价廉、效验、无副作用、适应范围广的特点。

### （一）操作方法

1.部位选择

阿是穴、皮肤反应点。

2.材料准备

采用瑶药古香木、山霸王、过江龙、山花椒根等药材制成的瑶药火煤绒，茶油灯（或酒精灯）1盏。

3.操作步骤

将制备好的瑶药火煤绒捏成适宜大小的绒炷直接置于选好的施灸部位，点燃后进行直接灸，当患者感到灼痛时应立即移动绒炷或更换新的绒炷继续灸。另外还可选取一定的介质如姜片、蒜、盐、附子等进行隔物灸。施灸的时间长短以患者病情、体质等因素来决定。

施灸后皮肤处出现红晕是正常现象。如烧灸过度局部出现水疱，若水疱不大，可用龙胆紫药水擦涂，并嘱患者不要抓破，一般数日后即可吸收自愈；如水疱过大，宜用消毒针具，引出水疱内液，外用消毒敷料进行保护，可在数日内痊愈。

### （二）适应证及应用

本疗法适用于肝肾虚、筋骨萎软、骨质增生、瘫痪、乳腺小叶增生、鼻炎、腹痛、妇女月经不调等病症。施灸前根据患者的体质和病情，并取得患者的配合，确定施灸部位。对于昏迷、局部知觉迟钝或知觉消失的患者，防止过分灼伤，引起不良后果，尤其对老年人、小儿患者更应如此。操作时要注意防止绒火脱落灼伤患者或烧坏患者衣服和诊室被褥等物。由于瑶医药物灸用暗火头直接烧灸于皮肤，因此点灸时火头宜小不宜大，动作要轻快，否则易灼伤皮肤。在治疗结束后，将绒炷熄灭，以防复燃事故发生。头面部或重要脏器、大血管附近的穴位，则应尽量避免施灸或应选择适宜的灸疗，特别不宜直接烧灸；高热、大量吐血、热证、过饱、过劳、过饥、醉酒、大渴、大惊、大恐、大怒及皮肤破溃处溃烂者禁用本疗法。

## 七、发泡药罐疗法

瑶医发泡药罐疗法是广西桂北瑶族地区所特有的一种治病方法。瑶医发泡药罐疗法，是利用道地药材与瑶山多竹的特点，在不断发展、不断更新的基础上创造的一套治疗方法。这种疗法采用瑶药浸煮的竹药罐，拔罐时造成一种负压，使局部毛细血管破裂产生瘀血，并产生自溶血现象，部分红血球、白血球受到破坏，大量血红蛋白释放，并通过点刺放出，从而达到良性刺激作用。同时，在吸拔过程中，部分药液通过局部皮肤吸收，加上热熏作用，使局部穴位血管得到扩张，血液循环加快，改变周围血管充血状态，神经得到调节，新陈代谢旺盛，营养状况得到改善，血液管壁渗透性增强，增强了机体抗病能力和耐受力。本疗法具有安全、简便、价廉、效验、无副作用、适应范围广等特点。

### （一）操作方法

#### 1.部位选择

局部压痛点或皮肤反应点。

#### 2.药物及罐具选择

（1）发泡药及煮罐药：发泡药选用有刺激性的了哥王根皮，和米粥适量压成直径1～2cm的药饼。煮罐药用道地药材为主，主要以活血祛瘀、祛风除湿、清热解毒、消肿止痛等药材组成，一般有狗胫骨、麻骨风、大钻、小钻、穿破石、松节、透骨消、九节风、铜钻、铁钻、风见散等，临床还可辨证加减。

（2）罐具：选用坚固无损、笔直、直径1.5～3cm、长约8cm的金竹制作罐具，一端留节做罐底，另一端去节做罐口；用刀刮去青皮及内膜，厚薄适中；罐口用砂纸抛光，使其光滑平正。

#### 3.操作步骤

将施术部位洗净，用发泡药饼隔纱布敷贴患处（取穴以阿是穴为主），半小时后取下，视其发泡部位，用消毒针点刺放出水疱内液（当地瑶医用瓷片），然后取出用瑶药浸煮的药罐，用净水清洗后，趁热迅速扣盖在发泡部位的皮肤上，约10min后，取下药罐，用消毒巾拭净渗出液，后用药水熏洗患处约半小时。

药罐取出时，要甩净水珠，以免烫伤患者皮肤，在点刺水疱时，创口不要太大。必要时可擦上龙胆紫药水，以防感染。如水疱过大，宜用消毒针具，引出水疱内液，外用消毒敷料进行保护。

## （二）适应证及应用

本疗法适用于痧证、闷证、瘰病、跌打肿痛、丹毒、痈疽等病症及部分内科疾患。拔罐时首先要选择适当体位和肌肉丰满部位为宜，若体位不当或移动，骨骼凹凸不平、毛发较多的部位易导致竹罐吸附不稳而脱落。其次要根据所拔罐部位和范围大小选择发泡药和竹罐，操作要迅速、准确。大血管分布部位，有皮肤过敏、溃疡、水肿、高热抽搐者及孕妇不宜拔罐。

## 八、撮痧疗法

撮痧法是指施术者用手指撮、扯、拧、提患者体表的一定部位，以调畅气机、疏畅气血而治疗疾病的方法。撮痧法亦称"扯痧""拧痧""挟痧""抓痧""挤痧""揪痧"等。本疗法具有安全、简便、价廉、效验、无副作用、适应范围广、便于推广等特点。

### （一）操作方法

**1.撮痧部位**

（1）颈项部：颈部两侧及中间3个痧痕点；颈项部第五颈椎旁开2个痧痕点；第一胸椎旁开2个痧痕点。

（2）腹部：肚脐旁开1寸，左右各1个痧痕点；下丹田及左右旁开各1个痧痕点。

（3）胸部：华盖穴左右各5～7个痧痕点（位于第三肋间）；腋前皱纹上2寸左右各1个痧痕点。

（4）腰背部：第3胸椎旁开各1个痧痕点；第12胸椎旁开各1个痧痕点；第3腰椎旁开各1个痧痕点。

**2.撮痧体位**

（1）俯坐位：患者俯坐于靠背椅上，暴露后项及背部，以利于施术者撮取后项、胸椎、腰椎的痧痕点。

（2）仰坐位：患者仰坐于靠背椅上，暴露颈部及胸部，以利于施术者撮取颈部和胸部的痧痕点。

（3）仰卧位：患者仰卧在床铺上，暴露腹部，以利于施术者撮取腹部的痧痕点。

**3.撮痧前准备**

用75％的酒精、消毒棉签，对患者局部皮肤进行常规消毒；施术者润湿手以便撮痧。还须准备清水1碗、清凉油1盒、风油精1瓶。

**4.具体操作方法**

撮痧方法较多，根据不同的手法大致可分为挟痧、扯痧、挤痧、揪痧、撮痧等几种。

（1）挟痧法：施术者五指屈曲，用食指、中指的第二指节对准撮痧的部位，把皮肤与肌肉挟起，然后松开，这样一挟一放，反复进行，在同一部位连续操作6～7遍，这时被挟起的部位就会出现痧痕。

（2）扯痧法：施术者用拇指与食指用力扯提患者的撮痧部位，使小血管破裂，以扯出痧点来。主要部位在头额、项背、颈部、面额的太阳穴和印堂穴处。

（3）挤痧法：施术者用两手拇指，或单手食指、拇指，在疼痛的部位用力挤压，连续挤出一块或一小排紫红痧斑为止。

（4）揪痧法：施术者的右手食指、中指拳曲，指背蘸清水或低度酒使其润湿，在患者的喉咙两旁或第6～7颈椎上下用力揪拔，并以连连发出"巴巴"声响为止。

（5）撮痧法：施术者用双手拇指从患者两眉间（上丹田）开始，沿正中线往上推至前发际，然后分别向左右外侧分抹至太阳穴，绕过耳后至双侧后发际，并用手指勾点风池穴，抓双侧肩板筋，以促使患者清醒，再沿背部督脉和足太阳经从上向下抓至腰板筋为止；胸部则从胸骨上的华盖穴撮起，然后沿左右第二肋间隙，一左一右地对称撮，一般撮出5～7道痧痕即可；上肢的操作是从腋前开始，先抓手三阳经这一侧，后抓手三阴经的另一侧，最后分别拔伸双手五指，掐虎口。撮痧后，患者需卧床休息，适量饮用温开水或姜汤，禁食生冷油腻食物。

## （二）适应证及应用

本疗法主要用于治疗暑痧、寒痧、产后痧、胎前痧、头风痧、盘肠痧、脘痛痧、穿膈痧等病症。撮痧治疗室要宽敞、空气流通，但要注意保暖，防止患者冒风受邪。撮痧部位要做常规消毒后再施撮痧术。撮痧手法要轻重适宜，以患者能耐受为度，不能用力过猛而影响治疗。婴幼儿皮肤较娇嫩，手法要求轻而快，防止撮伤皮肤，引起感染。撮痧过程中，如患者出现冷汗不止、吐泻不止、脉象沉伏等情况，应停止撮痧，并及时综合抢救，防止发生意外。有皮肤过敏、溃疡、水肿处，孕妇的腹部、腰骶部及大血管分布部位，不宜撮痧。

## 九、梳乳疗法

瑶医梳乳疗法是指把一些中草药水煎熏洗乳房后，再以木梳梳理乳房，以治疗乳房疾病的一种方法。本疗法长久以来广为瑶族民间应用，具有安全、简便、价廉、效验的特点。

## （一）操作方法

1.施术部位

女性患者乳房部位。

2.体位选择

通常取正坐位。

3.操作步骤

（1）患者正坐，施术者右手持木梳，左手将患者乳房轻轻托起，在患处轻轻梳，每次10～15min。也可以由患者自己操作。

（2）患者自己先用手牵拉乳头，轻轻向上抖动，抖动50～100次，频率宜稍快（以每分钟牵拉抖动100次为宜），牵拉后再用烤热的木梳背，按压乳房硬结处，以感觉患处发胀为宜（不宜太重）。每日3次。

## （二）适应证及应用

梳乳疗法具有理气活血、疏通滞塞、排腐生新、散结止痛等功效，主要适用于乳腺炎、产后缺乳、产后乳汁充盈不出、奶结、乳房胀痛、乳腺增生等乳房疾病。使用的木梳要干净，梳乳时不宜用力过大，以免损伤皮肤。操作时沿乳腺管分布方向，由乳头梳向外侧，不可逆梳。在运用本疗法的同时，配合熏洗、药物外敷等疗法，可获得更好的疗效。在治疗奶结、急性乳腺炎时，应保持乳汁通畅，病乳不宜哺儿，应挤掉，并要多饮水，保持大便通畅。凡乳房肿痛、乳房溃疡、乳房皮肤疮疖、乳腺炎已化脓者均禁用本疗法。

# 十、鼻药疗法

鼻药疗法在历代史书、志书中多有散在记载，并在骆越族中流传，当时称之为"鼻饮"，至今仍在瑶族民间广泛应用。鼻药疗法是指将一种或多种瑶药按一定比例配制成一定剂型（如散、丸、锭、糊、膏、吸入剂等）作用于鼻腔，以激发经气、疏通经络，促进气血运行，调节脏腑功能，疏泄孔窍、透邪外出，从而治疗疾病的一种外治法，主要有塞鼻法、鼻吸法、鼻嗅法三种方法。当今瑶医使用的洗鼻及雾化法，对鼻病、喉病、呼吸系统病症均有一定的疗效。

## （一）塞鼻法

塞鼻法是将药物研细，加赋形剂或做成栓子；或将药末以纱布或薄棉布包裹；或将药物制成药液，以棉球蘸湿，塞入鼻腔内，以治疗疾病的方法，亦称为纳鼻法。本疗法具有安全、简便、价廉、效验、无副作用、适应范围广、便于推广、无污染等特点。

1.操作方法

根据不同的病症选取下面药物，如牡丹皮、炙皂荚、细辛、干姜、附子、肉桂、珍珠、生半夏、葱白等。

（1）将药物制成粉剂，用纱布或薄棉布包裹，塞入鼻腔内，定期更换。

（2）将粉剂药物加入赋形剂（如蜜、脂、胆汁、醋、姜汁、水等），加工成小丸状。每次1丸，塞入鼻腔内。

（3）生药经揉、削、捣等加工后，做成小团状，塞入鼻腔内。

（4）以棉球或纸捻蘸药粉、药膏、药液塞入鼻腔中内。

2.适应证及应用

塞鼻法具有祛邪杀虫、化痰散结、止血消肿的功效，适用于疫毒、瘴气、温毒患者，亦可治疗疟疾、散胆（黄疸）、乳痈、目疾等。操作时要严格掌握药物用量及使用时间，以确保使用安全，对小儿患者用之宜慎。塞鼻剂大小要适中，药物栓子不可过小，以免不慎吸入气管，引起窒息。凡刺激性较强的药物，不宜直接接触鼻腔黏膜，以免造成损伤。使用时，应在外面裹以消毒棉花。塞鼻后局部出现刺激反应者，立即把塞鼻剂取出。应用本法，一般只用于一侧鼻腔，以保证通气功能不受影响；或用于健侧，或用于患侧，或左右更替塞鼻。另外，鼻腔出血性疾病一般不宜施术。对于大惊、大恐、盛怒或不能配合治疗者不宜应用。

## （二）鼻吸法

鼻吸法是将一定的药物制成粉末吸入鼻内，使药末直接作用于鼻黏膜，以治疗疾病的方法。由于本法所使用的药物多为芳香走窜之品，吸入鼻腔中，对黏膜产生强烈的刺激作用，因而多伴有喷嚏反应。"嚏"是内脏气机强烈激动，能激发脑神之气，通关开窍，激发身体诸气的运行，对机体气机的功能活动有极强的鼓舞作用，具有安全、简便、价廉、效验、无副作用、适应范围广、便于推广、无污染等特点。

1.操作方法

根据不同的疾病分别应用有关药物，如川芎、藿香、元胡、牡丹皮、雄黄、白芷、皂角刺、朱砂等。

（1）将所选药物研成细末，令患者噙水一口（不噙水亦可），用手指蘸取药末少许，置于鼻孔处，令患者自己将药末吸入鼻腔内。药末吸入鼻腔后常可出现喷嚏、流涕、溢泪等反应。反应愈明显者，疗效也愈佳。

（2）每日治疗1～3次不等，根据病情轻重缓急而定。

2.适应证及应用

鼻吸法具有祛邪杀虫、化痰散结、止血消肿的功效。让药力通过鼻子，以气的形式运行于周身，应用通利鼻窍之品，通过疏泄孔窍、透邪外出，可使疾病痊愈，此亦为启关透窍在临床中的具体运用。本疗法适用于痧证、呕吐等。应用本法时，为防止药物误吸入气道，可让患者噙一口水，要严格控制每次吸入的药末分量，药量不宜过多，以免喷嚏过于剧烈，或因药末入肺而发生呛咳。本法刺激性较强，可引起较多的涕泪，或引起喷嚏，故对睛内出血者要慎用，对鼻出血者要禁用。治疗过程中如患者出现喷嚏不止的情况，可让其喝一杯凉开水，喷嚏即止。对于大惊、大恐、盛怒或不能配合治疗者不宜应用本法。

### （三）鼻嗅法

鼻嗅法是将药物制成粉末或煎取药汁，或鲜品捣烂，或点燃药物，以鼻闻其气味而治疗疾病的一种方法。与鼻吸法相比，鼻吸法既可吸入少量药末，又可吸入药物的气味，一般可导致患者发生喷嚏反应；而鼻嗅法则仅限于吸入药物的气味，一般不会发生喷嚏反应。鼻嗅法对婴幼儿及难于服药者尤为适合。本疗法具有安全、简便、价廉、无副作用、适应范围广、便于推广、无污染等特点。

**1.操作方法**

根据不同的病症选取下面药物，如玄参、当归、菖蒲、花椒、桂枝、薤白、冰片、三七等。

（1）将药物研粉，或煎液汁，或用鲜品捣烂、揉搓，取汁，装入密封的瓶、壶中，或罩有漏斗的锅中，备用。

（2）使用时，敞开装有药物的瓶、壶，置于患者鼻下，令患者吸入药气；或用药物煮汤，趁热让患者以鼻嗅其蒸汽；或将药物卷入纸筒，点燃药物，让患者用鼻嗅入药烟。

（3）每日3次，每次嗅100～150次，或时时嗅之。

**2.适应证及应用**

鼻嗅疗法，即让药力通过鼻子，以气的形式运行于周身，以及应用通利鼻窍之品，通过疏泄孔窍、透邪外出，具有化痰散结、止血消肿的功效，主要适用于瘰证、呃逆、心痛等。本疗法所用药物，大都气味芳香，易于散发，宜密闭保存，或随制随用。嗅吸药物蒸汽时，鼻与药物之间应保持适当距离，以免烫伤。对于大惊、大恐、盛怒或不能配合治疗者不宜应用本法。

## 十一、鲜生含服疗法

瑶医鲜生含服疗法是指使用一些毒性小或无毒的药物时，可经口嚼或挤汁，将生药原汁直接内服或入汤剂以治疗疾病的方法。使用鲜生含服法可以充分保留药物的有效成分，对肝炎、肾炎、肾病等很多疾病亦可采用生药原汁治疗。本疗法具有安全、简便、价廉、效验的特点。

### （一）操作方法

将新鲜药草放入容器内捣烂后滤取汁液，一些毒性小或无毒的药物可口嚼或挤汁，将生药原汁直接内服或入汤剂。

### （二）适应证及应用

本疗法可调节盈亏平衡、促进气血通畅，加强气一万化，适用于感冒、急性咽喉炎、扁桃腺炎、腹泻（急性肠炎）、毒蛇咬伤、急性气管炎等疾病。此法要求所用的药物须为新鲜采摘且含水量较多。对于一些毒性小或无毒的药物可口嚼或挤汁，将生药原汁直接内服或入汤剂。

## 十二、磨药疗法

瑶医磨药疗法是用原生药材的根、茎、果实，或用动物甲、石骨等，在水、醋、酒中直接磨成药汁服用，从而达到治疗疾病的一种方法。磨药疗法突出了一个"磨"字，对于一般的内科疾病，磨法常以水为主，根据病性的寒热不同，有冷水磨、热水磨、矿泉水磨之分；而对于外科病患，则有酒磨与醋磨之别。

磨药汇集了汤剂与散剂的长处，既有汤剂荡涤病邪的神速，又有散剂散聚消结的韧性和特效，因而具有独具一格的优点，其优点具体如下：①磨剂的药汁发挥了"生药气锐先行"的作用，磨药疗法所用的药物基本上为山区原生药材，未经加工炮制，因而保证了药物气味俱全，充分发挥了药效。②施药迅速，服用方便，疗效快捷。磨药既减少了汤剂的煎煮时间，又避免了丸、散、膏、丹等剂型配方刻板、药效缓慢的缺点。③用药经济，成本低。磨药疗法中各味药的用量以磨药的圈数计算，少则几圈，多的也只有数十圈，各味药的用量仅为汤剂的十分之一左右，这样既减少了药材的耗损和浪费，又减轻了患者的经济负担，特别是对于负担不起贵重药材的患者，可避免"去贵求廉"之弊，保证了药物气味俱全，对当今药材紧缺、药价上涨及中药剂型改革等问题，无疑有着积极的意义。本法工具简单，携带方便，使用灵活。医生只要随身携带几十味常用药、一件磨具，便可遍游村寨，随证随磨，随磨随用。

### （一）操作方法

准备好所需药物及专用磨具。将所需药物放入磨具中磨碎，必需的不便磨的如花、叶、草等以取汁液的药物常以"引路药"形式运用，即将其煎水或压榨取汁液后用来磨药，或兑入磨好的药汁内服用。对慢性病患者还可配给药材及磨具，嘱其自磨自饮。

### （二）适应证及应用

磨药疗法药物一般以道地药材为主，在很大程度上体现了山区的特点，如矿石及山区植物的枝、藤、叶、花等。本疗法具有祛风回阳救逆、通脉消肿止痛的功效，适用于某些急重症（如小儿惊风、脱证、厥证等）、外伤性疾病（如肢体扭挫伤、筋伤、骨折外伤、水肿等）。

## 十三、烧针疗法

烧针疗法是将针直接用火烧红，快速刺入选定的穴位内，以治疗疾病的一种方法。本疗法与火针疗法相比，不需使用特定的火源基质。本法可以直达肌肤下，将火的热力直达病所，对于虚寒痹症的患者治之尤宜。本法具有安全、简便、价廉、效验等特点。

## （一）操作方法

一般选取细钢丝条（约8cm长），一端做成小型的圆形针柄，钢丝条中部再弯一圆圈作持针柄，将另一端磨尖成针，再用棉花将针尖包缠成米粒大的针头。

### 1.针刺部位选择

根据疾病辨证选穴，与毫针规律基本相同，或直接选取病患点（如疣等）。选好后，对局部穴位用碘酊或酒精严格消毒。

### 2.烧针

火针的烧制，一般用酒精灯为宜。使用前，务必将针烧红。《针灸大成》说："灯上烧，令通红，用方有功。若不红，反损于人。"

### 3.针刺深度

针刺前，左手固定患部，右手持烧红的针具迅速刺入穴位，然后立即拔出，深度应根据患者的病情、体质、部位而定，一般不深。如腰腹、四肢肌肉厚处可稍深，达2～5分，胸背部则宜稍浅，为1～2分。

### 4.针刺间隔

视具体病患而定。针刺（深刺）完毕，在针刺点处涂碘酊消毒，以防感染。

## （二）适应证及应用

本疗法具有温经通络止痛、散结消肿、祛风止痒的功效，适用于关节痹痛、腱鞘囊肿、带状疱疹、红丝疗（急性淋巴管炎）、蜘蛛痣（蜘蛛状血管瘤）等疾病。术前应向患者做好解释工作，以消除患者的恐惧心理，取得患者的积极配合。要对针具及局部皮肤严格消毒，以防感染。施针宜迅速、准确，深度适中。操作时注意避开血管及主要神经分布区。高热、抽搐、痉挛、皮肤过敏或溃疡破损、高血压、心脏病、恶性肿瘤患者，孕妇、年老体弱者，以及患有出血性疾病者禁用本疗法。

# 十四、平衡针疗法

平衡针疗法是指通过平衡针对患者的软组织进行松解和骨腔减压，从而达到缓解肌肉痉挛、改善微循环和局部组织缺氧状态，发挥舒筋活络止痛等功效的一种治疗方法。

## （一）操作方法

### 1.准备物品

平衡针、消毒液、棉签、纱布块、一次性注射器、酒精灯、火罐、定位笔、创可贴、利多卡因、生理盐水、地塞米松、无菌手套。

### 2.术前操作

施术者戴无菌手套，选择需要平衡针微创手术的部位，使用定位笔做进针标记，对于身体大关节部位或操作较复杂的部位可敷无菌洞巾，以防止操作过程中的污染，同时充分暴露微创手术的部位，做局部无菌消毒。

嘱患者摆体位以便于配合施术者操作。为减轻局部操作时引起的疼痛，可做局部麻醉，阻断神经痛觉传导，减轻患者的术中疼痛感觉。

3.施术操作

摆位：根据患者疼痛部位，选择仰卧位、俯卧位或者侧躺位，对操作部位进行摆位，充分暴露需要治疗的部位，做专门的摆位姿势，拉紧治疗部位的筋膜。

定点：选择疼痛点或软组织功能障碍点。

定向：操作时，针尖应向骨面，垂直进针，以肌肉纤维方向为着力方向，遵从顺紧垂直松的原则，在力的作用点上调节。

加压分离：①施术者用左手手指，把患处血管、神经和未患病的软组织推开，充分暴露患处病灶；②皮肤患处加压，针尖顶触进针处的皮肤，稍微用力，皮肤有轻微疼感，肌肉自我保护，会自动收缩；③层层加压。

"一快三慢"运针法：针尖突破感，有层层突破的手感，皮肤进针快，快速刺入皮肤后，就进针慢，切割慢，出针慢，简称"一快三慢"。

根据病情，选择合适的平衡针针具，定好点后，加压分离，以"一快三慢"运针法进行操作治疗；但需注意，若出现高压，需要肌肉或者骨腔减压的，选择平衡减压针进行减压穿刺；然后用火罐拔出瘀血和酸性物质，再消毒创口，用创可贴贴在创口上进行保护。术后观察40min，以确认安全；手术当天禁止洗澡、注意保暖、静养休息及营养调理。术后根据病情需要，可适当选择牵引、推拿、按摩结合理疗和中药熏蒸等配合治疗。伤口愈合后方可用水清洗。

## （二）适应证及应用

平衡针对软组织松解和骨腔减压，从而缓解肌肉痉挛、改善微循环和局部组织缺氧状态，达到舒筋活络、止痛等功效，适用于头痛、颈椎病、胸椎疼痛、腰椎疼痛、膝关节疼痛、网球肘、肩周炎等疼痛性疾病。有以下情况者禁用本疗法：严重内科疾病的急性发作期；凝血机制不良或有其他出血倾向者；血压较高，且情绪紧张者；施术部位有皮肤感染，有脓肿或肌肉坏死者，或者施术部位有重要神经血管或施术时无法避开重要脏器者；体质极度虚弱无法耐受者；罹患肿瘤者。

## 十五、银钗针疗法

瑶医银钗针是通过调节人体神路（经络、气血通道）气血的盈亏平衡状态，从而缓解肌肉痉挛、改善微循环和局部组织缺氧状态，达到舒筋活络、止痛等功效，并配合理疗及养生法的综合治疗，恢复身体的盈亏平衡状态以达到痊愈的效果。

瑶医认为，人体神路以畅通为用，不通则病，神路具有运输气血、联系脏腑、贯通上下、沟通内外表里的功能。神路通畅无阻是人体生命活动的基本生理特征。在发病过程中，病因可有瘀、瘴、蛊、毒、风、痨、瘀、寒、热等不同，这些病因引起的病邪凝滞于神路，形成"锁结"（软组织病灶），导致身体盈亏失衡，这是最基本的病理过程。锁则阻，结则病；通则调，调则愈。穿经走脉、开滞导结、解锁除蛊之法治疗疾病的根本原理就是调理神路，通过银钗针对神路上的"锁结"进行"解锁"（松解和减压），增强神路对各种生理、病理物质的运行与推动作用，开闭、掘塞、疏通筋脉，从而缓解肌肉痉挛、改善微循环和局部组织缺氧状态，达到舒筋活络、止痛等功效。

## （一）操作方法

### 1.准备材料

（1）银钗针：银钗针由80％的银和铜、锌、镍熔化的合金拉丝制成，既坚韧又有一定的柔软度。针尖部尖而不锐，可有效减少软组织内血管和神经的损伤，并且不锐的针尖在小幅度提插时能更有效地压毁神经末梢，阻断疼痛弧，终止疼痛的恶性循环。柔软的针身加上不锐的针尖使骨膜下刺做起来更容易。银钗针按长度分为Ⅰ号24cm、Ⅱ号21cm、Ⅲ号18cm和Ⅳ号16cm，针柄长度均为6cm。按人体的组织厚薄选择适合的型号。

（2）相关器具：消毒银钗针、75％酒精棉球、灭菌小纱布、95％酒精、橡皮球金属管注滴器1支（内吸满酒精，注滴艾球助燃用）、橡皮球尖嘴喷注器1支；装有碘酊的磨砂瓶1个及灭菌消毒大棉签若干、5～6号针头的一次性注射器若干支、长柄弯头止血钳2把（供夹95％酒精棉球以点燃针球上的艾球用）、长短柄无齿镊各1把（长者供银钗针群间垫布用，短者供夹取搪瓷罐内酒精棉球用）、纯棉消毒软布若干块（供填充针群间皮肤空隙用）、艾球若干（供燃烧用）、银钗针加热仪（用加热仪可不准备95％酒精及艾球软布等）。

### 2.操作步骤

（1）术前准备：询问患者的身体情况，有无发热或病毒感染，了解病史；有心脑血管疾病者，针刺前应按时口服相关药物；及时进餐，避免空腹进针，造成晕针；及时解好大小便；准备舒适明亮的房间；妥善安排好患者的体位。

（2）术中过程：一般用龙胆紫棉签定点，也可用记号笔改造灌注龙胆紫定点；用一次性灭菌大棉签蘸足碘酊后由术野的中心向周围消毒至术野外约10cm，待碘酊干后进行局部麻醉；在每个标记点作皮内麻醉的皮丘。麻醉药品一般选用0.25％盐酸利多卡因溶液。

（3）针刺操作：施术者用右手的拇指、食指、中指执针，如不好掌握，可用双手的拇指、食指、中指执针，避免错误地用力导致针身的弯曲。根据针刺部位的不同采取直刺、斜刺、围刺和平刺。钻刺只在变性特别严重的筋膜使用，其他部位不用钻刺方法。

（4）针群间垫布：针刺完毕后，将消毒软棉布块衬垫于针间，针距小处用长平镊夹持垫布轻巧地垫于针的间隙，压紧垫布，不要暴露皮肤，以免艾球燃烧时的热辐射灼伤皮肤，垫布时手法要轻柔，避免震碰针体造成不必要的震感刺激，给患者带来痛苦。

（5）针尾装艾球：施术者一手轻持针体，另一手拿艾球装于针尾上，安稳，避免患者扭动身体时艾球掉落造成垫布着火和皮肤烫伤。针尾密集的地方不要每根针尾都装艾球，避免热量集中造成患者的皮肤灼伤和针孔皮肤烫伤。艾球燃烧如出现剧烈皮肤灼痛时应在此针体上喷水降温，减轻患者的不适感。

（6）给艾球滴注酒精：用滴注器或大注射器向每个艾球均匀滴注酒精，使艾球处于半湿状态，滴注酒精时注意不要让酒精沿针柄流下，以免点燃艾球时引燃垫布，注入酒精过少则会使艾球燃烧时产生过多的烟，影响空气质量。

（7）点燃艾球：施术者一手持吸满水的喷注器或改造的大注射器，另一手持夹有酒精棉球的止血钳点燃艾球，如有火星落于垫布上，应用喷注器立即喷灭。

（8）去艾灰、起针和术野消毒：待艾球燃烧完毕，余热散尽后，用小板刷将艾灰扫于弯盘或小容器中，去掉垫布，一手持灭菌小纱布块压住进针处皮肤，另一手持针柄将针沿针身方向快速拔出，然后用灭菌小纱布块按压针孔，避免出血。快速拔出所有银钗针，速度越快，患者的痛苦越小。拔针后以75%酒精棉球清理术野血迹、污物。再以碘酊棉签涂抹每个针孔，待干后以双层无菌敷料敷贴术野，然后让患者穿好衣服起床下地活动。此时很多患者腰腿症状有豁然而逝的表现，此时唯有针孔部位有疼痛感，两天后可自行消失。

### 3.术后调理、注意事项

（1）治疗完毕后由于针刺解除了病变部位的疼痛，患者均能自行起床，且在行走或活动中感到征象豁然缓解与方便；仅髋外侧髂翼外面病变软组织针刺后会影响髋关节功能，需在医师的帮助下进行10～15次的被动与主动相结合再转向主动的伸屈活动，使髋关节变得灵活一点后再起床，但行走时仍会出现跛行步态，必须在室内加强行走练习，约15min就可恢复正常步态。

（2）要告诉患者，针刺后虽感征象缓解但常有2日局部不适的针刺反应，以及多针密集针刺者常会出现体温偏高的现象，可不作处理而自行消失。

（3）针眼禁用手指触摸。针刺后第3或第4日开始，针眼周围感觉皮肤发痒，属于正常反应，忌用指甲搔触，以免发生皮肤感染。

（4）在同一病变区，需作2～3次密集型针刺的间隔时间为5～7日，等待针刺反应消退、确定针刺疗效并作出下一步治疗计划后再行针刺；如有多个病变区，可在同一天或不同天进行针刺，不受时间限制。

（5）针刺显著缓解或完全消除征象后，不论头颈背肩臂手痛还是腰骶臀腿痛，都要常规地持续完成每天2000～3000m的慢跑锻炼，跑步时须保持挺起胸膛和踮起脚尖的姿势。持之以恒的锻炼既可增强患者的身体素质，还可使残留的潜性压痛点激发出疼痛便于针刺补课，这对严重的慢性软组织疼痛病例取得止痛的满意预期疗效是必不可少的。

## （二）适应证及应用

银钗针疗法适用于椎管外软组织损害严重的患者，以及70岁以下无严重的心脑血管并发症的患者。有高血压和心脏病患者应在病情稳定、密切观察下进行银钗针治疗。有以下情况的患者禁用本疗法：糖尿病血糖未控制者；严重的心脑血管疾病；出血性疾病，如血友病、血小板减少性紫癜等；针刺局部皮肤有明显感染者；身体极度虚弱者；孕妇的腰腹部。

## 十六、挟药推刮疗法

挟药推刮疗法，又称瑶医药推疗法，它是以瑶医筋脉理论为指导，以瑶医各种风证为治疗对象，采用推刮手法，并配合药物推拿，使邪退正复或扶正祛邪，从而达到治病目的的治疗方法。本疗法具有疏通经络、活血化瘀、散经止痛、清头明目、开胸导滞、缓痉镇痛等功效。

### （一）操作方法

#### 1.操作准备

准备桔叶2片，生姜适量，食盐少许。先将上药共捣烂，轻症者以少许开水浸泡，重症者以净水煮沸5min。若单纯热重者可取生姜煨熟去皮，将其切成刀口状薄片，浸入盐开水内3min即可；若寒邪偏重者，则取生姜连皮煨熟切片，加桔叶2片，捣烂夹入姜片之间进行推刮。对于初次接受挟药推刮疗法的患者，可酌情加适量葱白夹在姜片内推刮。另外，成人采用挟药推刮疗法时最好加用五月菖蒲或羊耳艾，并将其捣烂，用水煮沸，然后倒在干净纸上放地面晾冷，待药的温度合适时以纱布包之即行推刮。

#### 2.操作部位

依病情需要酌情选择施术部位，头部、四肢部、胸腹部、背部均可应用本疗法。

#### 3.具体操作

挟药推刮的方法，一般遵循先上后下的原则，即先头至手，再胸背，后下肢。

（1）头部推刮：施术者两手拇指、食指各捏药姜一片或药姜一撮，两手对持，用力适中，由印堂开始缓缓向上推过神庭，达顶部百会，继续往后推至大椎止；然后再从印堂由内向外上推至两侧头维穴，复由印堂向外推至两侧太阳穴，如此推刮8次即可。

（2）手部推刮：施术者左手握住患者掌部（男左女右）掌心向上，施术者右手拇指、食指捏药姜，先在患者食指外侧由指尖推向三间穴，连续8次，复将药姜由小指外少泽穴向下推刮至腕关节内侧横纹大陵穴止，再复从肘关节内侧的曲泽穴推刮至食指和拇指掌侧末端，然后如此依次推刮余指，最后再由曲泽由上而下推至大陵，转出太渊推至食指掌侧指尖端；从肘关节外侧曲池自上而下推至太渊，转出神门达小指尖端。上法每一过程均需重复8次。在推刮完手的内侧后，将患者手背向上，施术者左手轻握其四指，右手拇指捏药姜，由肘关节外侧从上往下缓缓推刮至拇指背侧末端，连续8次，并再往上复推刮至肘关节外侧，重复8次。如此来回过程，手部即算推刮完毕。上述各法推刮完毕后，施术者按拇指至小指为序，轻握各指并轻抖几下，使其关节滑利，经脉疏通。

（3）胸腹部推刮：先捏药姜由鸠尾直推刮至脐眼，然后再由天突穴推刮至脐眼1次，这有利于胸阳振奋，邪从脐出。其次用双手拇、食指捏药姜，从其双侧天池穴由内向外、向下推刮至大包穴，连续推8次。再由两肋章门穴从外向内、向下推刮至脐眼，如法推刮8次。在胸腹部进行推刮时，要注意配合呼吸。

（4）背部推刮：在脊柱中线至会阳穴处开始直往下推刮至尾椎部位，连续推8次。复由京门穴由外向内、向下斜推刮至命门穴8次，以达到固守肾气，祛邪下出的目的。

（5）下肢推刮：先持药姜从拇趾内侧隐白推刮往足后大钟穴，连续8次。再由小趾外侧至阴推刮至仆参，共8次。然后从膝眼沿胫骨前面自上向下推刮至踝关节前的解溪。复由内膝眼沿胫骨内侧推刮至商丘，转出踝关节外侧丘墟，推刮至小趾的至阴，连续8次。再复以犊鼻始，沿小腿外侧从上至下推刮至踝关节外侧至丘墟，转入踝关节内侧商丘，推刮至拇趾隐白，如法推刮8次。最后用手指蘸生桐油在腘窝处横截涂擦1次，意为断邪上行。

全身各部推刮完之后，宜取生桐油加热至温，施术者用手指蘸桐油在患者各大关节和各部推刮起始部位轻轻涂擦1次即结束。操作时手法速度要均匀有序，推刮后以患者全身微微出汗为度。着力要平稳，以免损伤患者皮肤。

## （二）适应证及应用

本法可适用于小儿干病（感冒高热、肺热、无名高热）、小儿急慢性惊风及风症或风敌闷（风湿痛）、跌打扭伤、闪腰、眩晕、胃脘不适、颈椎病、落枕、腰肌劳损等病症，特别是对小儿急慢性惊风可收到简、便、廉、验的效果。有急性损伤、瘀血严重以及开放性损伤者、孕妇、皮肤病患者慎用本疗法。

# 十七、心理疗法

瑶族自古有图腾崇拜、自然崇拜、祖先崇拜、巫术崇拜的习俗，从而促使其形成了独具特色的瑶医"神气道"理论。该理论蕴含了瑶族特色心理学思想，用"神气"

来论述群体的心理意识状态，以及人格鉴定的相关内涵，涉及心理病因病机及心理疗法、心理诊断、养生调神、人格气质等心理学体系，包含了"心主神明"的理论基础、心理治疗的理论及方法，临床主要用于治疗小孩受到惊吓、止血、止痛等病症。

收惊，也称之为去惊吓，由于年龄不同，受到惊吓的症状也是不一样的。小儿主要表现为经常哭闹、白天睡觉、怕黑、不吃东西，粪便带绿色或像鸡蛋花状、两眼之间的鼻子上方有绿色丝状物等症状；大人则表现为浑身酸软无力、疲倦、饮食不佳、头昏欲睡等。在瑶族地区，当小儿受到惊吓后，一般是去请瑶医师用一些仪式（巫术）的方法进行治疗。

## （一）操作方法

不同的瑶医师选择不同的药物，如米、银戒指，熟鸡蛋、银戒指，桐油灯、纸。

### 1.米+银戒指收惊法

哺乳期的婴儿受到惊吓时，在太阳落山时，准备一碗米，并在米里面放入一枚银戒指，用手将米拨平，再用一块毛巾包住碗口，避免碗里的米漏出来。然后抓紧毛巾，将碗呈90°侧着拿，碗口方向对着小孩，从小孩的头部方向往下缓慢移动，重复3次，之后将碗放在桌上，并把毛巾拿开，这时可看到碗里的米会空出一小块，那么就要再往碗里面加米，装满，再按之前的顺序操作，总共重复3次即可。这种治疗方法要连续3个晚上。若儿童已脱离哺乳期或者成人，则要用米糠来代替米，其操作方法同上。

### 2.熟鸡蛋+银戒指收惊法

在太阳落山之前，准备一个煮熟的鸡蛋，用一根线从中间捆住鸡蛋，并用力将鸡蛋分成两截，之后把其中一截鸡蛋中的蛋黄取出，找一枚银戒指放在空蛋白里面，并将这半边鸡蛋放在患者的肚脐眼上或心窝上10~20min，连续3个晚上都做同样的程序。一般情况下，在第一个晚上，银戒指变黑，之后就会慢慢变浅，恢复本来的颜色，表示惊吓已除。要注意的是，受惊吓的小孩及其母亲绝对不可食用剩下的半边没有去蛋黄的鸡蛋。

### 3.桐油灯+纸收惊法

在太阳落山之前，准备一盏桐油灯和一张纸。如果是男孩受惊吓，那么瑶医师就会用桐油在白纸上点上几点，顺序是首先在左上角点上一点，其次点右下角，然后点右上角和左下角，最后在中间点上一点。如果是女孩受惊吓，其顺序则不同，依次点右上角、左下角、左上角、右下角和中间。点完之后，将这张纸放在桐油灯的火焰上熏烤，这时纸上会出现一个图像，这个图像就是被吓到的东西，如是被狗吓到的，那么白纸上就会出现狗的图像。出现图像之后，就要将这张纸贴在被吓到的小孩的肚脐上，用腰带系上。此种方法也要连续操作3个晚上。

以上3种治疗方法虽然没有咒语，但是瑶医师必须在心中默念师父的名字，否则疗效不佳。

4.桐油纸贴肚脐法

先准备一些纸钱、一根香及桐油。在太阳下山之前，用香沾上些桐油涂抹在一张纸钱的中央，然后把这根香点燃放在桌上，在香的上面盖上一张纸钱。之后再将涂有桐油的纸钱放在点燃的香上熏烤，并口念咒语，念完咒语之后，把放在香上面的纸钱烧掉并将香熄灭。最后再将涂有桐油的纸钱对折，放在受惊吓的小孩的肚脐上面保持半个小时以上。此方法也是要连续进行3天。

## （二）适应证及应用

收惊法属于瑶医"神气道"治疗方法，是一种神气调治方法，通过转移患者精神，排遣情思，改移心志，以移精气，变利气血，安抚灵魂而治疗疾病的一种心理疗法。其要旨为通过语言、行为等形式以达到转移注意力、自我暗示、招魂除害的效果，从而调动患者的积极因素，转移患者对疾病的注意力，发挥患者的主观想象力以保持良好的精神状态，从而达到治疗疾病的目的。主要应用于受到惊吓的婴幼儿及成人。对于大惊、大恐或心存怀疑者不宜应用本疗法。

# 十八、握药疗法

本疗法为一种古老的治疗方法，从山中采集所需的药材，取某些芳香辛辣类具有刺激性的药物做成药丸，让患者握于掌中，通过刺激劳宫穴而作用于病患部位，或者促使患者发汗以达到治疗某些疾病的目的。

## （一）操作方法

将药物研末或捣烂，搅拌均匀，加水、醋或酒等搓合成丸（或饼）。施药前用热水清洗手掌一遍，取药丸握于手掌心中，可用手指轮流缓慢按压贴药部位20~30min，一般多以手汗微出为度。用于婴幼儿时，药物宜以纱布或绷带固定。如用鲜药，可直接将其捣烂后握在手中。

## （二）适应证及应用

手掌是诸多经脉交汇、穴位聚集的部位，手心也是最易吸收药物的部位之一。握药是利用手掌的温度和湿度，通过皮肤、经穴渗透以吸收药物。适当按压药物还能刺激手心、活动手指，能起到通经活络、运行气血、调节脏腑的作用，进而达到防病治病的效果。握药法是一种古老而新颖、安全而有效的治病方法。本疗法适用于面部神经麻痹、中风先兆、顽固性头痛、寒湿腰痛、慢性咽炎等症。握药前用热水浸泡双手后再治疗，可提高疗效。用药出现皮肤过敏时，应暂停使用。手掌发生溃疡或破损时，应禁用。上肢瘫痪或麻木，无力手握的患者，不宜使用本疗法。

## 十九、脐药疗法

瑶医脐药疗法是运用多种剂型的药物，对脐部施以敷、贴、撒、填、涂、熨、灸、按摩、拔罐等，以治疗疾病的一种常用外治方法。该疗法在我国各地瑶民居住区广泛应用。因其操作简单、方法灵活、适应证广、疗效显著、经济、安全、无明显毒副反应，所以能流传至今，且越来越受到人们的重视，并在内科、外科、妇科、儿科等临床中广泛应用。

脐部，俗名脐眼、脐窝、肚脐。脐药疗法是指将药物做成适当的剂型（如糊、散、丸、膏等）敷于脐部，或在脐部给予某些物理刺激（如艾灸、针刺、热熨、拔罐等）以激发经气，疏通经络，促进气血运行，调节人体阴阳与脏腑功能，从而防治疾病的一种方法。瑶医"盈亏平衡论"认为，人体脏腑、经络失之平衡则会产生疾病，而"三元和谐论"不仅强调天、人、地之间的和谐，亦把人体分为上、中、下三部对应天、人、地，脐部是人、地两部的结合点，是生死之户，是元神出入之地，为百风总窍、五脏寒门，是人身之命蒂，真息往来之路。瑶医脐药疗法应用风药、打药或风、打相兼药物的鲜药或干药制成剂、膏剂等敷脐，经脐透入经脉，随经脉气血流注运行面输布全身，直达病所。

### （一）操作方法

（1）敷脐法：把制好的药膏或药末调成膏直接敷于脐部。

（2）撒脐法：将药物研成细末，直接撒于脐部。

（3）填脐法：将药末、药丸或药膏填塞在脐中，外以膏药或消毒纱布包扎固定。

（4）涂脐法：用药液直接涂于脐部，不加覆盖。

（5）掩脐法：用冷（或热）毛巾或净布，浸水或药液后掩覆脐部，随时更换。

（6）熏脐法：用点燃的艾条，熏灸脐部；或令患者俯卧于一张20cm×20cm圆孔的床上，脐部对孔，然后把加热后的药液对准床孔以熏蒸脐部。药液冷却后加热再熏。

（7）灸脐法：先用细盐、姜片或葱白，或其他药物填脐，然后把艾炷（大小应据患者病情而定）放在其上点燃灸之。

（8）熨脐法：以热物（热水袋、热壶、热砖或炒热的药物等）包裹后放于脐部，或上下左右推动，注意不要烫伤。

（9）按摩法：用按摩手法，在脐中及脐周按摩。

（10）拔罐法：在脐部拔罐。

（11）竹筒吸法：先将竹筒放在锅内煮热，再用夹子将其捞出，快速用净布擦干，吸附于脐部。此法多适用于胃肠症、急性胃炎等病症。

## （二）适应证及应用

本疗法具有清热、解毒、开窍、散寒、温中、补虚、行气、利咽、消肿、通里、止泻、止痛、止汗等功效，适用于内科、外科、妇科、儿科等多种急慢性疾病，如眩晕、高血压、面肌痉挛、内风症（中风后遗症）、口眼㖞斜、半身不遂、胃下垂、涕豪（腹泻）、胎动不安、难产、小儿疳积等病症。对药物皮肤过敏者，慎用本疗法。

## 二十、药枕法

瑶医药枕法是将药物制成枕头或将药物装入枕头中，患者睡觉时头部接触枕头，以达到治病目的的一种治疗方法。一般是将以挥发性、芳香性为主的药物置入枕芯中，做成药枕，让患者在睡觉时垫于头项下以治疗疾病。

### （一）操作方法

（1）布枕芯：用棉布缝成长约50cm、宽约30cm的枕芯。将所选药物研末，撒入木棉或棉花等填充物中，装入枕芯，外加棉布枕套即成。使用时，令患者枕之，每日使用时间不少于6h。

（2）木枕芯：用柏木板或槐木板做成长50cm、宽30cm、高6cm左右的木盒，木盒四周钻百十孔，将药物研碎后装入盒内，外用棉花、棉布分层包裹，外加棉布枕套即成。使用时，令患者将头项卧于枕上，每日使用6h以上。用备好的药枕做枕头入睡，可连续使用3～6个月，久用或寒冷天气可先烘烤使其有温热感后枕之入睡，每次使用前可轻轻拍打使其松软后再用。

### （二）适应证及应用

瑶医药枕法具有芳香通窍、怡神醒脑、安神益智、调养脏腑、养元强身、清肝明目、宣肺化痰、益卫固表、疏通经络和调整阴阳的功效，主要适用于头痛、近视、失眠、健忘、虾症（咳症）、鼻塞和耳聋等病症。孕妇、皮肤过敏者禁用。

# 第三节　壮瑶医特色疗法

## 一、火针疗法

火针疗法是用特定的火源基质燃火并将用火烧红的针迅速刺入人体一定穴位或部位以治疗疾病的一种方法。此针法和针灸、放血类似，是用一种特殊的针具，运用一种物理疗法，将火的热力直达病所，对于虚寒病症的患者尤宜。

### （一）操作方法

火针的种类分为桐油火针、酒精火针及硫磺火针，操作时根据选择分别用针粘附于相应的火源基质，使用时用火点燃，待针尖稍红时，甩开针上的油滴，迅速刺入相应穴位或部位后快速出针不留针。针刺头部及皮肤较嫩的部位应以物隔护，防止烫伤。施针时要掌握力度，避开血管，出针后针孔处用涂碘酊消毒后以消毒纱布包敷。

## （二）适应证及应用

长针深刺适用于瘰疬、象皮腿、痈疽肿痛；短针浅刺适用于风湿痛、肌肤冷麻、皮肤瘙痒、疥疮等。有高热、抽搐、痉挛、皮肤过敏或溃疡者，高血压、心脏病、恶性肿瘤及孕妇或有出血倾向者禁用本疗法。

## 二、放血疗法

放血疗法，又称刺络放血疗法、针刺放血、放血术等。它是用三棱针刺入经脉，使之溢出一定量的血液，从而达到治疗疾病目的的一种疗法。放血疗法可以除邪毒、损盈调虚，调整机体盈亏失衡以治疗疾病。对减轻关节疼痛，改善关节功能疗效显著。本疗法简便易行，无毒副作用。

## （一）操作方法

1.施术部位

局部压痛点或皮肤反应点。

2.针具准备

不锈钢三棱针大、中、小三型或梅花针若干枚。大、中、小号火罐若干只。另外，准备消毒用的碘酊、75％酒精棉球、生理盐水、干棉球以及拔火罐用的95％酒精棉球等。

3.操作步骤

（1）消毒：针具可用煮沸或高压蒸汽消毒，也可用5％～10％的来苏尔消毒液或1：1000的新洁尔灭溶液浸泡消毒。穴位选定后，局部皮肤用碘酊棉球或酒精棉球常规消毒，即可进针施术。

（2）进针：用右手拇指、食指和中指持针，中指在前控制进针的深度。操作时一般是斜向进针，针体与皮肤呈一定角度。针尖向上，针尾朝下，这样有利于血液顺势流出。如果血络瘀阻不明显，针刺前可先按摩穴位，使血管充血，然后再进针。进针后的出血量依患者病情而定。精神分裂症、丹毒、跌打损伤等，出血量宜多一些，一般为30～100mL；体弱虚证的患者，出血量宜少些，几毫升即可。每次所选穴位，总计最大出血量不要超过200mL。

（3）疗程：慢性疾病可间隔1～2周刺血治疗1次，如风湿性关节炎、慢性腰腿痛、癫痫、脑血管意外后遗症等。如果疗效不明显，且体质较好的患者，可适当增加放血次数。急性病可以连续刺血1～2次。如神志昏迷、精神分裂症、急腹症等，病情好转后，可适当延长治疗间隔时间。多数患者经放血治疗1～3次后，均有明显效果。

## （二）适应证及应用

本疗法具有疏通经络、活血化瘀、清热解毒、止痛、开窍醒脑等功效，主要适用于痧症、发热、高血压、眩晕、疖肿、三叉神经痛、风湿腰腿痛等顽固性痛症。操作前应向患者做好解释工作，以免患者紧张，孕妇、体质虚弱及凝血机制不良者不宜采用本疗法。注意针具及皮肤的消毒，防止感染。治疗时手法宜稳、准、轻，不宜过猛，放血不可过多；如刺血部位发生血肿，可用手指挤压出血，或用火罐拔出，若血肿仍不消退，可用热敷促使其消散；一旦出现晕针现象，立即扶患者平卧，给饮热水，并注意观察患者的面色、脉象、血压。症状较重者，立即送往医院急诊科请专科医生处理。患有血小板减少症、血友病等有出血倾向疾病的患者，以及血管瘤患者、贫血、低血压、孕期者，过饥过饱、醉酒、过度疲劳者，不宜使用本疗法。

## 三、刮痧疗法

刮痧疗法是广泛流传于壮瑶族民间的一种古老外治疗法，有广义和狭义之分。狭义刮痧是指用铜、瓷匙、硬币、纽扣等钝缘蘸取植物油或清水，反复刮动、摩擦患者体表皮肤相应部位，以治疗疾病的一种方法。广义刮痧还包括用手直接撮、扯、拧、挟、抓、挤、揪等方法来祛痧，或借助针具进行挑痧。刮痧疗法包括刮痧法、撮痧法与挑痧法3种，具有疏畅气血、开窍醒脑、解表驱邪、清热解毒、行气止痛、运脾和胃化浊、急救复苏等功效。

## （一）操作方法

### 1.刮痧常用药物

（1）苎麻：一般选取已成熟的苎麻，剥皮晒干后，摘去枝叶，用根部较粗的纤维，捏成一团，施术前先让患者脱掉衣服，施术者用右手拿着苎麻团，在清水里蘸湿，从患者的背部，由上至下，边蘸水边刮抹，至刮出大量紫黑色的痧斑为止。此疗法在古代医籍中称为"戛法"，现在已很少使用。但如果是偏僻的地区，一时找不到其他工具时，此疗法仍不失为应急的措施。

（2）八棱麻：取八棱麻茎叶，洗净，放在铁锅里炒软（不能放油炒），挤去汁，用布包裹后刮之。多用于小儿娇嫩皮肤和成年人的胸、腹部。

### 2.刮痧工具

（1）小蚌壳：此为沿海湖泊渔民常用的一种刮痧工具。小蚌壳要选取边缘光滑或磨成钝缘的。刮痧时，施术者用右手持蚌壳边蘸水（或蘸植物油），在患者身体的特定部位刮痧，由上而下地刮抹，以刮出紫黑色痧点为止。

（2）铜钱、铜板：这是20世纪50年代以前最常用的一种刮痧工具。取材比较方便，一般选取边缘较厚（边缘太薄，较锋利，易刮破皮肤而感染）且没有残缺的大铜钱或铜板。刮法同小蚌壳刮法。

（3）铝质钱币：为近代较常用的刮痧工具，取材方便。但分币边缘有齿痕，故要求刮痧手法要特别轻，防止刮破皮肤。刮法同小蚌壳刮法。

（4）铜勺柄：选取边缘较厚且光滑的小铜勺柄。刮法同小蚌壳刮法。

（5）瓷碗、瓷酒杯：选取边缘较厚且光滑无破损的瓷碗、瓷酒杯。刮法同小蚌壳刮法。

（6）瓷汤匙：选取边缘光滑且无破损的汤匙。刮法同小蚌壳刮法。

（7）药匙：选取边缘光滑且无破损的药匙。刮法同小蚌壳刮法。

（8）瓷茶杯：选取边缘光滑且无破损的小瓷茶杯。刮法同小蚌壳刮法。

（9）有机玻璃纽扣：此系近代较新采用的一种刮痧工具。纽扣取材方便，清洁消毒处理容易，但应选取边缘光滑、较大的纽扣，以便捏拿。刮法同小蚌壳刮法。

（10）棉纱线、头发：常用于刮头面部和婴幼儿皮肤。用适量的棉纱线、头发，捏成一团，蘸取植物油，从上至下刮之、抹之、擦之。

（11）其他材料。小酒杯或小茶盏，用来盛装植物油（常用芝麻油、菜籽油、豆油）、清水（常用冷开水）做刮痧工具的润滑剂，以防刮破患者皮肤，引起感染。

3.具体操作方法

（1）直接刮法：让患者俯伏在椅子或桌子上，用热毛巾擦洗患者准备刮痧部位的皮肤，有条件的可用75％酒精等灭菌消毒剂作常规消毒。施术者用右手持刮痧工具在清水或植物油中蘸湿，先在患者颈项正中凹陷处刮抹，刮出一道长形紫黑色痧点；然后让患者取俯卧位，在其脊椎正中刮一道（如果患者瘦弱或脊椎骨生理突起的可刮两旁）；再到肩胛下左右后背第7～9肋间隙处各刮一道，以刮出紫黑色痧点为止。

如刮完上述几处，患者自觉症状减轻，可于脊柱棘突两旁上下各加刮1～2道，则收效更大。如患者头痛或喉咙痛则取仰坐位，在咽喉两旁各刮1～2道；如头晕眼花，胸腹胀痛，胸中苦闷，心中发热烦躁则取仰卧位，在胸前两侧第3～5肋间隙处各刮1～2道，左右肋下肝脾区各刮1～2道；如手足厥冷，小腿转筋可加刮双臂弯、双腿弯、足跟肌腱处等部位，以刮出紫黑色痧点为止。

在确定部位后，沿神经分布由上及下、由内向外缓慢刮抹，轨迹呈弧线，长2～3寸或更长，刮痧要顺着一个方向刮，不要来回刮，力度要均匀合适，不要忽轻忽重，一般每处可以刮20次左右，以皮下出现微紫红或紫黑色痧点即可。痧症重者应配合放痧疗法、针灸疗法、药物疗法等，谨防延误病情，发生意外。在刮取头、额、肘、腕、腿、膝及小儿皮肤时，可用棉纱线团或发团、八棱麻等刮抹之，腹部柔软处，可用食盐以手擦之。

患者自觉轻松后，可让患者休息几分钟，再在已刮过的部位刮动十几下，刮完后擦干水渍，让患者穿上衣服，卧床休息一会儿，适当饮用一些姜汁糖水或白开水，患者会感到异常轻松和舒畅。

（2）间接刮法：使用有边缘且光滑的铜钱、瓷匙、硬币等物件，在患者的刮痧部位放上薄布类织物后，进行间接刮痧。它除具有刮痧法的功能外，还有保护皮肤的作用（主要用于婴幼儿高热，中枢神经系统感染并开始出现抽搐者）。刮痧前，先在上述刮痧部位放上干净手绢（或3寸宽、6寸长的新白布一块），用消毒好的刮痧工具，在手绢（或白布）上面以1秒钟2次的速度，朝一个方向快速刮抹，每处可以刮20～40次。一般10次后，掀开手绢（或白布）检查一下，如皮肤出现暗紫色，即停止刮抹，另换一处。如果患者闭眼不睁、轻度昏迷或高烧不退，可加刮其两手心、两足心及第七颈椎上下左右四处，每处加刮至100次左右。刮痧后，患者需卧床休息，不宜急躁动怒或忧思沉郁，并禁食生冷油腻食物。

## （二）适应证及应用

刮痧疗法适用于绞肠痧、中暑、瘟疫、感冒、食物中毒等病症，以及由风寒邪气侵入机体而引起的头晕、胸闷、恶心、吐泻、肢体痹痛等症。另外，健康的人亦可应用，如工作劳动之余，精神不佳，全身酸痛，可施以此术以消除疲劳。本疗法还有减肥、美容等功效。

## （三）注意事项

（1）刮痧治疗室空气要流通，注意保暖，勿使患者感受风寒外邪，导致病情加重。

（2）刮痧时，要求患者体位自然而舒适；在刮痧过程中，按要求更换体位，避免患者疲劳而中断治疗。当患者疲劳时，可让其做完一个体位刮痧，休息5min左右再继续。

（3）刮痧用的工具一定要注意消毒，刮痧部位的皮肤表面一定要清洁，有条件时应常规消毒后再施刮痧术，建议刮痧后不要立即洗澡。

（4）刮痧工具如较薄，并且边缘欠齐整或不光滑时，刮痧手法要特别轻，多刮数次，勿刮破皮肤，以免引起感染。如不慎刮破皮肤，要常规消毒后包扎。

（5）刮痧手法要求用力均匀，不要忽轻忽重，患者对术中的疼痛不能忍受时应刮得轻些，多刮数次，以达到皮下形成紫黑痧斑、痧痕为止。

（6）刮痧过程中，如患者出现冷汗不止、脉象沉伏、吐泻不止等情况，应停止刮痧，并及时抢救，防止发生意外。

（7）施刮痧术前，应根据患者症状的轻重缓急，积极配合其他治疗方法，如针灸、放血等，以免延误病情。

（8）婴幼儿皮肤极其娇嫩，即使用手绢（或白布）保护皮肤，也要用力轻巧，不要妄用猛力。有皮肤过敏、溃疡、水肿及大血管分布的部位、孕妇的腹部、腰骶部不宜刮痧。

## 四、竹筒梅花针疗法

竹筒梅花针疗法是壮瑶族地区传统疗法之一。用竹筒梅花针施治时，按常规消毒，将浸泡好的药酒涂在人体需叩打的部位上，用竹筒梅花针蘸上药酒叩打。由于竹筒梅花针叩打刺激皮肤神经，加上药酒行血舒筋的功效，可促进中枢神经调节身体机能以达到治病目的。竹筒梅花针使用方法简便，痛觉极微，效果显著，深受患者欢迎。

### （一）操作方法

**1.部位选择**

局部压痛点或皮肤反应点。

**2.针具选择**

竹筒梅花针用9枚缝衣针按梅花圆形镶嵌在一节长15cm、直径2cm的竹筒的一端制成。

**3.药酒配方**

五爪风、舒筋藤、生草乌、飞龙掌血、两面针，将上药放入瓶中，加入75％酒精或白酒，浸泡10日，去渣待用。

**4.操作步骤**

（1）施治时，先常规消毒，再将浸泡好的药酒涂在叩打部位上，用竹筒梅花针蘸上药酒叩打。

（2）叩打方法。

①局部叩打法：将梅花针蘸上配制好的药酒，在病患部位及其四周叩打，亦可选择针灸穴位反复叩打。

②脊髓中枢叩打法：自头后下方颈椎至骶骨及脊柱两侧叩打。

③末梢叩打法：自上而下，从上肢自肘至指尖，下肢自膝至趾端叩打。叩打时应按先中枢、次局部、后肢端，从内到外，由上至下的顺序进行。

### （二）适应证及应用

本疗法可祛风除湿、活血通络，主要适用于治疗内风症（中风后遗症）、类风湿性关节炎、多发性神经根炎、沉佳倦（肩周炎）、肢体麻木等病症。应根据患者的体质、性别、年龄及病情来选择最佳的叩刺方法。术前须让患者稍微休息，消除紧张情绪，使全身肌肉放松方可施治。施治时，刺激部位和面积不宜过多、过大。对于过多的刺激部位和过大的刺激面积，可适当配合，轮流使用，不必1次尽用。施治时要注意室内环境和温度，避开风口，以免患者因受凉而加重病情，影响治疗。初次接受治疗的患者和小儿，宜用轻刺法，以后再根据病情，逐渐加重。年老体弱患者、孕妇、严重心脏病患者、重度高血压患者、急性传染病患者禁用本疗法。

## 五、滚蛋疗法

滚蛋疗法是指用壮瑶药煮制浸泡的禽蛋，在患者身体有关部位滚动，以治疗疾病的一种方法。它是在瑶医理论指导下，运用穿经走脉、启关透窍、舒筋通络的原理进行治疗，具有安全、简便、廉价、效验的特点。滚蛋疗法分为热滚法和冷滚法，分别具有散寒除痧、疏通筋络及清热解毒、舒筋通脉的功效。

### （一）操作方法

#### 1.热滚法

选用新鲜的鸡蛋或鸭蛋2个，加水800mL左右把蛋煮熟，也可添加适量药物与蛋同煮，感冒加生姜、葱白、艾叶等，风湿病加杜仲、羌活、独活等，跌打损伤加桃仁、红花等，消化不良加山楂、鸡内金、神曲等。煮熟后取温热的蛋1个，趁热在患者头部、额部、颈部、胸部、腰部等部位依次反复滚动热熨，直至患者微汗出而止。蛋凉后，可再放入药液中加热，2个蛋轮流滚动。操作时要注意蛋的温度，以患者能耐受为度，避免烫伤。

#### 2.冷滚法

取生蛋反复滚动，操作前应将蛋用冷水冲洗干净。基本方法同热滚法。

### （二）适应证及应用

滚蛋疗法适用于感冒初期、关节酸痛、皮肤肿胀、热证及小儿消化不良、厌食等。每日治疗3～5次，每次10～20min，一般10日为1个疗程。皮肤破损、溃疡或化脓者禁用本疗法。用来做疗法后的蛋不适宜再食用，应做废弃处理。

## 六、熨法

熨法又称热敷熨法，是将一发热物体贴敷于人体的某一部位而进行治疗的方法。瑶医用熨法治病，常常就地取材，该法简便又安全。瑶医熨法借助于热力或药力，通过皮肤作用于机体以驱邪扶正、调经脉、通气血，从而达到治疗疾病的目的。

### （一）操作方法

#### 1.药物热敷熨

（1）药包热敷熨：将选好的药物放在砂锅或铝锅内煮热，用布包好贴敷患病部位或穴位。每次热敷时间不宜超过30min，每日2次。敷病部周围及四肢，可治腹痛兼吐泻、风疹等症。取鲜野菊花（干品亦可）适量，蒸热，置于布袋中，熨患部或胸背四肢等处，主治胁痛及风疹瘙痒症。

（2）药饼热敷熨：将药材研极细末，加入适量面粉做成饼状，或蒸或烙；或者用面粉蒸饼，将药物细末放置在热饼之上，贴敷患病部位或穴位，凉后即可弃掉。

（3）药末热敷熨：将选定的药物共研细末，或将所选用的药物捣烂，直接放置在一定的部位或穴位上热敷。

（4）药液热敷熨：将药物煮熬，用纱布蘸取药液，直接贴敷于患病部位。

（5）药渣热敷熨：将选好的药物煮熬，去汁存渣，用其药渣热敷于患处，并施盖纱布等物，或用热药汁滴沾，以防散热太快。

**2.热水袋敷熨**

将热水倾入热水袋（亦可用橡皮袋、高温瓶等代替）内，水量不要超过热水袋的三分之二，然后排出热袋里上部多余的空气，将盖拧紧，直接贴敷于患病部位。

**3.水温热敷熨**

将水烧热，先在皮肤上涂一层凡士林油，然后把棉布放到热水中浸透，捞出，拧去多余的水分，直接热敷于患处，上面用油纸或塑料薄膜覆盖，再用棉布包好，保温。每3～5min更换一次敷布。一般治疗时间为20～30min，每日1次。

**4.酒精熨法**

取适量酒精，加热后用棉布浸泡，趁热熨胸腹部及四肢关节。可用于治疗饮食停滞致胸膈满闷不舒，或大便溏泻及因风湿所致的关节痛。

**5.酒熨法**

用白酒（60°以上的烧酒）煨热，取棉布2小块，蘸取热酒擦患部，布冷则换热布，轮流使用。可用于治疗气郁不舒及跌打损伤等。

**6.沙热敷熨**

取适量沙粒，放入铁锅内炒热至人体能耐受的温度，直接热敷于患处或用布等物包裹，热敷于患处。

**7.铁末热熨**

取适量干净铁末，倒入铁锅内炒红，取出降温，装入布袋，并在铁末中洒适量陈醋，双手揉搓，使铁末与醋充分搅拌均匀，待铁末有热感，再继续揉搓10min，置于患处贴敷。例如用生铁落适量，加入少量醋炒至极热后置于布袋中，熨患部。可治胸胁满闷、四肢关节胀痛。

**8.砖瓦热熨**

取适宜青砖或瓦片，置炭火或煤火中烘热，用布包裹熨患处。

**9.灰熨法**

用木柴灰适量，加入适量开水（合成团即可），置锅中炒热用棉布包裹，置于脘腹熨之。可治胸膈满闷、食滞反酸等症。

**10.其他热敷法**

（1）盐热敷熨：选取颗粒大小均匀、没有杂质的盐适量，倒入铁锅中，用小火慢慢加热，边加热边搅拌，待温度达55～60℃时，倒入布袋内，将袋口扎好，置于患部。治疗时间一般为20～30min、每日或隔日1次，15次为1个疗程。例如取食盐适量，文火炒热，用棉布包裹，用以熨脘部、腹部。可治因寒邪所致的胃脘痛、腹痛及吐泻等症。

（2）葱热敷熨：取适量新鲜葱白，捣烂后放入铁锅内加酒炒热，趁热取出，用布包裹，置于患处贴敷。如取葱白适量，切碎（长1～2cm），加入酒炒热，用棉布包裹，趁热熨腹部。可治寒邪凝滞所致之小便癃闭，以及产后血凝滞之少腹痛；亦可治跌打损伤导致的瘀血凝滞之症。

（3）姜热敷熨：取适量新鲜生姜，捣烂后放入铁锅内炒热，趁热取出，用布包裹，置于患处贴敷。例如取适量生姜捣烂，去汁取渣炒热，用棉布包裹，用以熨（心）胸胁等部，若姜渣冷却，则可加入姜汁再拌炒热以熨之。可治因寒所致之胸胁满闷及痰湿积滞等症。

（4）醋热敷熨：取适量盐放入铁锅内爆炒，取适量陈醋洒入盐内，边洒边搅拌均匀，醋洒完后再略炒，迅速倒在布上包好，趁热敷于患处。

（5）蚕豆熨法：取适量蚕豆，放入锅中用文火炒至极热，置于布袋中，趁热熨四肢关节部。主治关节酸痛。

## （二）适应证及应用

熨法具有解毒、消肿、驱寒湿、减疼痛、除疲劳的功效，主要适用于哮喘、胃脘痛、乳痈、跌打损伤、肌肉劳损、胁闷症（胁痛）、风疹症、毛虫伤、化出（遗尿）、吹乳、阴挺、闭经、鹤膝风、五迟症、痄腮、脱肛、酒糟鼻等病症。操作方法要得当，要按患病部位或经络穴位贴敷，并使患者保持体位舒适。热敷疗法的温度一定要适当，温度过高则易烫伤皮肤或使患者出汗过多而引起休克，但也不要因温度不够而影响疗效。在热敷过程中，患者如感觉不适或局部有不良反应，应立即中止热敷。患热病、高血压，皮肤过敏有溃烂、烫伤、失血及局部红肿者等忌用。

## 七、熏蒸疗法

熏蒸疗法属于外治法范畴，在外科领域应用广泛，其治疗机理是通过蒸汽熏蒸和药物浸浴作用于皮肤的方式达到治疗疾病的目的。熏蒸疗法在传统医学的记载中又有广义与狭义之分。广义的熏蒸疗法包括烟熏、蒸汽熏和药物熏洗三种。狭义的熏蒸疗法仅指药物熏洗的方法。熏蒸疗法在热力、机械刺激和药物的共同作用下，借助热蒸汽作用于皮肤，能促进和改善局部的血液循环与新陈代谢，并能疏通经络，改善脏腑的生理功能，从而达到治疗疾病的目的。

## （一）操作方法

### 1.烟熏法

烟熏法是用中草药燃烧的烟气治疗疾病的方法。本疗法具有开窍醒神、止咳平喘、祛风止痛、杀虫灭菌、消瘰拔毒、宽胸理气等功效，不但适用于实证，亦适用于虚证。操作步骤如下。

（1）桶熏法：把药物放在桶内（最好盛在瓦盆内）点燃，使其冒烟而不着火，令患者坐于桶上熏之。

（2）筒熏法：把药物放入瓷筒内（瓷瓶亦可）点燃，令患者把患处放在筒上，使烟直接熏疗患处，或将药物研碎后用纸紧卷成筒状，点燃熏之。

（3）室熏法：将药物放室内安全处点燃，密闭门窗，使烟气弥漫，借以熏疗。此法于流行病季节用效果最佳。

（4）药纸熏法：将所选用的药物研成细末，用较厚的草纸卷之点燃出烟，直接熏疗患处。

（5）香炉熏法：将药香折成段放入香炉内点燃，其烟从盖上的小孔和香炉四周冒出，用于灭蚊、除湿、辟秽、祛病等。若把香炉盖移去也可直接熏疗患处。

（6）药烟熏法：选择对症的中草药，研成粗末，装入烟斗内点燃吸之。本疗法以燃着冒烟为度，一般不宜用火焰熏烤，以免烧灼皮肤。本疗法可用于治疗咳嗽，亦可用来解郁降逆。本疗法不宜用秽恶气味较重的药物，以免刺激咽喉；凡高热、孕妇及出血患者慎用本疗法；咳嗽患者用本疗法数日不效者，应改用他法。

## 2.蒸汽熏法

蒸汽熏法利用药物蒸发的雾气熏蒸皮肤，借其之气直透腠理，从而达到防治疾病的目的。蒸汽熏法有全身与局部两种。本疗法对体虚邪之病不能速愈者颇为适宜。

（1）全身熏法：将煎煮好的药物倾倒入瓷盆内，盆上放一块木板，令患者坐在木板上，用布围住全身及瓷盆，露出头面，使蒸汽熏蒸全身。

（2）局部熏法：将患部放在盛有中药煎剂的瓷盆上，上覆毛巾或布，不使热气外透，进行熏蒸。

本疗法不宜出汗太多，否则容易引起感冒、虚脱等。本疗法不适用于体虚多汗、大出血、严重贫血、失水、高血压、精神病等患者。

## 3.药物熏洗法

熏洗法是将药物煎煮后，先用蒸汽熏疗，再用药液洗全身或局部患处的一种治疗方法。它借助于蒸汽与药液的熏洗，起到疏通腠理、祛风除湿、透达筋骨、活血理气的作用，主要用于全身性疾病及目、手、足等局部疾患。

（1）全身熏洗法：选择密闭且光线充足的房间，将所需药物放入锅内煮沸，待蒸汽加热使室温达40℃左右方可进行治疗，一般蒸15～20min后，室温降低，再用温热的药液洗浴。每日1次，10～15次为1个疗程。

（2）局部熏洗法：将煮沸的中药液倾倒入盆内或杯中，把患处放在药液上熏蒸，若患部面积很小，可在盆上或杯上盖一有孔的布或盖，使患部对准小孔熏之，待药液降温后，再进行洗浴。

## （二）适应证及应用

熏蒸疗法具有发汗、透疹、祛风、开窍、解毒、杀虫、补虚和止痛的功效，适用于咳嗽、冠心病、产后血晕、癣症等皮肤病，疗效确切，特别是对于不能服药的患者，熏蒸疗法更能显示其优越性。

## 八、灯草灸法

灯草灸法又名打灯火法，是指用灯心草蘸植物油点燃后在穴位上直接灼灸的一种方法。明代李时珍《本草纲目·卷六》记载："灯火，主治儿惊风、昏迷、搐搦、窜视诸病，又治头风胀痛。" 清代对灯火灸法的研究甚多，乾隆年间陈复正所著的《幼幼集成》誉灯火灸为"幼科第一捷法"。《串雅内外编》收集了不少民间灯火灸的验方，灯火灸适用于腮腺炎、呃逆、呕吐、阴痧腹痛、小儿消化不良、功能性子宫出血、手足厥冷等病症。

### （一）操作方法

选用灯心草，植物油。先将施灸穴位常规消毒，右手持约3mm粗的灯芯一根，蘸以茶油或菜油，以尖端在酒精灯上点燃，对准穴位迅速灼灸，当灼及皮肤时，发出"啪"的声响，叫作一燋。每穴每次灸一燋，至局部皮肤稍有红晕。施灸后皮肤灸处出现红晕是正常现象。若热力过强，施灸过重，皮肤发生水泡时应予以适当处理。如水泡不大，告诉患者注意不要擦破，几天后即可吸收而愈。水泡较大者，可用消毒针具沿皮穿刺，放出水液，外用消毒敷料保护，或用万花油、烫伤膏等涂敷，数日内也可痊愈。

### （二）适应证及应用

灯草灸法适用于一般急性病或痛症及儿科疾患、外科疾病，如头痛、牙痛、睑腺炎、颈淋巴结核、呕吐、腹泻、小儿惊风等。本疗法灸灼处多有小块灼伤，要保持清洁，以防感染，灸后3日内不宜沾生水。操作时灯心草蘸油要适量，以不滴油为度。对儿童和体质敏感者、体弱者，及颜面、眼眶周围等部位，灸灼爆要轻，燋数要适当，不可太多。动脉浅表部、大静脉浅表部、孕妇腹部均不宜灸灼。如遇毛发处最好剪去，灸灼后要保持穴位皮肤清洁，以防感染。有高热、抽搐、痉挛、皮肤过敏或溃疡破损、高血压、心脏病、恶性肿瘤的患者，孕妇、年老体弱者及患有出血性疾病者禁用本疗法。

## 九、火功疗法

火功疗法是用经过加工炮制的药枝点燃，待明火熄灭后，用两层牛皮纸包裹，熨灸患者身体一定部位或穴位，以达到治病目的的一种方法。通过不断地用药枝施灸，患者有一种舒适的温热感，随着施灸次数的不断增多，导入皮肤的热量不断增加，并深入局部皮肤组织，渗入病变肌肉、筋骨、关节，通调局部龙路、火路，进而均衡气血，起到温经散寒、调和气血的作用。

## （一）操作方法

### 1.材料准备

追骨风、牛耳风、过山香、大钻、五味藤、八角枫、当归藤、四方藤、吹风散等，均切成长15～20cm的节段，晒干，和生姜、大葱、两面针、黄柏、防己一同放入白酒中浸泡（酒要浸过药面），7日后取出晒干备用。

### 2.具体操作

取一盏酒精灯，把上药药枝的一端放在酒精灯上燃烧，待明火熄灭后，把燃着暗火的药枝包裹于两层牛皮纸内，在患者身上的穴位施灸（灸时隔着衣服或直接灸在皮肤上均可）。

### 3.取穴

寒毒、阴证多取背部穴位，热毒、阳证多取四肢穴位。下部病变，可选灸环跳、阳陵泉、太冲、足三里、三阴交等穴。用于预防保健，可选灸中脘、关元、足三里等穴。一些全身性疾病，可选灸大椎、风门、身柱、肾俞、中脘、关元、足三里等穴。另外，还可以按壮医龙路、火路来循路选穴或选取反应点，视患者具体病情而定。壮医火功疗法一般每日施灸1～2次，10日为1个疗程，每个疗程间隔7日。

## （二）适应证及应用

火功疗法能使局部血管扩张，促进血液循环，使细胞的通透性增强，利于血肿的吸收，加速水肿的消散，并能加强巨噬细胞系统的吞噬功能，提高新陈代谢，故有消炎、镇痛解痉的作用。火功疗法所用的药料由舒经活络、散瘀止痛的壮药组成，治疗时药液通过温热作用加速渗入病变皮肤组织内，因而有明显的镇痛、活血、散结止痛的作用。本疗法适用于内科、外科、妇科、儿科等多种病症的治疗。凡适用于灸法的病症均可采用本疗法选穴施治，但对已溃疮疡及体表的恶性肿瘤局部病灶禁用本疗法。灸后应让患者休息片刻，以使药气流畅通达全身经络，直达病所，驱逐病邪。有开放性创口或感染性病灶者、孕妇禁用本疗法。

## 十、针挑疗法

针挑疗法是运用大号缝衣针、三棱针（古时用植物硬刺、青铜针、银针）等作为针具，在体表一定部位上挑刺，使皮肤微微出血，流出组织液，或挑出一些纤维样物，从而达到治疗目的的一种方法。壮医针挑疗法是壮族民间常用的医疗技法之一，具有简便、廉价、效验的特点，易于推广使用。壮医针挑疗法通过针挑龙路火路的体表网结（穴位），疏通经髓瘀滞，疏调气机，调和阴阳，鼓舞正气，逐毒外出。

## （一）操作方法

### 1.材料准备

准备针具、酒精、碘酊、棉签。

### 2.挑点选择

壮医针挑疗法常用的挑点绝大部分为龙路火路在体表的反应穴（网结，又称压痛点或敏感点）和龙路火路的皮下反应点，又可分为固定针挑点和非固定针挑点两大类。固定针挑点有经穴挑点、分区折算挑点、神经挑点、头皮挑点；非固定针挑点有皮肤异点、异感点、结节点、颗粒点、脉络点。

### 3.操作方法

选好挑点，常规消毒挑点及针具，左手拇指和食指点按皮肤，右手拇指、食指、中指三指合拢握紧针具，对准挑点迅速入针并挑起，然后在挑点挤出少许血液，再涂以少许生姜汁或其他消毒液即可。

### 4.基本手法

就挑法而言，有浅挑、深挑、疾挑、慢挑、轻挑、重挑、跃挑、摇挑等；就挑针方式而言，有点挑、行挑、丛挑、环挑、散挑、排挑等。不管采用何种挑法，均以疾进疾出（慢挑除外），挑断表皮或皮下部分组织，针孔能挤出少许血液为要。

### 5.一般规律

天部（上部）挑点常用于治疗天部疾病，如发热性疾病等。背部挑点常用于治疗腰背痛、背痛、风湿痛及其他疾病引起的背部疼痛。胸部挑点用于治疗胸痛、感冒及一切热性疾病。腹部挑点主要用于治疗腹部疾病、痛经等。上下肢挑点主要用于治疗神经痛、风湿痛等。

## （二）适应证及应用

针挑疗法具有活血止痛，除痧、通痹、祛湿毒，通水道、龙路、火路等作用。壮医针挑疗法的适用范围较广，可以治疗内科、外科、妇科、儿科和五官科的多种病症，特别是对痛症、痧病（羊毛痧、七星痧、五梅痧）、痹病（风湿性关节炎）、四肢关节疼痛或僵直、腰痛、跌打损伤、肌肤麻木等，疗效较为显著，对某些细菌性炎症和实质性肿物也有一定的消炎散结作用。操作前应做好解释工作，争取患者配合。患者最好取仰卧位，以防晕针。施术宜轻、巧、准、疾（迅速），消毒必须严格，挑治后3～5日内相应部位不能沾水，以防伤口感染。挑治后有热痛感，当日不宜干重活，注意休息。治疗期间不食辛辣等刺激性食物。出血性疾病或有出血倾向者慎用本疗法。

## 参考文献

［1］覃迅云，李彤. 中国瑶医学［M］. 北京：民族出版社，2001.

［2］庞军，李彤. 瑶医诊疗技术临床应用规范［M］. 南宁：广西科学技术出版社，2017.

［3］林辰. 中国壮医外治学［M］. 南宁：广西科学技术出版社，2015.

［4］林辰. 中国壮医针刺学［M］. 南宁：广西科学技术出版社，2014.

［5］庞军，李彤. 瑶医常用诊疗技术操作规范［M］. 北京：北京大学出版社，2016.

# 第六章
# 壮瑶药在医养结合中的运用

广西位于我国南方地区，地处南亚热带及中亚热带季风湿润气候区。这里地形复杂，生物种类繁杂，资源非常丰富；温和的气候，丰沛的雨水，肥沃的土地，繁茂的植被，孕育了丰富而多样的动植物资源。这种多层次、多样性的生态环境，造就了壮瑶族地区丰富的药材资源。这里的人们在长期的生产实践中认识各种植物的性质，并利用草木的根、枝、皮、叶、花朵治疗疾病，为民族医药提供了十分广阔的基础。壮瑶药是我国中医药传统文化的重要组成部分，它来源于民间，扎根于民间，凭借其独特的疗法，以及简、便、廉、验的优势，正日益受到大众的关注和政府的重视。

# 第一节　补虚药

## 凡台

【瑶名】Fanh ndoih

【别名】红薯、地瓜、番薯。

【来源】旋花科植物番薯 *Ipomoea batatas*（L.）Lam. 的块根、藤茎、叶。

【生境分布】生于旱地，多为栽培。产于广西各地；全国各地均有分布。

【性味功能】块根：味甘，性平；补中益气，活血生津。藤茎、叶：味甘、涩，性微凉；清热解毒，排脓祛腐。

【瑶医主治】肺热咳嗽，吐血，便血，湿热黄疸，急性胃肠炎，上吐下泻，羊毛痧，血崩，乳腺不通，水肿，毒蛇及蜈蚣、狂犬咬伤。

【用法用量】块根适量，茎、叶60～120g，水煎服；或烧存性，甜酒冲服。外用鲜叶适量，捣烂敷于患处。

【方选】

（1）急性胃肠炎：凡台（番薯）陈旧的藤茎60g，水煎服。

（2）毒蛇咬伤：凡台（番薯）鲜叶60～90g，捣烂取汁服，药渣外敷于患处。

## 挟红台

【瑶名】Gaengh nyoc ndoih

【别名】桂党参、土党参、金钱豹、土洋参、人参薯。

【来源】桔梗科植物大金钱豹 *Camoanumoea javanica* Bl.的根或全株。

【生境分布】生于山坡、沟谷、溪边灌木丛中。产于广西龙胜、全州、灌阳、阳朔、钟山、贺州、藤县、岑溪、平南、桂平、隆安、平果、隆林、凤山、金秀等地；我国南部和西部各省也有分布。

【性味功能】味甘、微苦，性平。补中益气，健脾，润肺止咳，生津。

【瑶医主治】气虚乏力，神经衰弱，慢性气管炎，久咳气喘，肺结核，脾虚泄泻，月经不调，产后缺乳，小儿疳积，小儿遗尿。

【用法用量】10～30g，水煎服。

【方选】

（1）气虚乏力：挟红台（桂党参）、黄芪各15g，大枣3枚，水煎服。

（2）小儿遗尿：挟红台（桂党参）、人参各30g，瘦猪肉适量，炖服。

（3）小儿咳嗽：挟红台（桂党参）、紫菀各10g，桑白皮15g，水煎服。

（4）妇女围绝经期综合征：挟红台（桂党参）15g，决达亮（白背叶）20g，七叶一枝花10g，黄花倒水莲、走马胎各15g，鸡血藤10g，马鞭草20g，甘草9g，大麦15g，大枣5枚（撕开），瘦猪肉适量，水煎，每日分3次服。


## 骨己赖

【瑶名】Guh giv laih

【别名】枸杞菜。

【来源】为茄科枸杞 *Lycium chinense* Mill的根、皮、叶和果实。

【生境分布】产于广西各地；全国各地均有分布。

【性味功能】果实：味甘，性平；滋阴，补肾益精，清肝明目。根、皮、叶：味苦，性寒；清热凉血，降压，安胎，消肿。

【瑶医主治】肺虚咳嗽，体虚头晕目眩，视物模糊，坐骨神经痛，阳痿，遗精，痢疾，夜盲症，肝虚火旺，骨折。

【用法用量】10～30g，水煎服。

【方选】

（1）视物模糊：枸杞菜、瘦猪肉适量，水煎服。长期服用枸杞菜，有降脂保肝的功效。

（2）坐骨神经痛：骨己赖（枸杞菜）根30g，大钻（厚叶五味子）6g，桂亮（肉桂）皮6g，入山虎（两面针）10g。水煎服。

（3）阳痿：骨己赖（枸杞菜）果实、别涯楼（杜仲）、九层风（鸡血藤）各10g，牛膝10g，公鸡肉适量，水煎，饮汤食肉。

（4）牙痛、牙髓炎：骨己赖（枸杞菜）根、白皮各20g，三七5g，水煎外用（棉签蘸于牙龈疼痛处），或水煎服。

**骨蒙群咪**

【瑶名】Guh muengh ngimh miev

【别名】夜开花、土人参。

【来源】马齿苋科植物土人参Talinum paniculatum（Jacq.）Gaern.的根。

【生境分布】生于田野、路旁、村边。产于广西武鸣、马山、田阳、南丹、灵川、灌阳、贺州、博白、金秀等地；陕西、江西、广东、安徽、浙江、福建、台湾、湖北、湖南、四川、贵州、云南等地也有分布。

【性味功能】味甘、性平。补中益气，健脾，润肺止咳，凉血调经。

【瑶医主治】产后虚弱，虚劳咳嗽，泄泻，夜盲症，眩晕，肺结核，盗汗，月经不调，遗尿，子宫脱垂，缺乳。

【用法用量】10～30g，水煎服。

【方选】

（1）小儿遗尿：挟红台（桂党参）、骨蒙群咪（土人参）各30g，瘦猪肉适量，炖服。

（2）产后虚弱：骨蒙群咪（土人参）30g，龙虎藤30g，煲乌鸡（母）汤。

（3）泄泻：骨蒙群咪（土人参）30g，仙鹤草30g，大枣3枚（撕开），水煎服。

（4）夜盲症：骨蒙群咪（土人参）30g，甘烈路（紫背金牛）、保暖风（结香）、结端旁（黄花倒水莲）各15g，配猪眼煎服。


**结端旁**

【瑶名】Jain dorn baangv

【别名】黄花参、观音串、黄花倒水莲。

【来源】远志科植物黄花倒水莲Polygala fallax Hensl.的根。

【生境分布】生于山地疏林边、溪旁、路边灌木丛中。产于广西上林、武鸣、天等、靖西、那坡、天峨、罗城、金秀、龙胜、富川等地；江西、福建、湖南、广东、四川等地也有分布。

【性味功能】味微苦，性平。行气血，壮筋骨，养阴清肺，健脾利湿，活血调经。

【瑶医主治】气虚或病后贫血，产后虚弱，肺结核咳嗽，黄疸型肝炎，肾炎水肿，贫血，月经不调，痛经，白带，子宫脱垂，腰酸腿痛，跌打损伤，神经衰弱，单双蛾喉。

【用法用量】6～60g，水煎服。

【方选】

（1）小儿贫血：结端旁（黄花倒水莲）25g，血风（走马胎）15g，铜卡扎咪（鹅不食草）10g，雷突（花生）种子15g，水煎服。

（2）产后黄疸：结端旁（黄花倒水莲）20g，茵陈15g，元培亮（广西黄柏）皮10g，五爪风（粗叶榕）15g，红弱端（台湾榕）15g，配鸡肉适量炖服。

（3）体弱：结端旁（黄花倒水莲）30g，紫九牛（翼核果）30g，血风（走马胎）20g，大钻（厚叶五味子）20g，小钻（南五味子）20g，五爪风（粗叶榕）15g，巴卡紧15g，配猪脚1个共炖，于晚上睡前服。

（4）肝脾肿大：结端旁（黄花倒水莲）60g，水煎服，并于患处用唐楚咪（灯心草）点灸后，用结端旁（黄花倒水莲）适量配酒糟敷于患处。

（5）月经不调：结端旁（黄花倒水莲）、麻灵安（地榆）、血风（走马胎）、走马风（心叶紫金牛）、肥桂旁（月季花）、肥心使（茜草）根、卡板（桔梗）、别涯楼（杜仲）、九龙钻（九龙藤）、十涯磨（天冬）、来仍（韭菜）各15g，元双（姜黄）6g，加水500 mL共煎，取汁煮鸡肉（鸡肉先用油盐炒），每日1剂，分2次服。

（6）神经衰弱：结端旁（黄花倒水莲）、九层风（鸡血藤）、紫九牛（翼核果）、走马风（心叶紫金牛）、骨蒙群咪（土人参）、挟红台（桂党参）、独龙矮（血党）、巴卡紧（五加皮）、叶凡台（何首乌）、油必旧（茯苓）、肥心使（茜草）各10g，甘仔（陈皮）、甘草各6g，配瘦猪肉水煎。每日1剂，分2次服。

（7）半身不遂：①结端旁（黄花倒水莲）、巴卡紧（五加皮）、木翁紧（大叶臭椒）、得骨亮（台湾泡桐）、五爪风（粗叶榕）、甘仔（柑）根各6g，配猪脚或猪骨头水煎，每日1剂，分2次服，连服20日。

②结端旁（黄花倒水莲）、鹰风（通草）、九节风（接骨金粟兰）、四方钻（四方藤）、大钻（厚叶五味子）、小钻（南五味子）、巴卡紧（五加皮）、木通美（木通）、扭骨风（槌藤子）、九龙钻（九龙藤）、表扑亮（柚）、入山虎（两面针）、扁化别（细辛）、切翠林（七叶一枝花）各60g，水煎洗身。

## 元红弱亮

【瑶名】Wiangh ngungh nyox ndiangx

【别名】黄牛奶树、老虎掌、大摇风、黄毛榕。

【来源】桑科植物黄毛榕 *Ficus esquiroliana* Levl.的根、根皮。

【生境分布】生于溪边、山谷林中。产于广西各地，分布于福建、广东、云南等地；越南、缅甸、印度尼西亚也有分布。

【性味功能】味苦、辛，性平。健脾化湿，行气止痛，益气补血。

【瑶医主治】气血虚弱，风湿骨痛。

【用法用量】15～30g，水煎或配猪肉炖服。

【方选】

气血虚弱：元红弱亮、五爪风（粗叶榕）根茎、九层风（鸡血藤）茎、结端旁

（黄花倒水莲）根茎、竹书咪（玉竹）根茎各15g，配猪肉适量炖服。

## 五指牛奶

【壮名】Go ujgyahbizdoi

【别名】土五加皮、粗叶榕、五指毛桃、土黄芪、五爪龙。

【来源】为桑科植物粗叶榕 *Ficus simplicissima* Lour. 的根。

【生境分布】生于山谷林中、旷地、村寨沟旁、溪边。广西分布于龙州、桂平、平南、藤县、南宁、武鸣等地，福建、广东、贵州、云南等地亦有分布。

【性味功能】味甘，性平。健脾补肺，行气利湿，舒筋活络。

【壮医主治】脾虚浮肿，食少无力，肺痨咳嗽，盗汗，带下，产后无乳，风湿痹痛，水肿，肝硬化腹水，肝炎，跌打损伤。

【用法用量】60～90g，煎汤内服。

【方选】

（1）产后无乳：五指牛奶60g，炖猪脚服。

（2）白带：五指牛奶30g，一匹绸60g，水煎服。

（3）老年气虚浮肿：五指牛奶90g，千斤拔30g，水煎服；或五指牛奶90g，炖猪脊骨食。

（4）神经衰弱：五指牛奶根、葫芦茶、含羞草各50g，浸酒60mL，浸泡10日后备用。每次20mL，每日3次。

（5）慢性气管炎：紫花杜鹃150g，毛冬青100g，五指牛奶100g。每日1剂，水煎服。一般用药后第6日见效。

## 肉桂

【壮名】Gveibiz

【别名】玉桂、桂树、桂皮、牡桂、木桂、桂木、肉桂皮、菌桂、辣桂、筒桂。

【来源】为樟科植物肉桂 *Cinnamomum cassia* Presl的树皮或枝皮。

【生境分布】生于山坡，多为栽培。广西主要分布于玉林、南宁、龙州、防城港、岑溪、灌阳、金秀等地，广东、云南、福建等地亦有分布。

【性味功能】味辛、甘，性热。祛寒毒，通龙路，散寒止痛，温经通脉，补火助阳，引火归原。

【壮医主治】寒凝龙路或火路所致的头痛、腹痛、心下痛、胸痛、胁痛等各种痛症，肾阳不足，阳痿遗精，阳虚头晕，月经不调，小便不利或频数，宫冷不孕，痛经，闭经，产后瘀滞腹痛。

【用法用量】10～15g，水煎服。

【方选】

（1）胴尹（胃痛）：①肉桂12g，毛蒟15g，水煎服。②肉桂、九里香、两面针各10g，水煎服。

（2）发旺（痹病）：肉桂树皮、威灵仙、杜仲藤各15g，水煎服。

（3）林得叮相（跌打损伤）：肉桂树皮、大罗伞、鸡血藤各15g，水煎服。

### 绞股蓝

【壮名】Go gyauhgulanz

【别名】小叶胆、落地生、小苦药、遍地生根、七叶胆、公罗锅底。

【来源】为葫芦科植物绞股蓝*Gynostemma pentaphyllum*（Thunb.） Makino的地上部分。

【生境分布】生于沟旁或林下。广西分布于灵山、龙州、靖西、那坡、隆林、凌云、河池、柳江、金秀、临桂、灵川、龙胜，长江流域以南各地及陕西、甘肃。

【性味功能】味苦、微甘，性凉。清热毒，除湿毒，调气道，补虚。

【壮医主治】体虚乏力，白细胞减少症，血压嗓（高血压），高血脂，黄标（黄疸），屙泻（泄泻），奔唉（咳嗽），贫痧（感冒），外用于额哈（毒蛇咬伤）。

【用法用量】15～30g，煎汤服；或研末，3～6g；或泡茶饮。外用适量，捣烂涂擦患处。

【方选】

（1）高脂血症：绞股蓝15g，生山楂30g。加水煎煮30min，去渣取汁，代茶频饮，当天饮完。可作为降脂通用方长期饮用。

（2）动脉粥样硬化症：绞股蓝15g，决明子30g，槐花10g。加水煎煮30min，去渣取汁，兑入少量蜂蜜，早晚两次分服。

（3）冠心病：绞股蓝15g，红花10g，蜂蜜5g。先将绞股蓝、红花加水煎煮20min，晾凉后兑入蜂蜜，早晚两次分服。

（4）保健抗疲劳：绞股蓝15g，用沸水冲泡，加盖闷10min后饮用，一般可冲泡3～5次，当天饮完。

# 第二节　解毒药

### 入山虎

【瑶名】Cuatqv gemh ndomh maauh

【别名】入地金牛、金牛公、两面针、上山虎、花椒刺。

【来源】芸香科植物两面针 *Zanthoxylum nitidum*（Roxb）DC.的根、茎。

【生境分布】生于山坡、灌木丛中或山沟密林中。广西分布于南宁、龙州、防城港、博白、容县、桂平、平南、金秀等地，广东、福建、湖南、云南、台湾亦有分布。

【性味功能】味苦、辛，性温；有小毒。祛风活血，麻醉止痛，清热解毒，消肿，止血。

【瑶医主治】风湿或类风湿性关节炎，坐骨神经痛，腰肌劳损，胃痛，腹痛，牙痛，咽喉痛，感冒头痛，胃十二指肠溃疡，胆道蛔虫，跌打损伤，外伤出血，毒蛇咬伤。

【用法用量】3～9g，水煎或浸酒服（蛇咬伤可用至30g）。外用药酒搽或鲜根适量捣敷患处。

【方选】

（1）牙痛：入山虎（两面针）、扁化别（细辛）、金银花各10g，共研细末，取适量放入牙痛处。

（2）麻醉止痛：入山虎（两面针）、扁化别（细辛）、罗雷朗（九里香）根各适量，用三花酒浸泡过药面，15日后可用，取药酒外搽局部，用于骨折复位止痛。

（3）毒蛇咬伤：入山虎（两面针）30g，水煎服或研末，每次9g，开水冲服，另用适量淘米水外敷伤口周围。

## 元林咪

【瑶名】Wiangh linh miev

【别名】黄连、鸡爪黄连、王连、支连。

【来源】毛茛科植物短萼黄连 *Coptis chinensis* Franch. var. *brevisepala* W. T Wang et Hsiao的根、茎。

【生境分布】生于高海拔的山地、沟边、林下或山谷阴湿处。广西分布于凌云、金秀、融水、三江、龙胜、资源、全州、富川、贺州等地；湖南、江西、浙江、安徽、福建、广东、贵州等地亦有分布。

【性味功能】味苦，性寒。清热解毒，消肿，泻火，燥湿健胃。

【瑶医主治】高热心烦，衄血，吐血，菌痢，肠炎腹泻，目赤肿痛，黄疸型肝炎，口舌生疮，中耳炎，痈疮肿毒。

【用法用量】3～9g，水煎服。外用适量，研粉调敷或磨汁涂。

【方选】

（1）肠炎、痢疾：元林咪（黄连）6g，麻灵安（地榆）15g，心合咪（仙鹤草）30g，水煎服。

（2）口舌生疮：元林咪（黄连）10g，加水300mL，煎取200mL，含咽服。

（3）目赤肿痛：元林咪（黄连）适量磨成汁，取汁点眼睛。

## 林寨亮

【瑶名】Linh zai ndiangx

【别名】救必应、大叶冬青。

【来源】冬青科植物铁冬青 *Ilex rotunda* Thunb.的树皮、枝、叶。

【生境分布】生于疏林中或溪旁。产于广西邕宁、南宁、武鸣、宾阳、灵山、桂平、平南、岑溪、藤县、金秀等地，分布于长江以南各省份及台湾；朝鲜、日本亦有分布。

【性味功能】味苦，性凉。清热解毒，消肿止痛，止血生肌。

【瑶医主治】感冒发热，咽喉肿痛，扁桃体炎，急性胃肠炎，痢疾，胃十二指肠溃疡，肾炎水肿，盆腔炎，附件炎，急慢性肝炎，风湿关节痛，湿疹，皮炎，烧烫伤，毒蛇咬伤。

【用法用量】15～30g，水煎服。外用适量水煎洗或捣烂敷患处。

【方选】

胃溃疡：林寨亮（救必应）皮60g，小钻（南五味子）根茎60g，大红钻（异形南五味子）根茎60g，落懂亮（竹叶椒）30g，抹刨棒（海螵蛸）120g，共研细末，每次服1.5g，每日3次，开水送服。

## 莫敏端

【瑶名】Moh mixv dorn

【别名】果麻栓、假葡萄、小果野葡萄藤。

【来源】葡萄科植物小果野葡萄 *Vitis balansana* Planch. 的全株。

【生境分布】生于山地灌木林中。产于广西武鸣、马山、资源、金秀等地，分布于广东等省份；越南亦有分布。

【性味功能】味涩，性平。舒筋活络，清热解毒，利湿，消肿止痛，生肌。

【瑶医主治】风湿痹痛，筋骨疼痛，瘫痪，劳伤，骨折，无名肿毒。

【用法用量】15～30g，水煎服。外用根皮适量捣烂敷患处，或用枝、叶适量水煎洗。

【方选】

类风湿性关节炎早期：莫敏端30g，捣烂敷患处。

## 铜钳

【瑶名】Domn gemh

【别名】马蓝、青黛、南板蓝根、大青叶、大蓝靛。

【来源】爵床科植物板蓝 *Strobilanthes cusia*（Nees）Kuntze. 的根、叶。

【生境分布】生于林下或溪旁阴湿处，或栽培于村旁园边。产于广西阳朔、鹿寨、金秀、岑溪、北流、博白、防城港、上思、田东、百色、靖西、那坡等地，分布于江苏、浙江、福建、台湾、广东、贵州、云南、四川、湖南、湖北等地；越南至印度亦有分布。

【性味功能】味苦，性凉。清热解毒，凉血止血，消肿止痛。

【瑶医主治】流行性脑脊髓膜炎，流行性乙型脑炎，高热斑疹，咽喉肿痛，肺炎，气管炎，急性传染性肝炎，痧症，吐血，衄血，牙龈出血，口腔炎，腮腺炎，急性结膜炎，丹毒，疗疮肿毒，毒蛇咬伤。

【用法用量】15～30g，水煎服。外用鲜叶适量，捣烂敷患处。

【方选】

（1）肝癌：铜钳（马蓝）30g，人成咪（茵陈）12g，旦清根30g，郁金6g，鬼针草30g，水煎服。

（2）肝硬化：铜钳（马蓝）30克，人成咪（茵陈）12克，郁金6克，灭鲁（薏苡仁）10克，水煎服。

## 金果榄

【壮名】Godeihdamjhoj

【别名】地苦胆、山慈姑、九龙胆、金苦榄、金银袋、九牛胆、铜秤锤、金牛胆。

【来源】防己科植物金果榄 *Tinos porasagittata*（Oivy）Gagnep. 的块根。

【生境分布】生于灌木林下石缝间。广西主要分布于三江、环江、融水、罗城、龙胜、金秀、靖西、上林等地，湖南、湖北、四川、贵州等地亦有分布。

【性味功能】味苦，性寒。清热解毒，利咽，止痛，通气道，止咳嗽。

【壮医主治】咽喉痛，白喉，热咳失音，泻痢，乳痈，痈疽疗疮，肝火上炎诸症，肺热咽干咳嗽。

【用法用量】内服3～9g。外用适量，研末吹喉，或醋磨后涂敷患处。

【方选】

（1）肾炎：金果榄10g，金钱草、车前草各30g。水煎服。

（2）痈疖：金果榄适量，磨水，加冰片少量，调匀搽患处。

（3）猪头肥（腮腺炎）：金果榄适量，醋磨外搽患处。

（4）货烟妈（咽痛）：①金果榄、山豆根、桔梗、石仙桃、夏枯草各10g，水煎服。②金果榄、大青叶、千里光各15g，水煎服。

（5）胴尹（胃痛）：金果榄3g，三叉苦15g，九里香15g，水煎服。

（6）呗脓（痈肿）：金果榄适量，磨汁外敷患处。


## 肿节风

【壮名】Rumcanhhu

【别名】草珊瑚、骨风消、观音茶、山鸡茶、接骨木、九节茶、驳节茶、接骨金粟兰。

【来源】金粟兰科植物草珊瑚 *Sarcandra glabra*（Thunb）Nakai的全株。

【生境分布】生于山坡林间阴湿地。广西各地均有分布，安徽、浙江、江西、福建、台湾、湖北、湖南、广东、四川、贵州及云南等地亦有分布。

【性味功能】味苦、辛，性微温。清热解毒，祛风通络，活血祛瘀。

【壮医主治】肺炎，急性蜂窝组织炎，肿瘤，痛经，急性阑尾炎，胆囊炎，口腔炎，胃肠炎，痢疾，跌打损伤，风湿性关节炎，骨折。

【用法用量】15～30g，水煎服。外用鲜叶适量，捣烂敷患处。

【方选】

（1）肺炎咳嗽，货烟妈（咽痛）：肿节风10g，鱼腥草10g，玉叶金花20g，不出林10g，山楂10g，南沙参10g，七叶一枝花8g，水煎服。

（2）发旺（痹证）：肿节风10g，七叶莲15g，半枫荷12g，麻骨风10g，九龙藤10g，羌活10g，水煎服。

（3）林得叮相（跌打损伤）：肿节风15g，韭菜根、水泽兰各20g，捣烂，炒热外敷患处。


## 了刁竹

【壮名】Goliuzdiuhcuz

【别名】徐长卿、竹叶细辛、一枝箭、一枝香、对叶草、瑶山竹、山刁竹、蛇利草。

【来源】萝摩科植物徐长卿 *Cynanchum paniculatum*（Bunge）Kitag.的根、茎、全草。

【生境分布】野生于山坡或路旁。广西主要分布于桂林、玉林、容县等地，辽宁、山东、河北、陕西及西南、中南、华东等地区亦有分布。

【性味功能】味辛，性温。通火路止诸痛，通龙路畅血脉，解诸毒，祛风邪，止瘙痒。

【壮医主治】风湿骨痛，痢疾，肠炎，胃痛，肝硬化腹水，毒蛇咬伤，湿疹，风疹，顽癣等。

【用法用量】3～10g，煎汤服；1～3g，研末，入丸剂或浸酒。

【方选】

（1）额哈（毒蛇咬伤）：了刁竹全草10g，研末，以温开水冲服。

（2）林得叮相（跌打损伤）：了刁竹全草12g，三块瓦12g，三叶青块根12g，三七5g，一枝黄花6g，水煎服。

（3）发旺（痹症）：了刁竹根茎10g，两面针20g，九龙藤15g，九节风15g，麻骨风15g，水煎服，药渣再煎外洗。

（4）水蛊（肝硬化腹水）：了刁竹根茎30g，三七12g，共研末，姜黄15g，水煎。每次取药末6g，姜黄水冲服。

（5）荨麻疹：了刁竹全草20g，水煎服。

## 七叶一枝花

【壮名】Golienzcaetmbaw

【别名】蚤休、九层楼、多叶重楼、七叶莲、铁灯台、独脚莲、草河车、重楼、重台。

【来源】百合科植物重楼 *Paris polyphylla* Smith的根状茎。

【生境分布】生于山坡林下及山谷溪边、灌木丛阴湿处，亦有栽培。广西主要分布于那坡、隆林、西林、上林、金秀，湖南、湖北、福建等地亦有分布。

【性味功能】味苦，性微寒；有小毒。清热毒，除湿毒，通龙路，止痛。

【壮医主治】痈疮，咽痛，乳痈，疟腮，蛊病（水蛊），黄疸，蛇虫咬伤，跌打伤痛，抽搐等。

【用法用量】10～30g，煎汤服；研末，每次1～3g。外用适量，磨汁涂纱布，或研末调敷，或鲜品捣敷。

【方选】

（1）耳内生疮热痛：七叶一枝花适量，醋磨涂患处。

（2）肺痨久咳及哮喘：七叶一枝花25g，加水适量，同鸡肉或猪肺煲服。

（3）新旧跌打内伤，止痛散瘀：七叶一枝花适量，童便浸40～50日后，洗净，晒干，研末。每次服1.5g，酒或开水送服。

（4）脱肛：七叶一枝花适量，用醋磨汁。外涂患部后，用纱布压送复位，每日可涂2～3次。

（5）咽痛：七叶一枝花6g，称量木12g，救必应12g，连翘10g，甘草10g，水煎服。

（6）痈肿：七叶一枝花25g，鲜猫爪草15g，共捣烂敷于患处。

## 海金沙

【壮名】Rumseidiet

【别名】铁蜈蚣、铁丝草、铁脚蜈蚣根。

【来源】海金沙科植物海金沙 *lygodium japonicum*（Thunb.）Sw. 的根及根状茎。

【生境分布】生于路边或山坡疏灌木丛中。广西分布于全区各地；北至陕西及河南南部，西达四川、云南、贵州均有分布。

【性味功能】味甘、咸，性寒。清热解毒，利湿消肿。

【壮医主治】肺炎，感冒高热，流行性乙型脑炎，急性胃肠炎，痢疾，急性传染性黄疸型肝炎，尿路感染，膀胱结石，风湿腰腿痛，乳腺炎，腮腺炎，睾丸炎，蛇咬伤，月经不调。

【用量】6～15g，水煎服（包煎）。

【方选】

（1）烧烫伤：海金沙茎、叶烧灰存性研成细末，用麻油调搽患处。

（2）流行性腮腺炎：海金沙藤30g，水煎服。

（3）上呼吸道感染、扁桃体炎、肺炎、支气管炎：海金沙藤30g，大青叶15g，水煎服。

（4）热淋：鲜海金沙茎叶30g，捣汁，冷开水兑服。

（5）乳腺炎：海金沙根20～30g，黄酒、水各半煎服，暖睡取汗；另用鲜海金沙茎叶、鲜犁头草各等份，捣烂外敷患处。

## 穿心莲

【壮名】Golanjhwzlen

【别名】一见喜、榄核莲、斩蛇剑、印度草。

【来源】爵床科植物穿心莲 *Andrographis paniculata*（Burm. F.）Nees的地上部分。

【生境分布】广西分布于桂林、南宁、钦州、玉林等地，目前长江南北各地广泛引种。

【性味功能】味苦，性寒。清热毒，调气道，通火路，消肿止痛。

【壮医主治】肠伤寒，痧病，发热，咳喘，百日咳，肺痈咽痛，黄疸，痢疾，泄泻，淋证，丹毒，痈疮，湿疹，蛇虫咬伤。

【用法用量】9～15g，煎汤内服，单味大剂量可用至30～60g；研末，每次

0.6～3g，装胶囊吞服或开水送服。外用适量，捣烂或制成软膏涂敷患处，或水煎滴眼、耳。

【方选】

（1）口疮、咽痛：穿心莲6g，九节风10g，玉叶金花15g，称量木10g，水煎，少量频服。

（2）咳嗽、肺炎：穿心莲6g，玉叶金花20g，不出林10g，鱼腥草10g，枇杷寄生10g，桔梗10g，铁包金12g，水煎服。

（3）泄泻：穿心莲6g，地榆10g，凤尾草12g，小钻10g，饿蚂蟥10g，葫芦茶10g，水煎服。

# 第三节　调经药

## 七亮

【瑶名】Cietc ndiangx

【别名】野漆树、毛漆树、漆木。

【来源】漆树科植物野漆*Toxicodendron succedaneum*（L.）O. Kuntze的根、叶。

【生境分布】生于山坡、灌木丛中或松、杉林中。产于广西天峨、那坡、隆安、宁明、横县、博白、桂平、金秀等地；华南、西南地区及河北亦有分布。

【性味功能】味辛，性温；有毒。散瘀消肿，调经止血，消积，杀虫，固脱。

【瑶医主治】咽喉炎，胃痛，腹内不明肿状物，腰痛，虫积腹痛，肝脾肿大，肝区疼痛，子宫脱垂，闭经，肺结核咯血，胃溃疡出血，跌打损伤，疮疖肿痛，毒蛇咬伤。

【用法用量】根9～15g，水煎服或与猪肉炖服。果或嫩叶9～15g，共捣烂调酒取酒汁服，渣外敷。

【方选】

（1）斑痧症：七亮（野漆树）根、因脯（烟草）梗各15g，元麻（黄麻）果实9g，水煎服。

（2）血龟（腹内血瘀积成的硬块）：七亮（野漆树）根、累工林（伏石蕨）、杜表（木鳖）子、元今（石韦）、赖撒（裂叶秋海棠）、上山虎（海金子）、吓烈矮（朱砂根）、独龙矮（血党）各6～9g，水煎服。

（3）跌打损伤：七亮（野漆树）根，大钻（厚叶五味子）、小钻（南五味子）各15～30g，水煎服；或七亮（野漆树）根3g，切片炒黑，米酒煎服。

## 干使烈

【瑶名】Gorn siv lieh

【别名】红根药、红旗草、丹参。

【来源】唇形科植物丹参 *Salvia miltiorrhiza* Bunge的根。

【生境分布】生于山坡、林下草丛中或溪谷旁。产于广西金秀、桂林等地，分布于河北、山西、陕西、山东、河南、江苏、浙江、安徽、江西、湖南等地；日本亦有分布。

【性味功能】味甘、苦，性微寒。活血通经，排脓生肌，疏肝止痛，祛瘀生新。

【瑶医主治】月经不调、闭经、慢性肝炎、肝硬化、肝脾肿大、十二指肠溃疡、关节疼痛、心烦失眠。

【用法用量】9～15g，水煎服。

【方选】

月经不调：干使烈（丹参）15g，当归9g，水煎服。

## 元双

【瑶名】Wiangh sung

【别名】姜黄。

【来源】姜科植物姜黄 *Curcuma longa* L.的块根。

【生境分布】生于草坡或松林边或阔叶疏林下，也有栽培。产于广西容县、龙州、金秀等地；福建、广东、云南、四川、湖北、陕西、江西、台湾等地也有分布。

【性味功能】味辛、苦，性温。活血行气，通经止痛。

【瑶医主治】胸腹胀痛，肩周炎，月经不调，闭经，产后腹痛，胃痛，胁痛，黄疸型肝炎，慢性肾炎，消化不良，风湿疼痛，跌打损伤。

【用法用量】9～30g，水煎服；外用适量捣敷或研粉加水调敷。跌打损伤，捣汁冲酒服。

【方选】

（1）黄疸型肝炎：元双（姜黄）、元林亮（阔叶十大功劳）、红林（虎杖）、阳龙表（栀子）、猛老虎（白花丹）、结端旁（黄花倒水莲）各10g，水煎取汁，煮黄牛肉吃。

（2）心气胃痛、虫积腹痛：元双（姜黄）3g，槟榔15g，失灰（石灰）炒黄30g，丢柄端（毛蒟）15g，研细末，每次6g，温酒适量送服。

## 元宝咪

【瑶名】Wiangh buv miev

【别名】帆船草、叶抱枝。

【来源】金丝桃科植物元宝草 *Hypericum sampson* Hance的全草。

【生境分布】生于山坡、路旁、山谷草丛中。产于广西百色、南宁、柳州、桂林等地；分布于我国长江流域及南部各省份。

【性味功能】味辛、苦，性寒。清热解毒，通经活络，凉血止血，止痛，催乳，调经，镇咳。

【瑶医主治】月经不调，吐血，衄血，血淋，乳腺炎，胃痛，胃肠炎，痢疾，跌打损伤，痈疮肿痛，毒蛇咬伤。

【方选】

（1）月经不调：元宝咪（帆船草）、培碰暖（益母草）、肥桂旁（月季花）各30g，水煎服。

（2）痢疾：元宝咪（帆船草）30g，水煎取汁冲黄糖30mL，1日分2次服。

（3）慢性咽喉炎、音哑：元宝咪（帆船草）、唐龙咪（灯笼泡）各30g，金钱风（排钱草）10g，骨胆咪（筋骨草）15g，玄参15g，水煎服。


## 丹参

【壮名】Gocaemhoengz

【别名】红参、赤参、紫丹根、红根、活血根、血红根。

【来源】唇形科植物丹参 *Salvia miltiorrhiza* Bunge的根。

【生境分布】生于山坡、林下草地或沟边。广西分布于金秀、桂林等地；辽宁、山东、江苏、安徽、湖南、四川、贵州等地亦有分布。

【性味功能】味甘、苦，性微寒。活血祛瘀，凉血消痈，养血安神。

【壮医主治】月经不调，闭经，痛经，癥瘕积聚、胸腹刺痛，产后恶露不净，疮疡肿痛，心烦不眠，肝脾肿大，心绞痛，跌打损伤。

【用法用量】10～15g，水煎服。活血化瘀宜酒炙用。

【方选】

（1）老年体弱：丹参20g，牛大力15g，血党20g，三七3g，与猪龙骨炖汤食用。

（2）经卡（闭经）：丹参15g，桃仁10g，红花10g，生地12g，赤芍10g，白芍10g，苏木10g，枳壳12g，柴胡10g，益母草12g，水煎服。

（3）癥瘕积聚，腊胴尹（腹痛）：丹参12g，柴胡10g，枳壳12g，赤芍10g，红花6g，桃仁10g，制胆南星6g，水蛭3g，水煎服。

（4）约经乱（月经不调）：丹参15g，熟地12g，白芍10g，当归10g，川芎10g，柴胡10g，郁金12g，月季花10g，水煎服。

## 凌霄根

【壮名】Raglingzseuh

【别名】紫葳、红花倒水莲、飞天蜈蚣、九重藤、追风藤、藤罗花、凌霄花。

【来源】紫葳科植物凌霄 *Campsis grandiflora*（Thunb.）Loisel.ex K. Schum.的根。

【生境分布】生于山谷、溪边、疏林下，攀附于树木、岩石或为栽培。广西主要分布于全州、资源、临桂、桂林；河北、陕西、山东、江苏、江西、福建、河南、湖北、湖南、广东、四川、云南等地亦有分布。

【性味归经】味甘、酸，性寒。活血通经，祛风凉血。

【壮医主治】风湿性关节炎，风疹，跌打损伤，半身不遂，急性胃肠炎。

【用法用量】6～9g，水煎服；入丸、散或浸酒。妊娠期妇女禁服。

【方选】

（1）风腰脚不随：凌霄根（炙，锉），捣为散，每次服3～6g，空腹温酒调下。

（2）大肠虚冷风秘：凌霄根（去皮，洗，焙）30g，乌药（锉）、人参、皂荚子各10g。共研末，炼蜜丸，如绿豆大。每次服10～15丸，温水送服，每日2次。

（3）痛风：凌霄根15g，浸酒或酒煎服。

（4）风湿性关节炎，半身不遂：凌霄根15～20g，煎汤，加红糖、黄酒适量，早晚饭前内服。

## 鳢肠

【壮名】Haekmaegcauj

【别名】旱莲草、黑墨草、墨旱莲、旱莲菜、墨菜。

【来源】菊科植物鳢肠 *Eclipta prostrata*（L.）L.的全株。

【生境分布】生于田沟、沟边、田野潮湿处。广西各地均有分布。

【性味功能】味甘、酸，性寒。调龙路火路，补阴虚，止血。

【壮医主治】兰唅（眩晕），钵痨（肺结核），渗裂（血症），病淋勒（崩漏），妇女经期提前，肉裂（尿血），黄标（黄疸），笨浮（水肿），屙意咪（痢疾），屙泻（泄泻），能啥能累（湿疹），呗叮（疔），糖尿病引起的皮肤溃疡。

【用法用量】15～50g，水煎服；熬膏、捣汁，或入丸、散。

【方选】

（1）黄标（黄疸）：鳢肠（旱莲草）30g，田基黄30g，葫芦茶30g，鸡骨草30g，香附9g，甘草6g，水煎分2次服。

（2）妇女经期提前：鳢肠（旱莲草）30g，藤当归10g，枸杞根15g，茅莓根15g，千层纸根10g，水煎服。

（3）钵痨（肺结核）：鳢肠（旱莲草）20g，黑面神15g，夜交藤12g，煲猪肺食。

（4）肉裂（尿血）：鳢肠（旱莲草）30g，大叶紫珠10g，小蓟10g，茅根20g，水煎服。

（5）糖尿病引起的皮肤溃疡：鲜鳢肠（旱莲草）适量，捣烂外敷患处。

## 艾纳香

【壮名】Godaizfung

【别名】大风艾、梅片艾、冰片艾。

【来源】菊科植物艾纳香 *Blumea balsamifera*（L.）DC.的全草。

【生境分布】生于林缘、林下、河床谷地或草地上。广西主要分布于南宁、马山、横县、苍梧、龙州、那坡、百色、田林、凌云、天峨、平果、德保、河池等地；云南、贵州、广东、福建、台湾等地也有分布。

【性味功能】味辣、苦，性温；有小毒。调龙路火路，祛风毒，除湿毒。

【壮医主治】贫痧（感冒），巧尹（头痛），屙意咪（痢疾），屙泻（泄泻），约经乱（月经不调），经尹（痛经），发旺（痹症），林得叮相（跌打损伤），颈肩痛，核尹（腰痛），能啥能累（湿疹），麦蛮（风疹），痂（癣）。

【用法用量】10～15g，鲜品加倍，水煎服。外用适量，煎水洗；或捣敷。

【方选】

（1）发旺（痹症）：艾纳香（大风艾）10g，十八症15g，九龙藤15g，五加皮10g，水煎服。

（2）核尹（腰痛），颈肩痛：艾纳香（大风艾）、杜仲、桂枝、淫羊藿、枸杞、菟丝子、补骨脂各10g，水煎服。

（3）约经乱（月经不调）：艾纳香（大风艾）10g，益母草12g，地稔12g，铁树叶12g，水煎服。

（4）经尹（痛经）：艾纳香（大风艾）、黑老虎、乌药各12g，水煎服。

（5）能啥能累（湿疹）、痂（癣）：艾纳香（大风艾）、断肠草各10g，加75％乙醇80mL浸泡15日，每日取药液适量外涂患处（本药液有毒禁止内服）。

# 第四节　行气药

## 元环亮

【瑶名】Wiangh nquene ndiangx

【别名】合欢花、白合欢、合欢皮。

【来源】含羞草科植物合欢 *Albizia julibrissin* Durazz.的树皮、花、叶。

【生境分布】生于山坡、河谷林缘。产于广西金秀等地；分布于华东、华南、西南等地区及辽宁、河北、河南、陕西等省份。

【性味功能】味甘、苦，性平。解郁安神，理气开胃，消肿止痛，舒筋活络。

【瑶医主治】神经衰弱，失眠，健忘，肺脓疡，胸闷不舒，咳嗽，心气胃痛，咽喉肿痛，跌打损伤，骨折，毒蛇或蜈蚣咬伤，疮疡肿毒。

【用法用量】6～15g，水煎服或浸酒服；外用以皮适量研末，用冷开水调敷于患处。

【方选】

（1）失眠：元环亮（合欢）花及叶、肉桂、元林咪（黄连）各6～10g，叶凡台（何首乌）藤15g，或用元环亮皮12g，连别亮（侧柏）仁9g，水煎服。

（2）跌打损伤、骨折：元环亮（合欢）内白皮（切碎炒至黄微黑色）80g，芥菜籽20g。炒黄研细末，每次6～9g，以酒调服，另用适量酒调外敷患处。

## 元培表

【瑶名】Wiangh beih biouv

【别名】黄皮、黄弹。

【来源】芸香科植物黄皮 *Clausena lansium*（Lour.）Skeels的根、叶、果实、果核。

【生境分布】广西各地均有栽培；我国南部各省份均有分布。

【性味功能】果实：味甘、酸，性平。消食，行气止痛，化痰止咳，除烦热。果核：味苦、辛，性微温。行气散结，消滞，解毒，止痛。根：味辛、微苦，性温。行气止痛，消肿，利小便。叶：味辛，性凉。疏风解表，化痰止咳，行气止痛，退热。

【瑶医主治】果实：痰喘咳嗽，食积胀满。果核：胃痛，腹部痉挛性疼痛，睾丸疼痛，疝气，小儿头疖，蛇虫咬伤。根：胃痛，腹痛，疝气，黄疸。叶：感冒发热，咳嗽哮喘，小便不利。

【用法用量】果实、叶15～30g，果核6～12g，根30～60g，水煎服。外用果核适量，捣敷或磨汁涂敷患处，或用叶适量水煎洗患处。

【方洗】

蜈蚣咬伤：元培表（黄皮）果核适量，捣烂敷患处。

## 八角

【壮名】Betgak

【别名】大茴香、大料、五香八角、八角茴香。

【来源】木兰科植物八角 *Illicium verum* Hook. f.的果实。

【生境分布】生于气候温暖、潮湿、土壤疏松的山地，野生或栽培，栽培品种甚多。广西分布于百色、南宁、钦州、梧州、柳州等地；福建、台湾、广东、贵州、云南等地亦有分布。多为人工栽培。

【性味功能】味辛、甘，性温。散寒，理气，止痛。

【壮医主治】寒疝腹痛，腰膝冷痛，胃寒呕吐，脘腹疼痛，湿脚气。

【用法用量】3～6g，水煎服；或入丸、散。外用适量，研末调敷。

【方选】

（1）因受寒毒引起的奔鹿（呕吐），腊胴尹（腹痛）：八角6g，草果6g，陈皮10g，当归10g，生姜10g，沙姜4g，木香3g，煲羊肉食。

（2）肾虚核尹（腰痛）：八角3g，盐杜仲10g，草果6g，牛大力15g，煲猪脚食。

（3）东郎（食滞）：八角3g，虎杖10g，槟榔10g，鸡内金10g，神曲10g，水煎服。

## 木姜子

【壮名】Lwggo' gyieng

【别名】山胡椒、味辣子、山苍子、荜澄茄、豆豉姜、野胡椒、臭樟子、澄茄子。

【来源】樟科植物山鸡椒 *Litsea cubeba*（Lour.）Pers. 的果实。

【生境分布】生于向阳山坡、丘陵、灌木丛中或疏林中。广西分布于全区各地；西南、华南地区及安徽、江苏、浙江、江西、福建、台湾、西藏等地亦有分布。

【性味功能】味辛，性温。温中止痛，行气活血，平喘，利尿。

【壮医主治】脘腹冷痛，食积气胀，反胃呕吐，寒疝腹痛，小便不利，疮疡肿毒，牙痛，寒湿痹痛，跌打损伤。

【用法用量】12～20g，水煎服；或入散剂。外用适量捣烂敷患处。

【方选】

（1）腹痛：木姜子（豆豉姜）10g，土人参12g，淫羊藿10g，白术10g，苍术10g，土茯苓15g，饿蚂蟥10g，木香6g，砂仁6g，水煎服。

（2）食滞：木姜子（豆豉姜）10g，砂仁6g，厚朴12g，苍术10g，枳壳10g，木香

10g，槟榔10g，水煎服。

（3）泄泻：木姜子（豆豉姜）12g，藿香10g，法半夏12g，姜竹茹10g，车前草15g，凤尾草20g，葫芦茶15g，水六谷根20g，水煎服。

（4）痹病：木姜子（豆豉姜）、飞龙掌血、三七、骨碎补各适量，加白酒适量浸泡40日，每日取药酒适量搽患处。

## 化橘红

【壮名】Vagizhungz

【别名】化皮、化州橘红、化州陈皮、柚皮橘红、毛化、橘珠、橘胎。

【来源】芸香科植物化州柚 *Citrus grandis*（L.）Osbeck var. *tomentosa* Hort 的未成熟果实的外层果皮。

【生境分布】广西分布于玉林、陆川、博白、钦州，广东及中南、西南各省亦有分布。多为栽培。

【性味功能】味辛、苦，性温。散寒，燥湿，理气，消痰。

【壮医主治】风寒咳嗽，喉痒痰多，食积伤酒，呕恶呃逆。

【用法用量】5～9g，煎汤服；或入丸剂、散剂。

【方选】

（1）痰饮为患，呕吐憨心，头眩心悸，中脘不快，或因食生冷而脾胃不和：半夏（汤洗7次）、橘红各250g，白茯苓150g，甘草（炙）75g。上药细锉，每次服20g，用水1盏，生姜7片，乌梅1个，同煎6分，去滓热服，不拘时候。

（2）产后脾气不利，小便不通：橘红适量研末，每次服10g，空腹温酒服下。

（3）乳痈，未结即散，已结即溃，极痛不可忍者：橘红（汤浸去白，晒干，面炒黄）、麝香适量研末，酒调服6g。

## 过江龙

【壮名】Go'gyanghlungz

【别名】过山枫、眼睛豆、榼藤、象豆、含子、眼镜豆、牛眼睛、左右扭、扭龙。

【来源】豆科植物榼藤 *Entada phaseoloides*（L.）Merr.的茎藤。

【生境分布】生于灌木丛中、山坡、林中。广西分布于东兰、隆安、龙州、上思、桂平、金秀等地，福建、台湾、广东、云南等地亦有分布。

【性味功能】味苦、涩，性平；有毒。祛风除湿，行气止痛。

【壮医主治】风湿痹痛，腰腿疼痛，跌打肿痛，痢疾，脱肛，喉痹，黄疸，痔疮。

【用法用量】内服9～15g，水煎服，或浸酒。外用适量，捣敷，或水煎洗。

【方选】

（1）痹病：①过江龙15g，吹风藤15g，大钻10g，铜钻12g，枫荷桂10g，一包针10g，煎水内服外洗。②过江龙10g，鸡血藤20g，白芍15g，木瓜15g，丝瓜络10g，秦艽10g，红丝线10g，煲猪骨头，加盐少许，食肉喝汤。

（2）跌打损伤：过江龙15g，两面针30g，飞龙掌血15g，苏木10g，红花10g，三七10g，七叶一枝花10g，加白酒500mL浸泡30日。每日取药酒20mL内服，另取药酒适量外擦患处。

## 佛手柑

【壮名】Makfwngzfaed

【别名】佛手、佛手香橼、蜜罗柑、五指柑、福寿柑、手柑。

【来源】芸香科植物佛手 *Cirtus medica* L. var. *sarcodactylis*（Noot.）Swingle的果实。

【生境分布】生于热带、亚热带。广西广为栽培，分布于区内各地，浙江、江西、福建、广东、四川、云南等地亦有栽培。

【性味功能】味辛、苦、酸，性温。行气止痛，疏肝理气，和胃化痰。

【壮医主治】肝气郁结之胁痛、胸闷，肝胃不和与脾胃气滞之脘腹胀痛，嗳气，恶心，呕吐，食欲不振，久咳痰多。

【用法用量】3～10g，水煎服，或泡茶饮。

【方选】

（1）胴尹（胃痛）：佛手柑10g，柴胡10g，枳壳12g，白芍15g，香附10g，秽草10g，黄皮果树皮10g，九里香15g，水煎服。

（2）两胁胀痛：佛手柑10g，郁金10g，柴胡10g，枳壳12g，白芍12g，薄荷10g，当归10g，茯苓10g，水煎服。

（3）奔唉（咳嗽）：佛手柑10g，玉叶金花20g，铁包金15g，不出林15g，红糖适量，水煎当茶饮。

# 第五节 活血化瘀止痛药

## 酸吉风

【瑶名】Sueh gitv buerng

【别名】鸡母酸、入地安、酸藤果、酸藤子。

【来源】紫金牛科植物酸藤子 *Embelia laeta*（L.）Mez的根、茎、叶及果实。

【生境分布】生于山坡灌木丛中或疏林下。产于广西梧州、藤县、金秀、桂平、马山、邕宁、南宁、宁明、那坡等地；福建、江西、广东等亦有分布。

【性味功能】根、茎、叶：味酸、涩，性平。活血散瘀，止血止痛，收敛止泻，清热解毒。果实，味酸、甘，性平。强壮补血。

【瑶医主治】口腔炎，咽喉炎，牙痛，消化不良，腹胀，肠炎腹泻，痢疾，白带，脱肛，子宫脱垂，风湿骨痛，腰腿痛，盗汗，跌打损伤，湿疹，皮肤瘙痒。

【用法用量】根、茎、果实15～30g，水煎服或浸酒服；外用适量，全株水煎洗或鲜叶捣烂敷于患处。

【方选】

（1）脱肛：酸吉风（酸藤子）30g，沉杉亮（埋在地下多年杉木）10g，巴腩青美（三叶青）15g，结端旁（黄花倒水莲）15g，地下木桩（除有毒的树外，不论什么树都可，种下泥中，越久越好）30g，配猪大肠炖服。

（2）腹泻、小儿消化不良：酸吉风（酸藤子）15～30g，跌当端（路边菊）、麻灵安（地榆）、温罗敌（大芦）根、八套咪（木贼）、慢惊风（九龙盘）各10～15g，水煎服。

（3）月经过多：酸吉风（酸藤子）、金骨风（算盘子）各30g，刹烈消（舒戛千里光）、培碰暖（益母草）、结端旁（黄花倒水莲）各15g，配鸡肉炖服。

## 毛老虎

【瑶名】Bei ndomh maauh

【别名】黄杜鹃、闹羊花、三钱三、一杯倒、一杯醉。

【来源】杜鹃花科植物羊踯躅 *Rhododendron molle* G.Don 的根或全株。

【生境分布】生于丘陵地山坡上灌木丛中。产于广西凌云、罗城、临桂、全州、钟山、荔浦等地；分布于江苏、浙江、江西、福建、湖南、湖北、河南、四川、贵州等地。

【性味功能】味辛，性温；有大毒。祛风除湿，活血散瘀，麻醉止痛，止咳平喘，消肿，杀菌止痒。

【瑶医主治】风湿或类风湿性关节炎，腰腿痛，腰椎间盘突出症，各种神经痛，慢性支气管炎，跌打损伤，疥癣，龋齿疼痛。

【用法用量】1.5～10g，水煎服，或浸酒服。

【方选】

（1）坐骨神经痛：毛老虎（黄杜鹃）10g，入山虎（两面针）、歇紧衣垂（清风藤）、浸骨风（灯笼草）、九层风（鸡血藤）、巴卡紧（五加皮）、五爪风（粗叶榕）、麻骨风（小叶买麻藤）、大红钻（异形南五味子）、上山虎（海金子）、大肠风（光轴苎叶蒟）、结端旁（黄花倒水莲）各30g，米双酒1000mL浸泡15日，每次服

15～30mL，每日2次，并用药酒适量外搽。

（2）龋齿疼痛：毛老虎（黄杜鹃）花1.5g，水煎含服。

## 大钻

【瑶名】Dormh hongh nzunx

【别名】冷饭团、臭饭团、入地麝香、十八症、红钻、黑老虎。

【来源】五味子科植物厚叶五味子 *Kadsura coccinea*（Lem.）A. C. Smith的根、茎、叶。

【生境分布】生于山谷、疏林中，常缠绕于其他树上。产于广西德保、大新、龙州、马山、武鸣、上思、平南、贺州、昭平、金秀、三江、融水、罗城等地；分布于云南、贵州、四川、湖南、广东等地。

【性味功能】味辛、微苦，性温。行气止痛，祛风除湿，散瘀消肿，舒筋活络。

【瑶医主治】风湿性关节炎，风湿骨痛，胃痛，慢性胃炎，胃和十二指肠球部溃疡，痛经，产后腹痛，疝气痛，跌打损伤。

【用法用量】15～30g，水煎或浸酒服；外用根皮或叶适量，捣烂，调酒炒热敷患处。

【方选】

（1）跌打损伤、骨折：大钻、蒙错楼（疏花卫矛）、九节风（接骨金粟兰）、昌亮（三叉虎）、麻骨风（小叶买麻藤）各15g，水煎外洗患处后，用上药各适量捣烂，调酒炒热敷患处。

（2）慢性胃炎：大钻10g，芭蕉连皮煲排骨汤，炖服。

（3）风湿筋骨疼痛：大钻15g，海金沙15g，九层风（鸡血藤）9g，下山虎（白珠树）9g，水煎服。

（4）痛经：大钻、益母草各30g，水煎服。

## 飞龙掌血

【壮名】Goraenlwedsang

【别名】血莲肠、见血飞、血见愁、大救驾、三百棒、见血散、散血丹、飞龙斩血。

【来源】芸香科植物飞龙掌血 *Toddalia asiatica*（L.）Lam.的根。

【生境分布】生于山坡、路边、灌木丛或疏林中。广西分布于各地，陕西、甘肃、浙江、福建、江西、台湾、湖北、湖南、广东、四川、贵州、云南等地亦有分布。

【性味功能】味辛、微苦，性温。散瘀止血，祛风除湿，消肿解毒。

【壮医主治】根皮：跌打损伤，风湿性关节炎，肋间神经痛，胃痛，月经不调，痛经，闭经；外用治骨折，外伤出血。叶：外用治痈疖肿毒，毒蛇咬伤。

【用法用量】根皮15～30g，水煎服，或浸酒服。外用适量，捣烂或研末敷患处。鲜叶适量，捣烂外敷患处。

【方选】

（1）发旺（痹症）：①飞龙掌血10g，威灵仙10g，羌活10g，独活10g，细辛3g，鸡血藤20g，水煎服。②飞龙掌血12g，了哥王10g，大罗伞12g，走马胎15g，扛板归15g，水煎服。

（2）经尹（痛经），经卡（闭经）：飞龙掌血15g，地瓜藤15g，牛大力15g，岗稔15g，黄花倒水莲2g，水煎服。

## 九里香

【壮名】Gogoujleixyieng

【别名】千里香、满山香、五里香、过山香、万年青、千枝叶、千只眼、跌打臭。

【来源】芸香科植物九里香 *Murraya paniculata*（L.）Jack的枝叶、根。

【生境分布】生于干旱的旷地或疏林中，也有栽培。广西分布于宁明、上思、那坡、隆林、凌云、乐业、南丹、都安、鹿寨、灵川，福建、台湾、湖南、广东、海南、贵州、云南等地亦有分布。

【性味功能】味辛，性温。行气活血，散瘀止痛，解毒消肿。

【壮医主治】跌打肿痛，风湿痹痛，胃痛，牙痛，破伤风，流行性乙型脑炎，蛇虫咬伤，局部麻醉。

【方选】

（1）发旺（痹证）：①九里香20g，生姜20g，千斤拔10g，续断10g，水煎服。②九里香根10g，小钻10g，九龙藤12g，藤当归10g，七叶莲12g，水煎服。

（2）腊胴尹（腹痛）：九里香10g，白芷10g，川芎10g，枳壳12g，厚朴10g，三叉苦10g，水煎服。

（3）奔冉（疥疮），麦蛮（风疹）：九里香30g，千里光30g，山芝麻20g，五色梅20g，水煎外洗患处。

## 田七

【壮名】Gosamcaet

【别名】山漆、金不换、血参、参三七、田三七、田漆、三七。

【来源】五加科植物三七 *Panax notoginseng*（Burk.）F. H. Chen ex C. Chow的

根、茎。

【生境分布】栽培，或野生于山坡林荫下。广西分布于靖西、那坡、田东、田阳，云南、四川、湖北、江西等地亦有分布。

【性味功能】味甘、微苦，性温。通龙路火路，补血，止血，止痛。

【壮医主治】气血虚弱，各种血证，胸痹，闭经，痛经，产后腹痛，胃痛，冠心病，痈疮，跌打损伤，外伤出血。

【用法用量】3～9g，煎汤服；或1～3g研末，入丸、散剂。外用适量，磨汁涂，或研末调敷。

【方选】

（1）外伤出血：田七根及根茎适量，研末敷于伤口处。

（2）内伤出血，鹿勒（呕血），陆裂（咳血）：田七根及根茎3g，大叶紫珠10g，旱莲草20g，水煎服。

（3）林得叮相（跌打损伤）：田七根及根茎适量，研末，加白酒调匀，外涂患处。

（4）产呱耐（产后虚弱）：田七根及根茎5g，打碎，油炸后炖鸡肉吃。

# 第六节　止咳润肺解表药

## 松亮变

【瑶名】Zong ndiangx benx

【别名】松树寄生。

【来源】桑寄生科植物松寄生*Taxillus caloreas*（Diels.）Danser的全株。

【生境分布】寄生于马尾松、黄山松等植物上。产于广西金秀等地，分布于西藏、云南、贵州、四川、湖北、广东、福建、台湾等地；不丹亦有分布。

【性味功能】味苦、甘，性平。化痰止咳，清肺热，止痛，祛风除湿。

【瑶医主治】治肺结核、咳嗽、咳血。

【用法用量】9～15g，水煎服。

【方选】

（1）肺结核：松亮变（松树寄生）15g，紫九牛（翼核果）茎15g，五爪风（粗叶榕）根茎15g，干紧美（铁包金）15g，双亮（桑）白皮15g，吓台剪（紫金牛）全株15g，水煎服。

（2）咳嗽咳痰：松亮变（松树寄生）15g，桑白皮10g，桔梗10g。水煎服。

### 骨坦咪

【瑶名】Guh daamy miev

【别名】蛋黄草。

【来源】菊科植物烟管头草*Carpesium cernuum* L.的全草。

【生境分布】生于路边荒地及山坡、沟边等处。产于广西隆林、靖西、东兰、天峨、三江、金秀等地，分布于东北、华北、华中、华东、华南各省份；欧洲至朝鲜、日本亦有分布。

【性味功能】味苦，性寒。清热解毒，化痰止咳。

【瑶医主治】咽喉肿痛，感冒头痛，肠炎，痢疾，腹痛，疝气，小儿肺炎，小儿疳积，小儿惊风，尿路感染，痈疮肿毒，黄水疮，淋巴结结核。

【用法用量】6～12g，水煎服。外用适量捣敷患处。

【方选】

小儿惊风：骨坦咪（蛋黄草）6g，水煎取汁，囊中（地龙）2条，捣烂用药汁冲服。

### 旁旧

【瑶名】Mbaengh jiou

【别名】石耳。

【来源】石耳科植物石耳 *Umbilicaria esculenta*（Miyoshi）Minks的子实体。

【生境分布】生于悬崖峭壁上的向阳面。产于广西金秀等地；浙江、安徽、江西等省亦有分布。

【性味功能】味甘，性平。滋阴清热，化痰止咳，止血。

【瑶医主治】支气管炎，劳伤吐血，衄血，血崩，肠炎，痢疾，膀胱炎，痔漏。

【用法用量】9～15g，水煎服；外用适量，研粉以冷开水调敷患处。

【方选】

慢性支气管炎：旁旧（石耳）15g，配瘦猪肉适量蒸服。

### 蝴蝶风

【瑶名】Same pang buerng

【别名】羊蹄藤、木夜关门、大飞羊、鞍叶羊蹄甲。

【来源】豆科植物鞍叶羊蹄甲*Bauhinia brachycarpa* Wall. ex Benth. 的全株。

【生境分布】生于山坡林中、荒地、路旁或村边。广西分布于天等、德保、那坡、西林、隆林、凌云、乐业、天峨、南丹、东兰、河池、罗城、柳江、鹿寨、金秀等地；陕西、四川、湖北、云南、贵州等省亦有分布。

【性味功能】味苦、涩，性平。清热润肺，止痛安神，散结，止咳，燥湿止痒。

【瑶医主治】小儿麻痹后遗症，半身不遂，百日咳，痢疾，腹泻，皮肤湿疹，疮疡溃烂，风湿筋骨痛。

【用法用量】根15～30g，水煎服或浸酒服，外用枝、叶适量，水煎洗或用叶捣敷患处。

【方选】

小儿麻痹后遗症：绿九牛（大花老鸦嘴）、小肠风（山蒟）、皮亮（盐肤木）、九龙钻（龙须藤）、双钩钻（钩藤）、槟榔钻（大血藤）、四方钻（四方藤）、蝴蝶风（鞍叶羊蹄甲）各15g，四季风（四块瓦）、当归端（藁本）、川芎各6g，水煎服，药渣复煎外洗。

## 十涯磨

【瑶名】Ziepe nyeic muoz

【别名】天冬、沙古台。

【来源】百合科植物天门冬 *Asparagus cochinchinensis*（Lour.）Mer.的块根。

【生境分布】生于山坡灌木丛中或林荫下。产于广西各地，分布于华东、中南、西南地区及河北、山西、陕西、甘肃等地。

【性味功能】味甘、微苦，性寒。养阴清热，润肺生津，化痰止咳。

【瑶医主治】感冒发热咳嗽，肺炎，支气管炎，肺结核，肺脓病，心脏病水肿，产后贫血，不孕症。

【用法用量】6～15g，水煎服。

【方选】

（1）肺结核咳嗽：十涯磨（天冬）15g，恳蒙勤咪（沙参）12g，钳来勤（香白芷）10g，双亮（桑）白皮10g，走马风（心叶紫金牛）15g，结莫晴美（百眼藤）10g，水煎服。

（2）乳腺小叶增生：十涯磨（天冬）鲜品60g，隔水蒸熟，每日1剂，分2次食。

## 工呼

【瑶名】Gongh fou

【别名】白紫苏、野紫苏、紫苏。

【来源】唇形科植物紫苏 *Perilla frutescens*（L.）Britt.的茎、叶、种子。

【生境分布】生于村边肥沃处，也有栽培。产于广西各地，分布于全国各省份。

【性味功能】味辛，性温。叶：散寒，解鱼蟹毒。种子：润肺下气，镇咳定喘。茎：理气宽胸，解郁安胎。

【瑶医主治】感冒发热、头痛、咳嗽、胸闷、腹胀、妊娠呕吐、胎动不安。

【用法用量】3～9g，水煎服。

【方选】

风寒感冒：工呼（紫苏）叶、甘仔（柑）、陈皮各6g，生姜3片，水煎服。

### 培八亮

【别名】白花木、枇杷叶。

【来源】紫薇科植物枇杷 *Eriobotrya japonica*（Thunb.）Lindl.的叶。

【生境分布】栽培。产于广西各地，分布于陕西、甘肃、河南、江苏、浙江、安徽、福建、台湾、广东、江西、湖南、湖北、四川、贵州、云南等省份。

【性味功能】味苦，性凉。清热解毒，清肺止咳，和胃降气。

【瑶医主治】气管炎，肺热咳嗽，咳血，脓疱疮，皮肤溃疡，痔疮。

【用法用量】5～10g，水煎服。外用适量水煎洗。

【方选】

（1）声音嘶哑：培八亮（枇杷）鲜叶30g，射干10g，桔梗12g，鱼腥草10g，淡竹叶15g，水煎服。

（2）支气管炎咳嗽：培八亮（枇杷）叶15g，菊花15g，白茅根15g，鱼腥草15g，水煎服。

### 射干

【壮名】Go'ndoekbenj

【别名】扇竹、黄远、夜干、草姜、乌扇、鬼扇、山蒲扇、扇竹兰。

【来源】鸢尾科植物射干 *Belamcanda chinensis*（L.）DC.的根状茎。

【生境分布】生于山坡、草地、林缘、沟边，或栽培。广西分布于龙州、南宁、武鸣、宾阳、陆川、桂平、苍梧、贺州、昭平、蒙山、灌阳、全州、三江，全国各地均有分布。

【性味功能】味苦、性寒；微毒。清热解毒，祛痰利咽，消肿散结。

【壮医主治】咽喉肿痛，痰盛咳喘，痈肿疮毒，瘰疬结核。

【方选】

（1）乳痈：射干15g，夏枯草50g，水煎服，药渣热敷患处。

（2）猪头肥（腮腺炎）：射干10g，路边青叶7片，水煎服；另用牛筋草适量，切碎捣烂敷患处。

（3）林得叮相（跌打损伤）：射干150g，刺五加皮根50g，加白酒1000mL浸泡20日。取药酒每日服30mL，并用药酒适量涂患处。

（4）二便不通，下腹胀痛：鲜射干适量，捣烂绞汁服。

（5）瘰疬：射干、香附子、夏枯草各15g，水煎服。香附子适量研末，调米醋敷于肿块。

（6）痈肿：射干10g，黄花稔15g，川楝子6g，山栀子12g，千里光20g，一点红15g，水煎内服外洗。

（7）货烟妈（咽痛）：射干10g，金银花12g，连翘10g，野菊花10g，鱼腥草12g，称量木15g，水煎服。


## 铁包金

【壮名】Godietbaugi

【别名】老鼠耳、多花勾耳茶、米粒藤、铳谷子、乌饭藤、糯米茶叶。

【来源】为鼠李科植物光枝勾儿茶*Berchemia polyphylla* Wall. ex Laws. var. *leioclada* Hand. –Ma. 的茎。

【生境分布】生于阴湿近水处或山坡灌木丛中。广西分布于凤山、天峨、凌云、乐业、田林、隆林、那坡、大新、德保、靖西、隆安、邕宁、贵港、资源；浙江、湖北、湖南、广东、四川、贵州、云南、台湾等地亦有分布。

【性味功能】味苦、微涩，性平。清热毒，调龙路，除湿毒，止血，镇痛。

【壮医主治】咳血，鼻衄，胃出血，胃痛，肺结核，疳积，消渴症，水肿，风湿痹痛，黄疸型肝炎，跌打损伤，蛇虫咬伤。

【用法用量】内服15～30g（鲜品30～60g），煎汤；外用适量，捣敷。

【方选】

（1）发旺（痹证）、林得叮相（跌打损伤）：铁包金20g，七叶连10g，九节风10g，飞龙掌血12g，黄荆柴根10g，水煎服兼外洗患处。

（2）肺结核，奔唉（咳嗽），渗裂（血症）：铁包金10g，不出林15g，鱼腥草10g，白茅根20g，桔梗10g，百部10g，百合15g，竹叶10g，麦门冬10g，水煎服。

（3）呗脓（痈肿）：鲜铁包金50g，水煎服。另取鲜叶适量，捣烂敷患处。

（4）钵痨（肺结核）、奔唉（咳嗽）、黄标（黄疸）：铁包金50g，水煎服。

（5）林得叮相（跌打损伤），额哈（毒蛇咬伤）：铁包金适量，浸酒外擦患处（毒蛇咬伤留伤口不擦）。

（6）睾丸肿痛：铁包金100g，水煎服或以黄酒冲服。

（7）胃痛：铁包金50g，苏铁干花10g，水煎服。

（8）麦蛮（风疹）：铁包金50g，水煎服。

## 象皮木

【壮名】Siengbizmuz

【别名】象皮树、凳板风、英台木、九度叶、鸭脚树、火树将军、灯台树、火枯树。

【来源】夹竹桃科植物糖胶树*Alstonia scholaris*（L.）R.Br.的皮或叶。

【生境分布】生于杂木林中。广西主要分布于那坡、凭祥、宁明、南宁、博白、玉林；广东、云南等地亦有分布。

【性味功能】味苦、淡，性寒。清热解毒，祛风止咳，止血消肿。

【壮医主治】伤风，咳嗽，咳喘，百日咳，痧气黄疸型肝炎，妊娠呕吐，跌打损伤，溃疡出血，水肿。

【方选】

（1）百日咳，咳嗽，胃痛，腹泻，妊娠呕吐：象皮木叶10～15g，水煎服。

（2）跌打损伤：象皮木鲜叶适量，捣敷伤处。

（3）疟疾：象皮木叶10～15g，水煎服。


## 牛甘子

【壮名】Makniuzganhswj

【别名】油甘子、橄榄子、余甘子、余甘、鱼木果、望果、喉甘果、牛甘果。

【来源】大戟科植物余甘子*Phyllanthus emblica* L.的果实、根。

【生境分布】多生长于灌木丛中。广西主要分布于南宁、百色、梧州等地；广东、云南、四川、贵州等地亦有分布。

【性味功能】味苦、甘、酸，性凉。清热毒，通火路，调气道、谷道，解毒生津，止咳化痰。

【壮医主治】痧病，发热，咳嗽，咽痛，白喉，食积呕吐，腹痛，泄泻，高血压。

【用法用量】15～30g，水煎服；或鲜品适量取汁服。

【方选】

（1）鹿勒（呕血）：牛甘子根、仙鹤草各15g，水煎服。

（2）烦热口干：牛甘子（浸盐水）适量，嚼碎服。

（3）奔唉（咳嗽）：牛甘子10g，陈皮6g，不出林15g，水煎服。

（4）诺嚎尹（牙痛）：牛甘子根皮10g，煎水含服。

（5）能啥能累（湿疹）：牛甘子鲜叶或鲜树皮适量，捣烂取汁涂患处。

## 青天葵

【壮名】Gocinghdenhgveiz

【别名】独叶莲、独脚莲、珍珠叶、青莲、毛叶芋兰、人地珍珠、假天麻。

【来源】兰科植物毛唇芋兰*Nervilia fordii*（Hance）Schltr. 的叶或带球茎的叶。

【生境分布】生于阴湿的石山疏林下，或田边。广西分布于隆林、宁明、龙州、大新、扶绥、武鸣、都安、金秀、永福、昭平等地；四川、云南、广东等地亦有分布。

【性味功能】味苦、甘，性平。润肺止咳，清热解毒，散瘀止痛。

【壮医主治】肺痨，肺热咳嗽，口腔炎，咽喉肿痛，瘰疬，疮疡肿毒，跌打损伤。

【用法用量】内服9～15g，水煎服。外用适量，捣敷。

【方选】

（1）钵痨（肺结核），唉勒（咯血）：青天葵5g，铁包金15g，不出林15g，红衣花生50g，煲猪肺食。

（2）林得叮相（跌打损伤）：鲜青天葵、鲜滴水珠各适量，捣烂外敷患处。

（3）货烟妈（咽痛）：青天葵3g，称量木30g，水煎当茶饮。

## 枇杷叶

【壮名】Mbawbizbaz

【别名】巴叶。

【来源】蔷薇科植物枇杷*Eriobotrya japonica*（Thunb.）Lindl.的叶。

【生境分布】生于村边、平地或坡地，多为栽培。广西各地均有分布和栽培，陕西、江苏、浙江、安徽、江西、福建、台湾、广东、湖南、湖北、四川、贵州、云南等地亦有分布。

【性味功能】味苦、微辛，性微寒。通气道、谷道。

【壮医主治】肺痨，肺热咳嗽，口腔炎，咽喉肿痛，瘰疬，疮疡肿毒，跌打损伤。

【用法用量】内服9～15g，煎汤服，大剂量可用至30g；鲜品15～30g；或入丸、散。

【方选】

（1）咳嗽：干枇杷叶（去毛）、干桑叶各9g，茅根15g，水煎服。

（2）咳血：枇杷叶、土牛膝、陈皮各适量，水煎服。

（3）哮喘：枇杷叶、三姐妹、盐肤木、罗裙带根、鱼腥草、不出林各10g，蛤蚧15g，乌桕仁6g，水煎服。

# 第七节　降压药

## 培耐旁

【瑶名】Beh hnoi biangh

【别名】太阳花、葵花、向日葵。

【来源】菊科植物向日葵*Helianthus annuus* L.的全株、花托。

【生境分布】我国各省有栽培；世界各国均有分布。

【性味功能】味淡，性平。花托：养阴补肾，降血压，止痛。根、茎：清热利尿，止咳平喘。叶：清热解毒。种子：滋阴，止泻。

【瑶医主治】花托：高血压病、眩晕、肾虚耳鸣、牙痛、腹痛、胃痛、痛经、孕妇水肿、胎盘滞留。根、茎：小便涩痛、尿路结石、乳糜尿、浮肿、白带、乳汁不足、咳嗽哮喘。种子：泻痢、脓肿。

【用法用量】30～90g，水煎服。

【方选】

（1）高血压病：培耐旁（向日葵）叶、决明子各30g，水煎服。

（2）淋病：培耐旁（向日葵）根30g，金钱草30g，水煎服。

（3）疝气：培耐旁（向日葵）鲜根30g，红糖适量，水煎服。

## 堂通咪

【瑶名】Dangh tong miev

【别名】紫花草、夏枯草。

【来源】唇形科植物夏枯草*Prunella vulgaris* L.的花、果穗。

【生境分布】生于山坡湿地、路旁、沟边。产于广西各县市；全国各地均有分布。

【性味功能】味苦、辛，性寒。凉血解毒，散结消肿，清肝明目，降血压。

【瑶医主治】高血压头痛、头晕，肺结核，淋巴结结核，癫痫，尿道炎，膀胱炎，肾炎。

【用法用量】9～15g，水煎服。

【方选】

（1）瘰疬：堂通咪（夏枯草）60g，慢惊风（九龙盘）30g，水煎，每日1剂，分3次服。

（2）癫痫：堂通咪（夏枯草）90g，水煎，冲冬蜜糖服。

## 缺公旁端

【瑶名】Guieh govngx biangh dorn

【别名】鸡冠花、青葙子。

【来源】苋科植物青葙 *Celosia argentea* L.的全株。

【生境分布】生于路旁荒地、河滩等疏松土壤上。产于广西各地，分布于全国各省，野生或栽培；日本、俄罗斯、菲律宾及非洲地区亦有分布。

【性味功能】味苦，性微寒。清热燥湿，清肝明目，退翳，凉血止血。

【瑶医主治】种子：目赤肿痛，云翳，夜盲症，高血压病，皮肤瘙痒。花：吐血，视网膜出血，血尿，月经不调，白带，血崩。根、茎、叶：皮肤瘙痒，疮疥，外伤出血。

【用法用量】种子：10～15g，水煎服。花序：15～30g（鲜品30～60g），水煎服。


## 防己

【壮名】Gofangzgj

【别名】汉防己、木防己、小防己、粉防己、金线布葫芦、山乌龟、石蟾蜍。

【来源】防己科植物粉防己 *Stephania tetrandra* S. More的根。

【生境分布】生于山坡、丘陵地带的草丛及灌木林边缘。广西分布于桂林、柳州、南宁等地，浙江、安徽、江西、福建、台湾、广东等地亦有分布。

【性味功能】味辛、苦，性寒。祛风，止痛，利水消肿。

【壮医主治】风湿痹痛，小便不利，水肿，高血压病。

【方选】

（1）治膀胱水蓄胀满，几成水肿：防己10g，车前、韭菜子、泽泻各15g。水煎服。

（2）治水臌胀：防己30g，生姜15g，同炒，水煎服，半饥时饮之。

（3）脚气肿痛：防己、木瓜、牛膝各12g，桂枝5g，枳壳5g，水煎服。

（4）肺痿喘嗽：防己为细末，每次服12g，浆水一盏，同煎至七分，和滓温服之。

（5）肺痿咯血多痰者：防己、葶苈等份为末。糯米饮，每服一钱。

（6）遍身虫癣瘑疥：防己90g，当归、黄芪各60g，金银花30g，煮酒饮之。


## 枸骨

【壮名】Gooenmeuz

【别名】羊角刺、老鼠刺、老虎刺、猫儿刺、六角茶、六角刺、八角刺、鸟不宿。

【来源】冬青科植物枸骨*Ilex cornuta* Lindl. ex Paxt.的叶、根、茎。

【生境分布】生于山坡、山谷、溪涧、路旁的杂木林或灌木丛中。广西分布于桂林、柳州；甘肃、江苏、安徽、浙江、江西、河南、湖北、湖南等地亦有分布。

【性味功能】苦，性凉。清热养阴，活血化瘀，平肝，益肾。

【壮医主治】肺痨咯血，骨蒸潮热，风湿骨痛，腰膝酸软，跌打损伤，头晕目眩，糖尿病，白癜风，高血压病。

【用法用量】9～15g，水煎服。外用适量，捣汁或熬膏涂敷患处。

【方选】

（1）唉勒（咯血）：枸骨根或茎15g，不出林10g，地骨皮10g，桑白皮10g，沙参10g，麦冬10g，鱼腥草12g，水煎服。

（2）黄标（黄疸）：枸骨根或茎15g，不出林15g，板蓝根10g，三姐妹10g，水煎服。

（3）奔唉（咳嗽）：枸骨10g，百部15g，枇杷叶10g，甘草5g，水煎服。

（4）胴尹（胃痛）：枸骨10g，生石膏15g，竹叶10g，生地15g，水煎服。

# 第八节　开窍安神药

## 水菖蒲

【壮名】Gobwzcangh

【别名】泥昌、水昌、水宿、茎蒲、白昌、溪荪、兰荪、昌蒲。

【来源】菖蒲科植物菖蒲*Acorus calamus* L.的根状茎。

【生境分布】生长于水边及潮湿地，多为栽培。广西各地均有栽培，全国各地均有分布。

【性味功能】味辛、苦，性温。调巧坞，调谷道，除湿毒，杀虫止痒。

【壮医主治】癫痫，中风，眩晕，惊悸，失眠、健忘，心悸，咳嗽，痢疾，牙痛，腹胀腹痛，风寒湿痹，疥疮，湿疹等。

【用法用量】内服 3～6g，煎汤服；或入丸、散剂。外用适量，煎水洗，或研末调敷。

【方选】

（1）眩晕：水菖蒲、萝笑木根、野鸡冠花、过江龙各10g，玉米须6g，土田七15g，水煎服。

（2）健忘、惊悸：水菖蒲、夜交藤、茯苓、龟板、龙骨各10g，研末，每次5g，开水送服。

（3）心悸、失眠：水菖蒲、灵磁石各10g，酸枣仁20g，女贞子15g，黄连、五味子各5g，水煎服。

（4）牙痛、疥疮：水菖蒲适量，研末搽患处，水煎外洗。

（5）咳嗽：水菖蒲10g，白蚁巢20g，杏仁、甘草各6g，水煎服。

# 第九节　健胃消食药

## 凉交

【瑶名】Ndiangx jiou

【别名】木蹄。

【来源】多孔菌科植物木蹄 *Pyropolyporus fomentarius*（L. ex Fr.）Teng的菌体。

【生境分布】多寄生于榛及栎的树干上，杨、柳、赤杨、椴、榆等阔叶树的树干上也有。产于广西金秀等地，黑龙江、吉林、内蒙古、河北、山西、河南、陕西、甘肃、新疆、四川、云南等省份均有分布。

【性味功能】味苦、淡，性平。消积，化瘀，抗癌。

【瑶医主治】小儿食积、食道癌、胃癌、子宫癌。

【用法用量】12～15g，水煎服。

【方选】

小儿食积：凉交（木蹄）、旁旧（石耳）各9g，水煎服。

## 凡秋

【瑶名】Fanh ziu

【别名】辣椒。

【来源】茄科植物辣椒 *Capsicum annuum* L.的叶、根、果实。

【生境分布】我国各地均有栽培。

【性味功能】果实：味辛，性温，温中散寒，健胃消食。根：活血消肿。叶：味淡，性凉，清热解毒。

【瑶医主治】果实：胃寒痛、胃肠痞满、蜈蚣咬伤、蜂蜇伤。根：风湿痛、腰痛、蜈蚣、蜂蜇伤。叶：水肿、水火烫伤、蜈蚣咬伤。

【用法用量】果实3～9g，根、叶15～30g，水煎服。外用果实、叶适量捣敷，或用果实研粉，冷开水调敷，或用根适量水煎洗。

【方选】

风湿疼痛，手足无力：凡秋（辣椒）、得丁龙（蔓性千斤拔）根各15g，红九牛（毛杜仲藤）、血风（走马胎）根各12g，水、酒各半，煎服。

## 刺芫荽

【壮名】Byaekhom nyenghgawq

【别名】假芫茜、番香茜、山芫、番鬼茜、大芫、阿瓦芫荽。

【来源】伞形科植物刺芹*Eryngium foetidum* Linn.的全草。

【生境分布】广西主要分布于桂平、博白、龙州、武鸣、隆安、都安。

【性味功能】味辛、苦。通气道、谷道，透疹解毒，止咳，止痛。

【壮医主治】食积，食欲不振，胸膈满闷，脘腹胀痛，呕恶反胃，泻痢，肠风便血，脱肛，疝气，麻疹，痘疹不透，秃疮，头痛，牙痛，耳痛。

【用法用量】6～15g，水煎服。外用适量，煎汤洗，或捣敷。

【方选】

（1）痧病：刺芫荽15g，葱头3只，生姜3片，共捣烂，热粥送服。

（2）食积：刺芫荽15g，水煎服。

## 破布叶

【壮名】Bobuyez

【别名】布渣叶、瓜布木叶、火布麻。

【来源】锦葵科植物破布叶*Microcos paniculata* L.的叶。

【生境分布】生于山谷，平地，斜坡灌木丛中。广西分布于陆川、玉林、容县、贵港、横县、南宁、大新、龙州、都安、那坡、田林、百色、凌云、西林，广东、海南、云南等地亦有分布。

【性味功能】味酸、淡，性平。清热毒，除湿毒，通谷道。

【壮医主治】痧病，黄疸，纳呆，腹痛，泄泻，疮疡，蜈蚣咬伤。

【用法用量】15～30g，水煎服；鲜品3～60g。外用适量，水煎洗或捣敷。

【方选】

（1）痧病：破布叶（布渣叶）15～30g，水煎服。

（2）黄疸：破布叶（布渣叶）、田基黄、茵陈蒿各15～30g，水煎服。

（3）腹痛：破布叶（布渣叶）、鸭脚木皮、黄牛木叶、路兜簕根、岗梅根各适量，水煎当茶饮。

（4）蜈蚣咬伤：破布叶（布渣叶）15～30g，水煎服。

# 第十节  补肝肾与强腰膝药

## 党旁咪

【瑶名】Ndang biangh miev

【别名】香花草。

【来源】禾本科植物青香茅 *Cymbopogon caesius*（Nees）Stapf 的全草。

【生境分布】生于山坡草地。产于广西龙州、凤山、忻城、融安、象州、金秀等地，分布于广东等地；热带非洲至印度亦有分布。

【性味功能】味辛，性温。解表利湿，平喘止咳，壮阳。

【瑶医主治】感冒，慢性气管炎，风湿筋骨酸痛，鹤膝风，阳痿。

【用法用量】10～25g，水煎服或浸酒服；外用适量，煎汤趁热洗。

【方选】

鹤膝风：党旁咪（香花草）、清煲（石蒲）根茎、鸭灶咪使（柳叶牛膝）全草、来角散（箭杆风）全草各250g，水煎内服、外洗。

## 梅正亮

【瑶名】Mein zin ndiangx

【别名】女贞、白蜡树子、鼠梓子。

【来源】木犀科植物女贞 *Ligustrum lucidum* Ait. 的根、叶、果实。

【生境分布】生于混交林或林缘，多为栽培。产于广西百色、河池、桂林、柳州、南宁等地，分布于长江流域及以南各省份。

【性味功能】果实：味苦、甘，性平。补肝肾，强腰膝，壮筋骨，乌须明目。根：味苦，性平。止血止痛。叶：味微苦，性平。消肿止痛。

【瑶医主治】果实：阴虚内热，眩晕，耳鸣，腰膝酸痛，神经衰弱，须发早白、虚汗，视神经炎，结膜炎，瘰疬。根：咳嗽，闭经，白带。叶：头晕头痛，咳嗽，口腔炎，牙周炎，结膜炎，疮疡溃烂，烧烫伤。

【用法用量】果实：5～10g，水煎服。根：30～60g，水煎或浸酒服。叶：9～15g，水煎服或捣汁含漱；外用适量研末，茶油调敷患处。皮：60～120g，水煎服；外用适量研末，茶油调敷患处。

【方选】

（1）烧烫伤：梅正亮（女贞）叶、梅斑表（酸枣）树皮、落懂紧（金樱子）根、茎皮各适量，麻油适量熬成膏，搽敷患处。

（2）口腔炎：梅正亮（女贞）鲜叶，捣烂取汁含漱。

## 鸡肠风

【瑶名】Jiaih gaangh buerng

【别名】巴戟天。

【来源】茜草科植物巴戟天 *Morinda officinalis* How的根状茎。

【生境分布】生于山谷、溪边或山坡林下，有栽培。产于广西防城港、上思、横县、金秀等地，广东、福建等省份有分布。

【性味功能】味甘，性微温。补肾壮阳，祛风湿，强筋骨。

【瑶医主治】肾虚阳痿，小腹疼痛，风寒湿痹痛，腰膝痛，神经衰弱，遗精早泄，月经不调，不孕症。

【用法用量】6～12g，水煎服或浸酒服。

【方选】

阳痿：鸡肠风（巴戟天）10g，荣可咪（箭叶淫羊藿）10g，肉苁蓉10g，铜烈（假木通）10g，别涯楼（杜仲）10g，水煎服或浸酒服。

## 金毛狗脊

【壮名】Gorwedma

【别名】百枝、狗青、扶盖、苟脊、金狗脊、毛狗儿、黄狗头、老猴毛。

【来源】蚌壳蕨科植物金毛狗 *Ciotium baromets*（L.）J. Smith的根茎。

【生境分布】生于山脚沟边及林下阴湿处酸性土壤上。广西分布于南宁、邕宁、武鸣、平南、桂平、藤县、陆川、容县、贵港、苍梧、昭平，华南、西南地区及浙江、江西、福建、台湾、湖南等地亦有分布。

【性味功能】味苦、甘，性温。归肝、肾经。强腰膝，祛风湿，利关节。

【壮医主治】肾虚腰痛，足膝软弱无力，风湿痹痛，小便过多，遗精，妇女白带过多。

【用法用量】10～15g，煎汤服，或浸酒服。外用鲜品适量，捣烂敷。

【方选】

（1）体虚腰痛：金毛狗脊、杜仲藤、牛大力、首乌各15g，黄精、鸡血藤、桂圆肉各20g，黑豆（炒）30g，四叶参、桃金娘果（晒干蒸过，再晒干）各50g，浸米酒2500mL，每次服20mL。

（2）小便频数：金毛狗脊、大夜关门、小棕根各15g，猪肉适量，炖服。

## 旱莲草

【壮名】Haekmaegcauj

【别名】墨旱莲、水葵花、白花蟛蜞菊、烂脚草、黑墨草。

【来源】菊科植物鳢肠 *Eclipta prostrate*（L.）L.的全草。

【生境分布】生于路旁，田园，河岸。广西分布于全区各地；全国各省均有分布。

【性味功能】味甘、酸，性寒。滋补肝肾，凉血止血。

【壮医主治】肝肾不足，须发早白，眩晕耳鸣，吐血，衄血，便血，血痢，崩漏下血，外伤出血。

【用法用量】15～50g，水煎服，熬膏、捣汁，或入丸、散。外用适量，捣敷患处、研末撒或捣绒塞鼻。

【方选】

（1）淋证：鳢肠（旱莲草）、车前子、金银花、土茯苓各15g，水煎服。

（2）尿血：鳢肠（旱莲草）、白茅根各30g，玉米须50g，水煎服。

（3）痢疾：鳢肠（旱莲草）、鸡屎藤、毛算盘、地榆、蛇莓各15g，水煎服。

（4）中风偏瘫：鳢肠（旱莲草）20g，风姜、过江龙、两面针、九节风、大钻、小钻各30g，水煎，擦洗患侧肢体。


## 骨碎补

【壮名】Hingbwn

【别名】毛姜、申姜、石岩姜、爬岩姜、猴姜。

【来源】槲蕨科植物槲蕨 *Drynaria fortunei*（Kunze）J. Sm.的根状茎。

【生境分布】生于林缘石上或山谷岩石的石缝中。广西分布于南宁、忻城、崇左、扶绥、上林；广东、湖南、陕西、甘肃、宁夏、青海、四川、云南、西藏等地亦有分布。

【性味功能】味甘、苦，性温。通龙路，补虚，止痛。

【壮医主治】肾虚腰痛，足膝痿弱，耳鸣耳聋，风湿痹痛，牙痛，久泻，遗尿，跌打损伤，骨折，斑秃。

【用法用量】内服10～20g，煎汤；或入丸、散。外用适量，捣烂敷，或晒干研末敷，或浸酒搽。

【方选】

（1）肾虚腰痛：骨碎补、黄花倒水莲、十大功劳各30g，浸酒500mL，每次服20mL。

（2）跌打损伤：骨碎补、苏木、红药、飞天蜈蚣各10g，血竭5g，水煎服。

（3）风湿痹痛：骨碎补、九节风、麻骨风各10g，水煎服。

## 麻铃咪

【瑶名】Mah lingh miev

【别名】假花生、狗响铃、响铃草、马响铃、假地兰。

【来源】蝶形花科植物假地兰*Crotalaria ferruginea*（Gran.）ex. Benth.的全草。

【生境分布】生于旷野草地、山坡疏林下或田边地头。产于广西各地，长江以南各省份有分布。

【性味功能】味甘、微苦，性平。清热解毒，止咳平喘，利尿消肿，补中益气，抗癌。

【瑶医主治】感冒咳嗽，扁桃体炎，支气管炎，哮喘，膀胱炎，慢性肾炎，肾结石，月经不调，痛经，白带，淋巴结炎，淋巴结结核，痈疮肿毒，肿瘤。

【用法用量】15～30g，水煎服。外用适量捣敷。

【方选】

淋巴结结核、疔疮：麻铃咪（假地兰）30g，慢惊风（九龙盘）15g，水煎服；外用麻铃咪（假地兰）适量，捣敷患处。

## 丁香

【壮名】Dingyieng

【别名】丁子香、支解香、瘦香娇、雄丁香、公丁香、如字香、百里馨。

【来源】桃金娘科植物丁香蒲桃*Syzygium aromatcum*（L.）Mer. et Perry的花蕾。

【生境分布】我国广西、广东、海南、云南等地有栽培；原产于马来群岛及非洲地区。

【性味功能】味辛，性温。温中降逆，温肾助阳。

【壮医主治】胃寒呃逆，脘腹冷痛，肾虚阳痿，腰膝酸冷。

【方选】

（1）伤寒咳噫不止，哕逆不定：丁香50g，干柿蒂50g。焙干，捣罗为散。每次服5克，煎人参汤下，无时服。

（2）小儿吐逆：丁香、半夏（生用）各50g。同研为细末，姜汁和丸，如绿豆大。姜汤下二三十丸。

（3）朝食暮吐：丁香15个研末，与甘蔗汁、姜汁和丸至莲子大，噙咽之。

## 突温摆

【瑶名】Dopy wern paaiv

【别名】刀鞘豆、马刀豆。

【来源】蝶形花科植物刀豆*Canavalia gladiata*（Jacq.）DC.的根、果荚和种子。

【生境分布】广西各地有栽培，分布于长江以南各省份。

【性味功能】味甘，性温（果荚性平）。根：消肿止痛，活血，通经。果荚：和中，下气，活血散瘀。种子：温中降逆，补肾。

【瑶医主治】根：风湿痛，牙痛，闭经，跌打损伤。果荚：肾虚腰痛，反胃，呃逆，胸胁胀痛，牙根肿痛。种子：胃寒呕逆，胸腹痞满，肾虚腰痛，痰喘咳嗽，小儿疝气。

【用法用量】根、果荚：9～15g，水煎服，或浸酒服，或烧存性研末开水冲服；外用适量捣敷或研粉撒敷。种子：6～9g，水煎服，或烧存性研末冷开水冲服。

【方选】

小儿疝气：突温摆（刀豆）种子适量，研末，每次用4.5g，开水冲服。

# 第十一节　伤科药

## 凡七双

【瑶名】Fanh cietv sung

【别名】姜三七、小田七、毛七。

【来源】姜科植物土田七 *Stahlianthus involucratus*（King ex Bak.）Craib ex Loesener的块根、根状茎。

【生境分布】生于林下，或栽培。产于广西那坡、隆林、金秀等地；云南亦有分布。

【性味功能】味辛，性温。活血散瘀，消肿止痛，止血生肌。

【瑶医主治】风湿骨痛，跌打损伤，骨折，吐血，衄血，月经过多，红痢，胃寒痛，胃下垂，肝脾肿大，尿潴留，骨鲠喉，蛇虫咬伤，疮疖红肿。

【用法用量】3～9g，水煎服，或炒成炭研粉开水冲服。外用适量，捣烂调酒外敷或外搽。

【方选】

跌打损伤：凡七双（姜三七）适量，捣烂调酒外敷患处。

## 紫九牛

【瑶名】Maerng juov nqungh

【别名】血风藤、铁牛入石、红穿破石、翼核果。

【来源】鼠李科植物翼核果 *Ventilago leiocarpa* Benth.的根、茎。

【生境分布】生于深山、沟谷、林缘。产于广西柳州、忻城、南宁、宁明、金秀等县市，分布于广东、福建、台湾等省份。

【性味功能】味苦，性温。养血祛风，舒筋活络，固肾益精。

【瑶医主治】贫血头晕，月经不调，闭经，慢性肝炎，肝硬化，风湿筋骨疼痛，风湿性关节炎，腰肌劳损，四肢麻木，神经痛，跌打损伤，内伤。

【用法用量】15～30g，水煎服或配瘦猪肉炖服，或浸酒服。

【方选】

（1）坐骨神经痛：紫九牛（翼核果）、大发散（白背清风藤）、小发散（簇花清风藤）各15g，松龙梅端（毛果巴豆）6g，成金咪（马尾千斤草）3g，配猪脚炖服，并用大钻（厚叶五味子）、小钻（南五味子）、青九牛（宽筋藤）、双钩钻（钩藤）、麻骨钻（买麻藤）、九节风（接骨金粟兰）各适量，水煎洗。

（2）肝硬化腹水：紫九牛（翼核果）、独龙矮（血党）各30g，叶撒（山芝麻）、红九牛（毛杜仲藤）各10g，果非亮（了哥王）6g，结端旁（黄花倒水莲）、五爪风（粗叶榕）、红弱端（台湾榕）、叶甘楚（冰糖草）各15g，水煎服，并用骨解亮（土常山）、假死风（山胡椒）、冷水风各适量，水煎洗身。

（3）闭经：紫九牛（翼核果）、肥心使（茜草根）、九层风（鸡血藤）、五爪风（粗叶榕）、叶凡台（何首乌）各15g，配猪脚炖服。

## 黑九牛

【瑶名】Giev Juov nqungh

【别名】青龙须、一抓根、威灵仙。

【来源】毛茛科植物威灵仙 *Clematis chinensis* Osbeck的根、茎、叶。

【生境分布】生于山谷、山坡林边或灌木丛中。广西各地均有栽培；河南、山东、安徽、江苏、浙江、福建、广东、江西、湖南、湖北、四川、贵州、云南等地亦有分布。

【性味功能】根、茎：味辛、微苦，性温。祛风除湿，通经活络，止痛，利尿消肿。叶：味苦，性平。清热解毒。

【瑶医主治】风湿痹痛，筋骨疼痛，关节不利，四肢麻木，腰肌劳损，小便不利，浮肿，跌打损伤，骨鲠喉。

【用法用量】根：9～15g，水煎服或浸酒服。鲜全株：30～60g，水煎服。

【方选】

（1）风湿性关节痛：黑九牛（威灵仙）全株30g，配生盐少许捣烂敷患处，待局部感到辣痛不可忍时取下，如有水泡则刺破放水，用失拉勾（高粱泡）叶适量敷患处。

（2）阴茎炎：黑九牛（威灵仙）全株适量，水煎洗患处。

## 大接骨风

【瑶名】Domh zipvm bungy buerng

【别名】大驳骨、大接骨、黑叶爵床、偏肿鸭嘴花、驳骨消、驳骨草、骨碎草、大力王、长生木、小还魂。

【来源】爵床科植物黑叶接骨草Gendarussa ventricosa（Wall.）Nees的全株。

【生境分布】生于村边、旷野灌木丛中，多栽培于庭园中。广西分布于大新、南宁、陆川、桂平、来宾、金秀等地；云南、广东等地亦有分布。

【性味功能】味辛、微酸，性平。活血散瘀，祛风除湿，续筋接骨。

【瑶医主治】风湿骨痛，风湿性关节炎，腰腿痛，肋间神经痛，肝炎，跌打损伤，骨折，外伤出血。

【用法用量】15～30g，水煎服或酒煎服。外用适量，捣敷患处或水煎洗。

【方选】

骨折：大接骨风（大驳骨）、细接骨风（小驳骨）、钻地风（透骨消）、麻骨风（小叶买麻藤）、九节风（接骨金粟兰）各适量，捣烂，酒炒外敷患处。

## 钻地风

【瑶名】Nzunx deic buerng

【别名】透骨消、马蹄草、接骨消、连线草、四方雷公根、称秀风。

【来源】唇形科植物活血丹Glechoma longituba（Nakai）Kupr.的全草。

【生境分布】生于林缘、疏林下、草地中、溪边，或栽培。广西主要分布于那坡、柳州、金秀、临桂、龙胜等地；分布于除西北及内蒙古外的全国各省份。

【性味功能】味苦、辛，性凉。清热解毒，利尿排石，散瘀消肿，活血通经，止痛止痒。

【瑶医主治】跌打损伤，骨折，风湿性关节炎，月经不调，痛经，闭经，产后疼痛，尿路感染或结石，肾炎水肿，胆道结石，胆囊炎，小儿发热惊风，腮腺炎，疮病肿毒，毒蛇咬伤。

【用法用量】15～30g，水煎服。外用鲜品适量，捣敷患处或水煎洗患处。

【方选】

急性肾炎：钻地风（透骨消）、莫翁样（地蕊）、木恐碎（海金沙）、跌当端（路边菊）各30g，红林（虎杖）15g。水煎，每日分2次服。

## 木龙要紧

【瑶名】Mbuh lomh tietv nqimv

【别名】猫爪刺。

【来源】云实科植物云实*Caesalpinia sepiaria* Roxb.的根、叶、种子。

【生境分布】生于山坡岩旁或灌丛中以及平原、丘陵、山间、河旁。广西分布于宁明、南宁、那坡、隆林、凌云、乐业、金秀等地；长江以南各省份亦有分布。

【性味功能】味辛，性温；种子有毒。根：祛风散寒，除湿，益精。叶：收敛，止痛。种子：清热除湿，止痢，杀虫。

【瑶医主治】根：痧症，眩晕，腰腿痛，劳伤咳嗽，咽喉痛，骨鲠喉，牙痛，跌打损伤。叶：牙痛，小儿口疮，产后恶露不尽，跌打损伤。种子：痢疾，闭经，小儿疳积，钩虫病，蛔虫病，乳腺炎。

【用法用量】15～30g，种子9～15g，水煎服或浸酒服。外用适量捣敷或研粉撒敷。

【方选】

阴疮：木龙要紧（云实）根皮适量，酒少许，捣烂敷患处。

### 落新妇

【壮名】Gocaemriengmax

【别名】小升麻、红升麻、术活、马尾参、山花七。

【来源】虎耳草科植物华南落新妇 *Astilbe austrosinensis* Hand. –Maz.的根状茎。

【生境分布】生于山坡林下阴湿地或林缘路边草丛中。广西分布于武鸣、三江、全州、恭城、钟山、贺州、藤县，长江以南各省均有分布。

【性味功能】味辛、苦，性温。活血止痛，祛风除湿，强筋健骨。

【壮医主治】跌打损伤，风湿痹痛，毒蛇咬伤。

【用法用量】12～24g，水煎服，或浸酒服。

【方选】

（1）风热感冒：落新妇15g，煨水服。

（2）肺痨咳血、盗汗：落新妇、土地骨皮、尖经药、白花前胡各15g，煨水服，每日3次。

### 毛桐

【壮名】Maeqgun jgyaeuq

【别名】姜桐子树根、圆鞋、粗糠根。

【来源】大科植物毛桐*Mallotus barbatus*（Wall.）Muell.–Arg.的根。

【生境分布】广西主要分布于昭平、岑溪、平南、容县、宾阳、上林、马山、龙州、大新、天等、田东、那坡、凌云、乐业、隆林等地。

【性味功能】味微苦，性平。清热毒，除湿毒，调龙路，止血。

【壮医主治】外伤出血，泄泻，淋证，带下。

【用法用量】内服15～30g，水煎服。

【方选】

（1）外伤出血：毛桐叶适量，捣烂外敷伤处。

（2）泄泻：毛桐15g，高良姜、香附各5g，水煎服。

（3）淋证：毛桐、金银花各15g，茅根20g，水煎服。


## 裸花紫珠叶

【壮名】Gohohhohhoengz

【别名】赶风柴、节节红、大斑鸠米。

【来源】马鞭草科植物裸花紫珠 *Callicarpa nudiflora* Hook. et Ar.的干燥叶。

【生境分布】野生于路边荒地、丘陵灌木丛中等向阳处。广西分布于扶绥、南宁、宁明、陆川；海南、广东、福建等地亦有分布。

【性味功能】味苦、微辛，性平。消炎，解毒，收敛，止血，散瘀消肿。

【壮医主治】细菌感染引起的炎症，急性传染性肝炎，内外伤出血等症。

【用法用量】9～30g，水煎服。外用适量，煎浓汤涂敷患处。

【方选】

（1）解诸毒物，痈疽，喉痹，毒肿，下瘘，蛇虺虫蜇：裸花紫珠叶30g，煮汁服；并用适量药液洗患处。

（2）皮肤瘙痒：适量研末搽皮肤。


## 三十六荡

【壮名】Gosamcibloegdang

【别名】双飞蝴蝶、哮喘草、娃儿藤、老君须、小白薇、藤霸王。

【来源】萝摩科植物卵叶娃儿藤 *Tylophora ouata*（Lindl.）Hook. ex Steud. 的全草。

【生境分布】生于丘陵山坡向阳处、山谷或旷野灌木丛中或疏林下。广西分布于贺州、昭平、藤县、平南、桂平、陆川、博白、上思、武鸣；台湾、湖南、广东、云南等地亦有分布。

【性味功能】味辛，性温。祛风通络，活血止痛。

【壮医主治】风寒湿痹，跌打肿痛，咳喘痰多，毒蛇咬伤。

【用法用量】3～9g，水煎服或炖肉服；外用适量捣敷。

【方选】

眼镜蛇咬伤：三十六荡全草适量，捣敷伤处，酒调自上而下搽伤处及伤口周围。

## 蒴藋

【壮名】Faexciepndok

【别名】接骨草、接骨丹、透骨草、续骨木、木蒴、七叶黄荆、臭草紫。

【来源】忍冬科植物接骨木 *Sambucus willlianshii* Hance 的茎枝。

【生境分布】生于林下、灌木丛中、路旁，或栽培于庭园。广西分布于那坡、田林、乐业、南丹、罗城、桂林、富川；华北、东北、华东、中南地区以及四川、云南等地亦有分布。

【性味功能】味微甘、酸，性微热。祛风，利湿，活血，止痛。

【壮医主治】风湿筋骨疼痛，腰痛，水肿，急慢性肾炎，骨折，跌打损伤，大骨节病，产后血晕，创伤出血。

【用法用量】9～15g，水煎服；鲜品60～120g。外用适量，捣敷；或水煎洗；或研末调敷。

【方选】

（1）发旺（痹症）：蒴藋12g，十八症15g，水煎服。

（2）笨浮（水肿）：蒴藋12g，芦根15g，三白草12g，水煎服。

（3）腰腿痛：蒴藋12g，马鞍藤12g，牛膝15g，八角枫根6g，水煎服。

（4）白带（带下病）：蒴藋12g，凤尾草12g，蒲公英12g，一匹绸10g，水煎服。

## 苏木

【壮名】Somoeg

【别名】苏枋、苏方、苏枋木、苏方木、红苏木、棕木、红柴。

【来源】豆科植物苏木 *Caeasalpina sappan* L. 的心材。

【生境分布】野生于较温和的平坝或坡地。广西分布于扶绥、天等等地；广东、贵州、云南等地亦有分布。

【性味功能】味甘、咸、微辛，性平。通龙路、火路，止痛。

【壮医主治】腰痛、闭经、痛经、产后腹痛、风湿痹痛、痈疮、跌打损伤。

【用法用量】内服3～9g，煎汤服，或研末。外用适量，研末撒患处。

【方选】

（1）跌打损伤（林得叮相）：苏木、骨碎补、红药、飞天蜈蚣各9g，血竭5g，水煎服。

（2）产后腹痛：苏木、香附、桃仁各适量，黄酒少许，炒热后热熨脐下疼痛处。

（3）腰痛：苏木9g，狗脊15g，金樱根30g，水煎服。

（4）风湿痹痛：苏木9g，水煎服。

**参考文献**

［1］覃迅云．中国瑶药学［M］．北京：民族出版社，2002．

［2］韦松基，朱华．壮药生药学［M］．南宁：广西民族出版社，2003．

［3］黄瑞松．壮药选编：上册［M］．南宁：广西科学技术出版社，2015．

第七章

壮瑶族医养结合发展展望

广西得名于岭南西道、广南西路，是岭南文化传承的主要地区之一，又因境内大部分地区属于秦国统一岭南设置桂林郡而简称"桂"。春秋战国时期，广西属百越的一部分。元至正二十三年（1363年），设置广西行中书省，为广西建省之始。民国时期，广西沿袭清制设省。1958年3月，广西省改为"广西僮族自治区"；1965年10月，"广西僮族自治区"改名为"广西壮族自治区"。广西地处被称为中国地势第二级阶梯的云贵高原的东南边缘，与广东、湖南、贵州、云南相邻，背靠大西南，南濒北部湾，面向东南亚，是西南地区最便捷的出海通道，在中国与东南亚的交往中占有重要地位。壮瑶族是广西两大少数民族，历史悠久，医药文化积淀深厚，为保障壮瑶民族的健康繁衍做出了重大贡献。

壮族是广西最古老的原著民族，先秦时期居住在岭南地区的"西瓯""骆越"是壮族最直接的先民。秦汉以前壮族地区处于独立发展的历史阶段，秦汉以后则一直处于中央王朝的治理之下，经过两千多年的繁衍、发展，目前壮族已经成为我国人口最多的少数民族，也是广西的主体民族。

瑶族是古代东方"九黎"中的一支，传说瑶族为盘瓠和帝喾之女三公主的后裔，是中国华南地区分布最广的少数民族，也是中国最长寿的民族之一。瑶族是一个拥有近350万人口的民族，在我国56个少数民族中人口列居第12位，分布极为广泛，除国内的广西、湖南、贵州、广东、云南等地有分布外，美国、加拿大、越南等国家也有分布，广西瑶族人口的数量约占全国瑶族人口的62%。

我国目前认定79个"长寿之乡"，其中广西最多，为25个，遥遥领先其后的广东（8个）和山东（6个），长寿之乡的数量居全国之首，百岁老人的数量远超经济发达的北京、上海、广东等地。为何广西成了中国罕见的"极高寿"老人（即百岁老人）密集区？原因是壮瑶族先民很早就认识了生、长、壮、老、死的生命规律，并能够按照一定的方法理论指导来增强体质，延缓衰老，延长寿命。正如巴甫洛夫说过"有了人类，就有医疗活动"。在历史长河中，壮瑶族人民在长期的生产、生活和与疾病做斗争的过程中，不断积累了医药经验和知识，经过长期实践和总结，逐步形成了独特的医药体系。特有的地缘优势及深厚的历史底蕴，丰富的壮瑶医药资源，让壮瑶医药成为广西独具特色的医药卫生资源。壮瑶族人民以在长期的生产、生活和同疾病做斗争的过程中，逐步形成的独具民族特色的壮瑶医药体系为理论指南，并且不断地从医疗实践活动中总结出很多具有民族特色、行之有效的养生方法，使得壮瑶族人民掌握了一系列内容丰富的养生保健习俗，维系着壮瑶族人民的健康与长寿。

壮瑶族医药在其民族的繁衍生息中做出了重要贡献，其独特的治法和疗法亦是中华民族医药宝贵遗产的重要组成部分，在维系本民族身体健康、推进民族团结进步等方面发挥了重要的作用。广西壮族自治区人民政府先后制定并实施了《广西壮族自治区人民政府关于加快中医药民族医药发展的决定》《广西壮族自治区壮瑶医药振兴计划（2011—2020年）》《广西中医药壮瑶医药发展"十三五"规划》等政策，为壮瑶医药事业的发展提供了强有力的支撑。在政府的大力支持下，瑶医药文化氛围日益浓厚，瑶医药健康产业取得长足发展，配置更趋合理，服务能力稳步提升。

2016年，我国召开了新中国成立后的首次全国卫生与健康大会，大会正式做出了"健康中国建设"战略部署。习近平总书记在会上提出"要把人民健康放在优先发展的战略地位"，为人民群众提供全方位、全周期健康服务。随着我国老龄化进程的加快，如何解决老年人的养老问题开始被提上了党和国家的重要议事日程，近年来，国家多个部门相继出台了一系列为老年人健康提供保障的政策文件，提出了开展"医养结合"服务这个新名词。所谓医养结合，就是指医疗资源与养老资源相结合，为老年人提供养老服务。壮瑶医药有着丰富的具有民族特色的传统药物和诊疗技法，如瑶族老班药"五虎""九牛""十八钻""七十二风"，国家级非物质文化遗产"瑶族药浴""壮医药线点灸"等具有"医""养""防""调"的独特优势，在养老养生和医养结合产业中占有重要地位。广西壮族自治区人力资源和社会保障厅2017年正式批复成立广西壮瑶医药与医养结合人才小高地，目的是凝聚和培养壮瑶医药医养结合领军人才和学科团队，建设壮瑶医药养老养生研究平台，积极推进医养结合战略进程。

近年来，随着党和政府全面建设小康社会战略的出台，国民健康被提到了更加重要的地位，党中央顺应时代的发展及社会民众的迫切需求，适时提出健康中国的战略决策，同时加大对少数民族医学的扶持力度。在"健康中国"大背景下，积极发挥壮瑶医药民族特色优势，借助广西地理环境区域优势，从"医中寻养"到"医养结合"的目标将得以实现，为建设健康广西、提升全国人民健康生活水平、实现健康中国战略部署、迈进全面小康社会提供助力支持。

# 壮瑶族特色节庆风俗

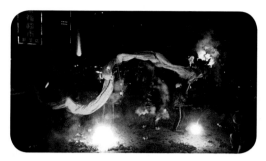

富川元宵炮龙节

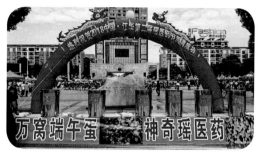

江华瑶药节

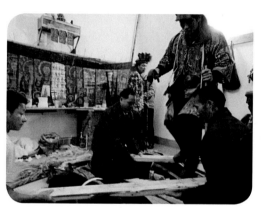

巫医文化

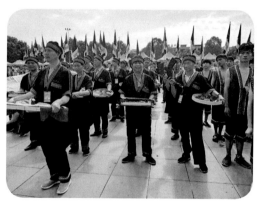

瑶族节日

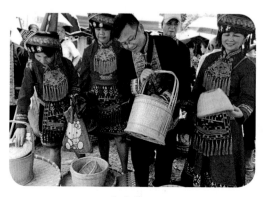

瑶族节日

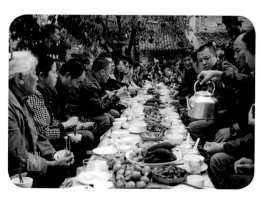

瑶族长桌宴

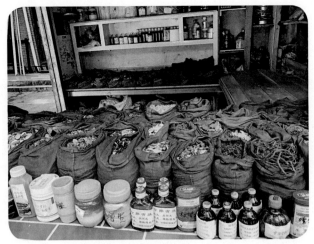

壮瑶药市

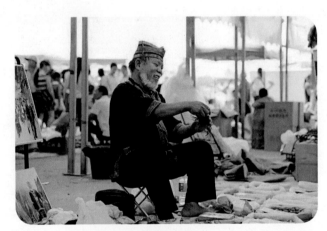

壮瑶药市

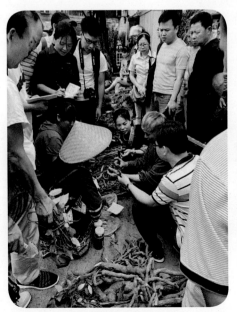

壮瑶药市

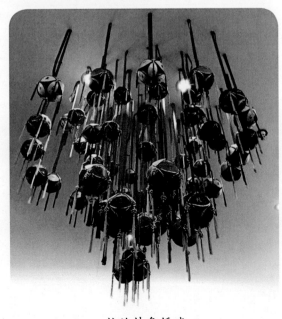

壮族特色绣球

# 壮瑶族特色饮食

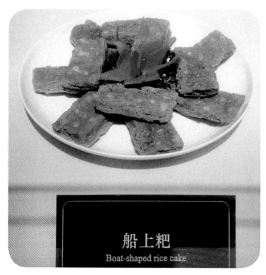

船上粑

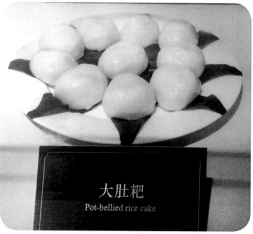

大肚粑

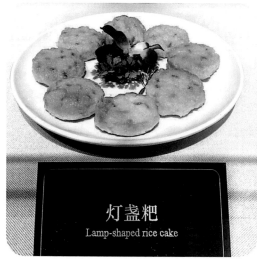

灯盏粑

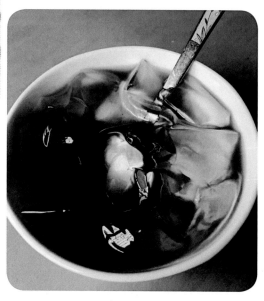

富川凉粉

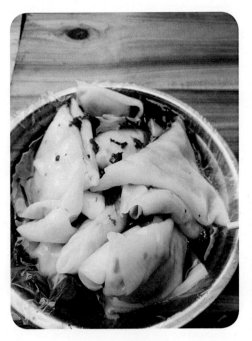

富川三角饺

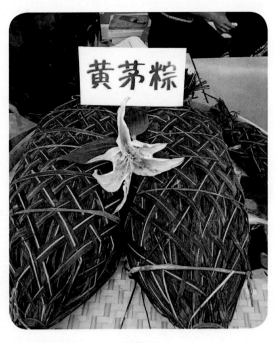

黄茅粽

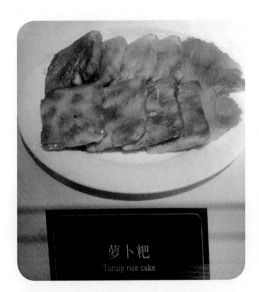

萝卜粑

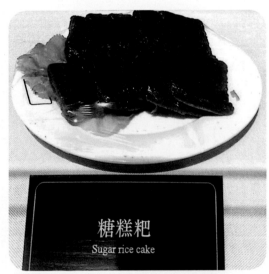

糖糕粑

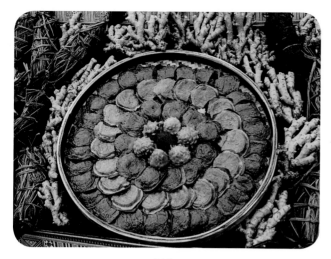

糍粑

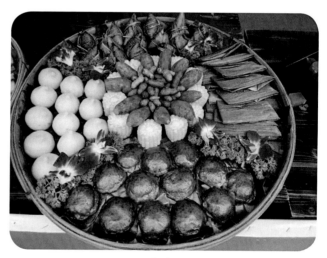

糍粑

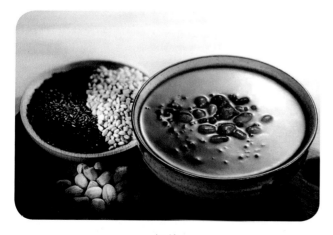

粗粮

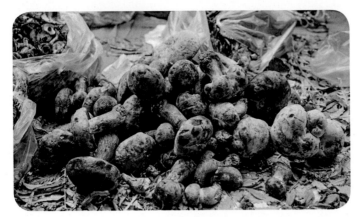

野生菇

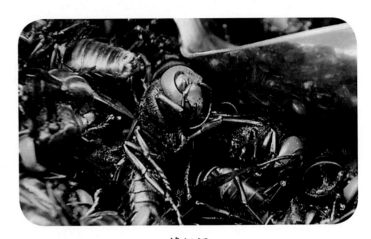

蜂蚁酒

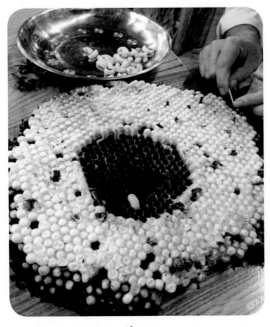

蜂蛹

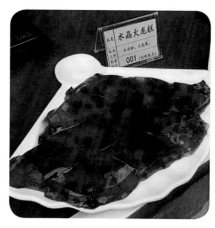

火龙糕

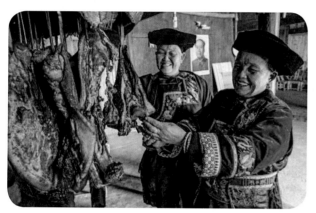

腊肉

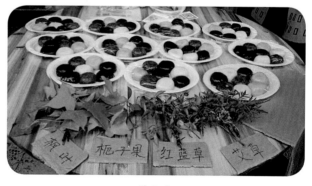

药糍粑

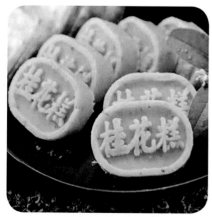

桂花糕

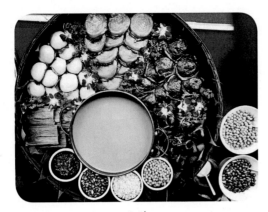

油茶

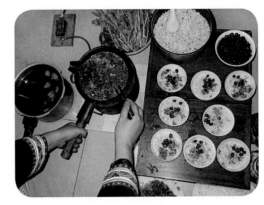

油茶

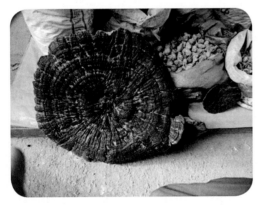

野生灵芝

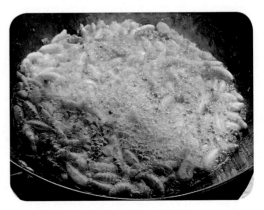

炸蜂蛹

# 壮瑶族特色运动

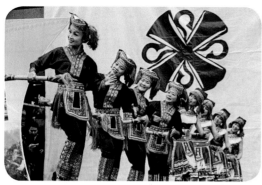

长鼓舞

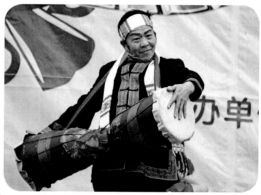

长鼓舞

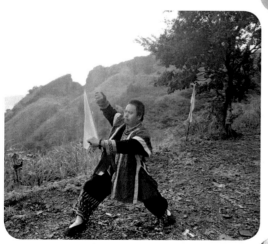

瑶拳

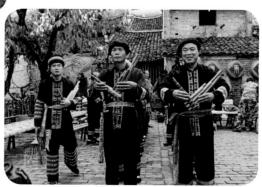

芦笙舞

# 壮瑶族特色服饰

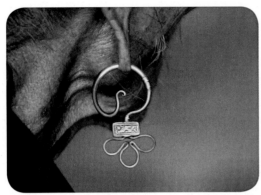

瑶王银饰（耳环）

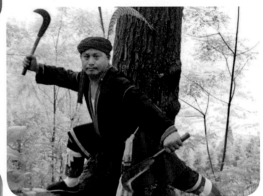

瑶医服饰

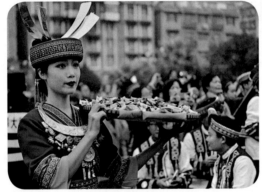

瑶族服饰

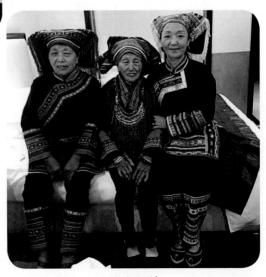

瑶族服饰

# 壮瑶医特色疗法

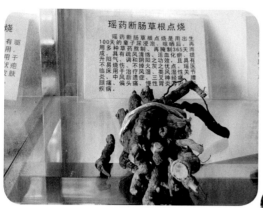

断肠草根点灸

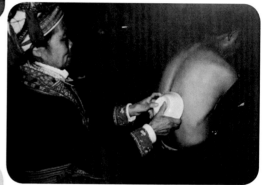

刮痧疗法

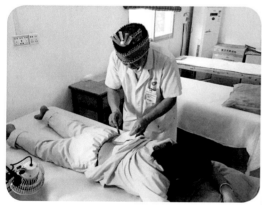

火攻疗法

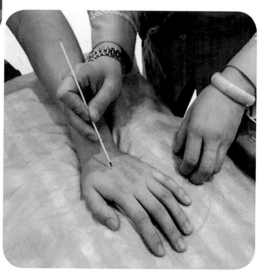

烧刺法

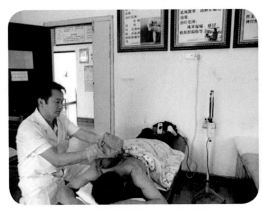

瑶药烫疗法

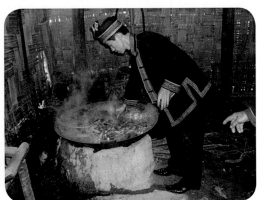

药浴

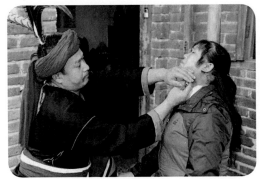

点灸疗法

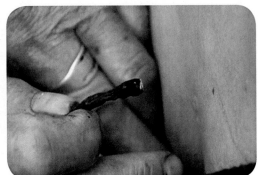

点烧疗法

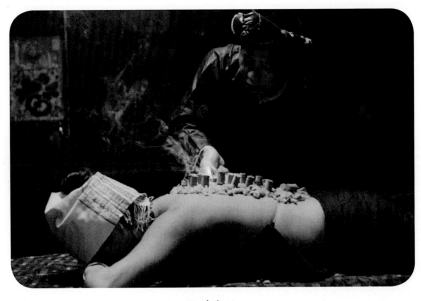

隔姜灸法

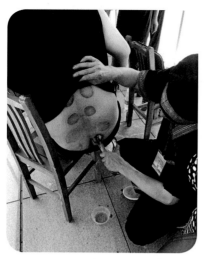

刮痧疗法

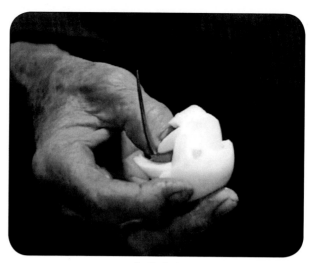

滚蛋疗法

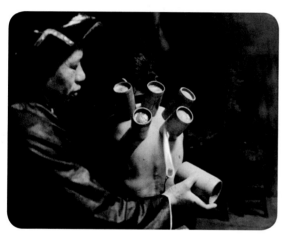

火罐疗法

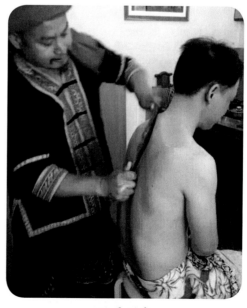

马骨刮痧

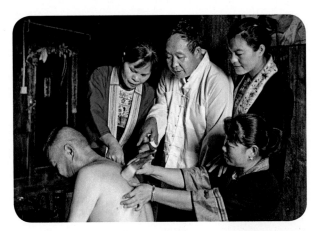

牛角拔罐疗法

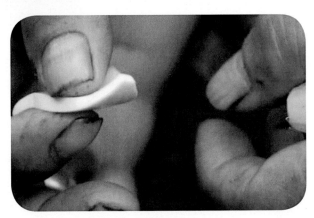

瓦针疗法

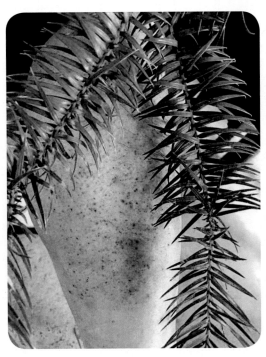

杉刺疗法

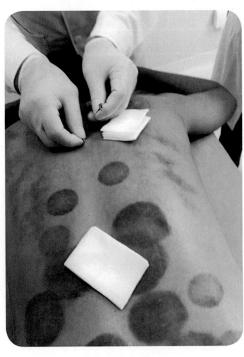

挑针疗法

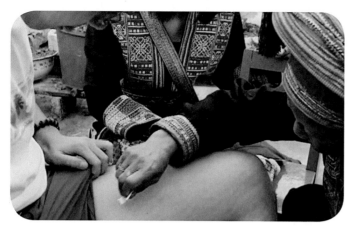

瓦针疗法

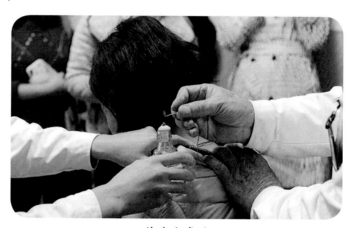

药线点灸法

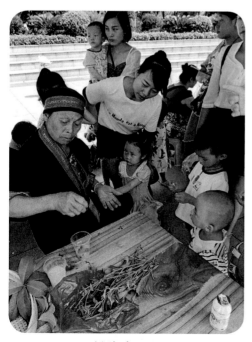

鲜药外治法

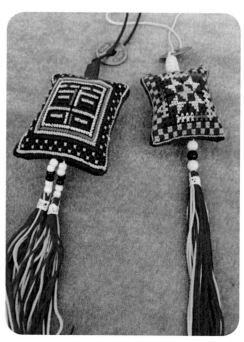

佩药疗法

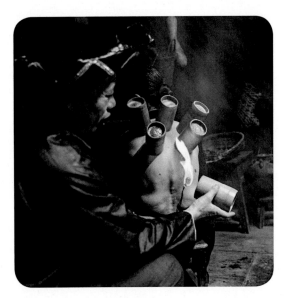

竹罐疗法

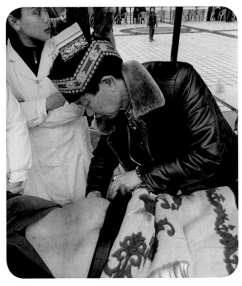

点穴推拿疗法

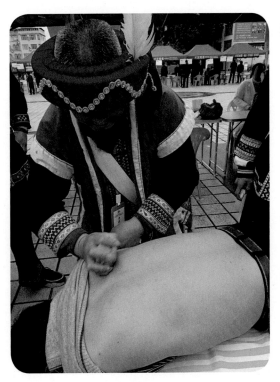

正骨推拿疗法

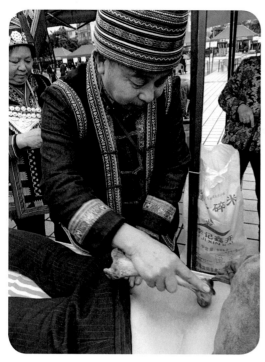

骨刮疗法

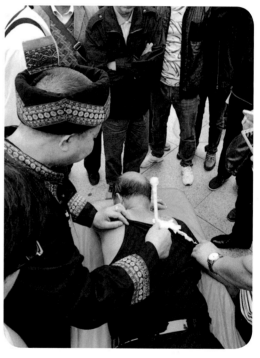

七箭刺风疗法

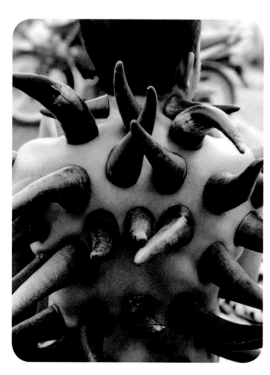

牛角拔罐疗法

# 壮瑶医疗法特色工具

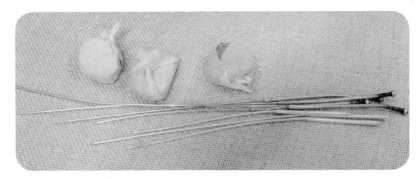

银钗针

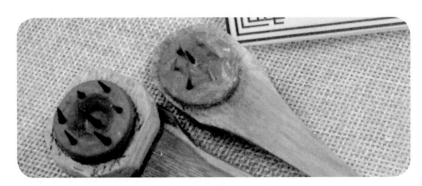

七箭刺风针

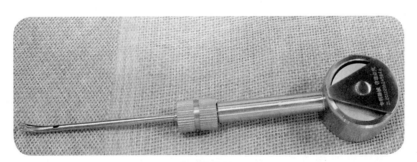

蚯蚓风针

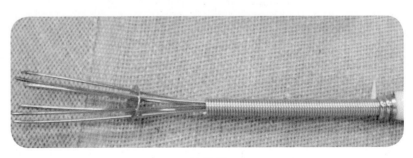

五行针

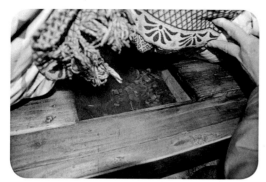

熏蒸床

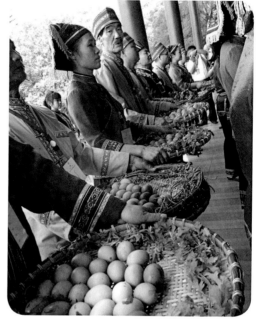

药蛋

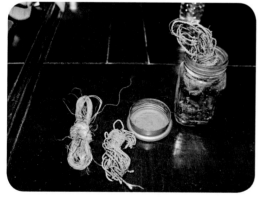

药线

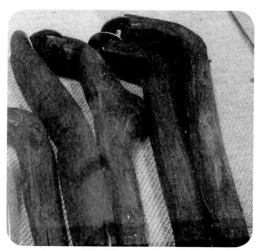

救命棒、刮痧器

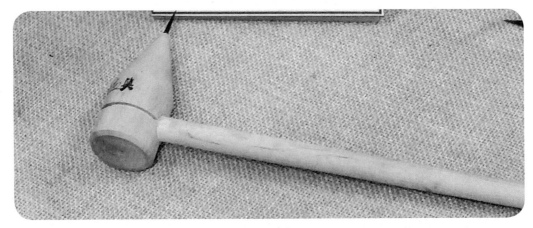

放血针

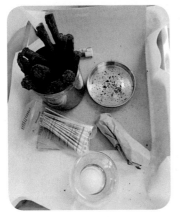

火攻工具

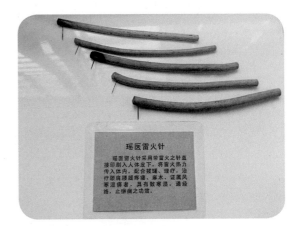

雷火针

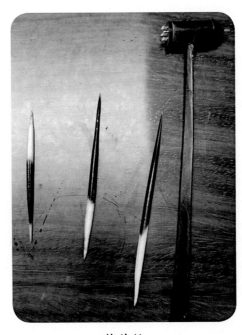

梅花针

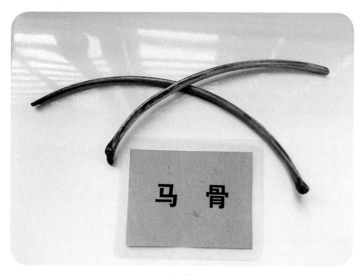

马骨

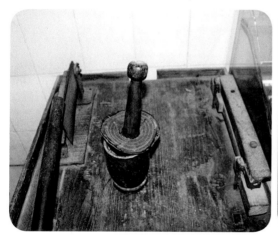

磨药工具

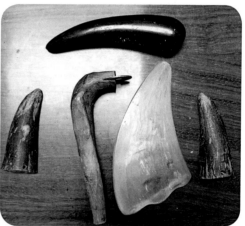

刮痧工具

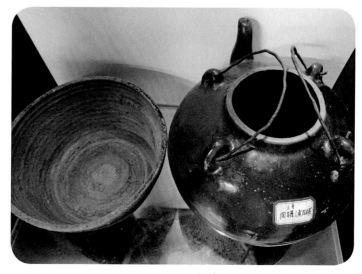

药罐

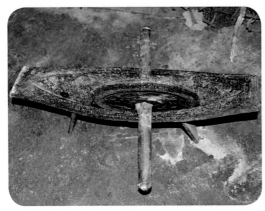

药碾

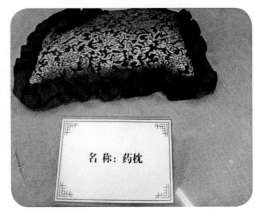

名称：药枕

药枕

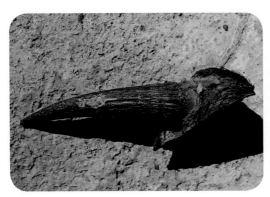

药棍

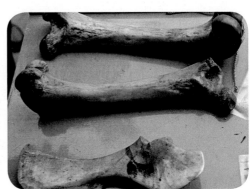

野猪骨

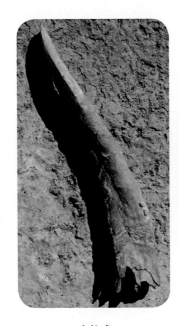

动物角

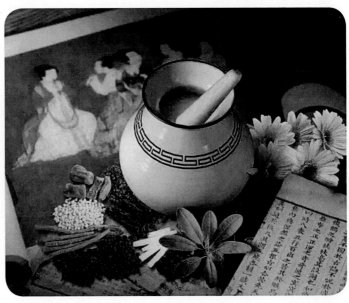

药罐